互联网中医院医护人员培训系列教材

中医健康管理师培训指南

主　编　刘　密　李　点

副主编　阳吉长　朱明芳

　　　　刘朝圣　李天禹

U0302000

全国百佳图书出版单位

中国中医药出版社

·北 京·

图书在版编目（CIP）数据

中医健康管理师培训指南 / 刘密，李点主编 .—北京：中国
中医药出版社，2021.8（2021.9重印）

互联网中医院医护人员培训系列教材

ISBN 978 – 7 – 5132 – 7052 – 6

Ⅰ.①中… Ⅱ.①刘…②李… Ⅲ.①中医学—保健—技
术培训—教材 Ⅳ.① R212

中国版本图书馆 CIP 数据核字（2021）第 131111 号

中国中医药出版社出版

北京经济技术开发区科创十三街 31 号院二区 8 号楼

邮政编码 100176

传真 010-64405721

河北品睿印刷有限公司印刷

各地新华书店经销

开本 787×1092 1/16 印张 16.25 字数 324 千字

2021 年 8 月第 1 版 2021 年 9 月第 2 次印刷

书号 ISBN 978 – 7 – 5132 – 7052 – 6

定价 58.00 元

网址 www.cptcm.com

服 务 热 线 010-64405720

购 书 热 线 010-89535836

维 权 打 假 010-64405753

微信服务号 zgzyycbs

微商城网址 https://kdt.im/LIdUGr

官 方 微 博 http://e.weibo.com/cptcm

天猫旗舰店网址 https://zgzyycbs.tmall.com

如有印装质量问题请与本社出版部联系（010-64405510）

习近平总书记在党的十九大报告中指出：我国社会主要矛盾已经转化为人民日益增长的美好生活需要和不平衡不充分的发展之间的矛盾。总体而言，我国优质医疗资源不足，分布不均，在一定程度上造成了"看病难、看病贵"的社会问题。特别是中医医疗资源更加紧缺，无法使有限的中医药医疗资源为更多的国人健康而服务。在此背景下，2017年，《国家中医药管理局关于推进中医药健康服务与互联网融合发展的指导意见》（国中医药规财发〔2017〕30号）中明确提出，要深化中医医疗与互联网结合，优化中医医疗服务流程，创新中医医疗服务模式，推进中医远程医疗服务。2018年，国务院办公厅进一步发文，在《国务院办公厅关于促进"互联网＋医疗健康"发展的意见》（国办发〔2018〕26号）中进一步明确提出，要健全"互联网＋医疗健康"服务体系。

中医药是我国优秀传统文化的瑰宝，是具有中华民族原创特色的医疗资源。近些年来，国家出台了一系列相关政策和法律法规，中医药事业的发展迈向了新的台阶。特别是《中华人民共和国中医药法》的颁布，正式确立了中医药的法律地位，为中医药事业的快速发展奠定了坚实的基础。2020年初爆发的新型冠状病毒肺炎疫情，中医药在疫情的防控以及治疗方面发挥了重大作用。在国家卫生健康委员会公布的《新型冠状病毒肺炎诊疗方案》中包含了中医治疗的内容，且经过中医药治疗后，治愈率明显提升，再一次证明了中医药在保障人民健康方面发挥的巨大优势。

在中医药资源有限的背景下，利用成熟的互联网平台，构建完善的"互联网＋中医药"的服务内容、流程、模式、管理、监控体系，以及与之配套的人才培训、科普宣传等一系列领域都亟待探索。本套互联网中医院医护人员培训系列教材在湖南中医药大学、湖南中医药大学第一附属医院、银川谷医堂互联网医院的专家团队的共同努力下，结合互联网中医院目前实践中的经验和遇到的问题编纂而成。其主要特点是在互联网背景下，系统构建互联网中医院医护人员在全新的医疗服务环境中具备的专业知识和综合能力体系，突出中医药特色与优势，兼顾现代医学相关内容，使其更能够适应互联网中医药服务的新要求。本套教材的编写注重突出中医药的基本理论、基本知识、基本技能，兼有科学性、实用性、先进性、系统性与启发性，同时也兼顾了科普的作用。读者对象主要为互联网中医院的医护人员、医学助理；从事互联网医疗的相关管理人员；大专院校学生及其相关人员；对中医药医疗保健感兴趣的人员。

互联网中医院医护人员培训系列教材第一批教材包括5门课程，具体为：

（1）《医学助理培训指南》，本册为互联网中医院医护人员培训系列教材之一，主要内容涉及医务人员职业道德及礼仪规范、中医健康管理服务规范细则、心肺复苏基本知识、不孕不育基础知识、肥胖症基础知识、肝胆病的诊疗与调理等内容，同时本册附录中也收录了互联网医院相关的法律法规。

（2）《中医健康管理师培训指南》，本册为互联网中医院医护人员培训系列教材之一，主要内容包括中医健康管理的相关理论与概念、中医健康管理的服务基本内容（中医健康信息管理、中医健康状态辨识与评估、中医健康状态调理、中医健康管理效果评价、中医健康教育与健康促进）、中医健康管理服务范式、慢性病与重点人群的中医健康管理及其他相关知识等。

（3）《中医养生学保健基础》，本册为互联网中医院医护人员培训系列教材之一，主要内容涉及中医养生学相关概念、不同中医证型、体质、亚健康状态的中医干预养生方法，常见药食同源食材、常见中药、常见疾病的中医药调治与养生方法，以及常见的中成药在养生保健中的应用。

（4）《二十四节气养生》，本册为互联网中医院医护人员培训系列教材之一，以二十四节气的特点为基点，以中医理论为依托，包括饮食、起居、经络穴位、运动、情志养生等方面，并详细介绍了药膳、艾灸、足浴、敷贴等养生措施。

（5）《体重管理培训指南》，本册为互联网中医院医护人员培训系列教材之一，以中医学理论及临床营养学理论为指导，对肥胖以及消瘦人群等体重异常人群的原因、机理以及调理原则、调理方法进行系统论述，以科学指导体重异常人群进行增重或减肥实践。

互联网中医院医护人员培训系列教材的编撰，得到中医药领域诸多专家的大力支持，以及银川谷医堂互联网医院等相关单位的热情参与。由于"互联网＋中医"领域仍然是一片尚待探索和完善的全新领域，加上我们的水平与知识所限，时间匆促，不足之处真诚希望各位专家、读者多提宝贵意见，以便我们在后续修订时不断进步；对未涵盖的较为成熟的服务内容我们会在后续不断增补本系列教材，以期为"互联网＋中医"的实践提供有价值的参考依据。

何清湖

2020年6月

随着生活水平的提高和对自身身心健康的重视，人们对医学的要求逐渐向养生保健转变，这给健康管理的发展带来了一定的机遇。近年来，国家相继出台了一系列大力发展中医药与医疗服务管理的相关文件，如《中医药发展战略规划纲要（2016—2030年）》《关于促进和规范健康医疗大数据应用发展的指导意见》《关于推进中医药健康服务与互联网融合发展的指导意见》《互联网诊疗管理办法（试行）》《互联网医院管理办法（试行）》《远程医疗服务管理规范（试行）》等，为中医健康的发展指明了方向。

为了进一步规范中医健康管理服务，依据国家中医药管理局印发的《中医药健康管理服务规范》以及中华中医药学会出台的《中医健康管理服务规范》等相关文件，我们组织编写了《中医健康管理师培训指南》，以体现科学性、通俗性、针对性、实用性为编写原则。

中医健康管理是一门新兴的学科，涉及医学、社会学、信息学和管理学等多学科的知识和技能，兼有综合性和应用性的特点。本书作为"互联网中医院医护人员培训系列教材"之一，编写过程中注重培养中医健康管理师树立倡导健康、管理健康、促进健康等思想，将多学科的理论知识和技术方法综合应用到健康管理中，突出中医健康管理服务的科学性。同时，本书在编写过程中，力求深入浅出，简明扼要，通俗易懂，条理清楚，用清晰的逻辑语言、明了的图文表述、简要的举例说明与对比分析等来讲解中医健康管理的基本原理、规律与实践。此外，本书注重实用性，内容侧重中医健康管理的基本操作技能、综合技能训练等。

本书适用于具有医药卫生专业中等专科以上学历，或具有非医药卫生专业大学专科以上学历并从事中医健康管理工作或相关工作者使用。

本书共十章，第一章由朱明芳、周海亮、刘俐编写；第二章由李点、张冀东编写；第三章由李点、叶培汉编写；第四章由李点、李迎秋编写；第五章由刘朝圣、阳吉长编写；第六章由贺慧娥、李望辉、李新娥编写；第七章由曹淼、陈娜、周东编写；第八章由刘密、邓琳蓉、盛文、王豪杰、梁枝懿、徐璇、丁攀婷、尹鸿智、刘倩、周月艳编写；第九章由李点、曹淼、瞿柒英编写；第十章由李天禹、刘扬、肖丹、何灏龙、阳晋翰、王娟编写；全书由刘密、钟欢、何灏龙统稿。

本书的编写力求继承和发扬中医药特色，因水平有限，加之这是一个创新的过程，没有太多经验，不足之处敬请专家和读者们提出宝贵意见，以便再版时提高。

《中医健康管理师培训指南》编委会

2021 年 5 月

第五章 中医健康状态调理

第六章 中医健康管理效果评价

第七章　中医健康教育与健康促进

第八章　常见慢性疾病与重点人群的中医健康管理

第九章　中医健康管理操作技能训练

第十章　中医健康管理其他相关知识

第一章　中医健康管理概论

第一节　中医健康管理的相关概念

一、亚健康

20 世纪 80 年代，布赫曼经过大量研究发现，人体除了健康状态、疾病状态外，还存在一种非健康、非疾病的中间状态，他把这种状态称作亚健康状态。亚健康又被称作第三状态、灰色状态、病前状态、亚临床状态、前病态、潜病期等。国内学者王育学在 20 世纪 90 年代中期首次提出了"亚健康"这个词汇，将亚健康初步定义为介于健康和疾病的中间状态。

通常，在经过系统检查后，未发现有疾病，而患者确实感觉到了躯体和生理上的种种不适，这种情况，我们就称其为"亚健康"。因此，"亚健康"多指体检指标正常、没有器质性病变但又有诸多不适症状的一种状态。世界卫生组织（WHO）提出的健康概念是："健康不仅仅是没有疾病或不虚弱，而且是生理上、心理上和社会适应能力上三方面的完美状态。"与此相对应，亚健康是指人体处于健康和疾病之间的一种状态。亚健康人群主要表现为疲乏无力、精力不充沛、肌肉关节酸痛、心悸胸闷、头晕头痛、记忆力下降、学习困难、睡眠异常、情绪低落、烦躁不安、人际关系紧张、社会交往困难等种种躯体或心理不适症状。处于亚健康状态者，不能达到健康的标准，表现为一定时间内的活力降低、功能和适应能力减退的症状，但不符合西医学有关疾病的临床或亚临床诊断标准。

（一）亚健康的范畴

界定亚健康的范畴是识别及干预亚健康状态的前提和基础。《亚健康中医临床指南》认为，亚健康涉及的范围主要有以下几方面：①身心上不适应的感觉所反映出来的种种症状，如疲劳、虚弱、情绪改变等，其状况在相当时期内难以明确。②与年龄不相适应的组织结构或生理功能减退所致的各种虚弱表现。③微生态失衡状态。④某些疾病的病前生理病理学改变。

（二）亚健康的分类

WHO 对健康的定义包括三个维度，即躯体健康、心理健康、适应社会。因此，部分学者以此作为亚健康的分类依据，将亚健康状态分为躯体性、心理性、社会交往性、道德性亚健康状态。

1. 躯体性亚健康状态

躯体性亚健康状态总的特征是持续或难以恢复的疲劳，常感体力不支，懒于运动，容易困倦疲乏。由于躯体表现的不同，因此又分为以下亚型。

（1）疲劳性亚健康　以持续 3 个月以上的疲劳无力为主要表现，并排除一切可能导致疲劳的疾病，如病毒性肝炎、肿瘤、糖尿病、重症抑郁等。

（2）睡眠失调性亚健康　以持续 3 个月以上的失眠或嗜睡，晨起感觉不解乏或不松快为主要表现，并排除可能导致睡眠紊乱的各种疾病，如重症抑郁、睡眠呼吸暂停综合征、发作性睡眠病等。

（3）疼痛性亚健康　以持续 3 个月以上的各种疼痛为主要表现，并排除可能导致疼痛的各种疾病，多表现为头痛、颈肩部僵硬疼痛、腰背酸痛、肌肉酸痛、关节疼痛等。

（4）其他症状性亚健康　以持续 3 个月以上的其他任何症状为主要表现，并排除可能导致这些症状的各种疾病。

以上各类型的症状如果同时出现，以最为严重者作为归类依据。

此外，还有根据西医生理病理特点进行分类的，如易感冒性亚健康，主要表现为抵抗力下降，容易受感染，反复感冒，常伴咽痛低热；消化不良性亚健康，主要表现为食欲不振、有饥饿感却没有胃口、腹胀、嗳气、腹泻、便秘等症状；心肺功能低下性亚健康，表现为胸闷气短、胸痛、喜叹息、心悸、心律不齐、血压不稳，经各种检查排除器质性的心肺等疾病；内分泌代谢紊乱性亚健康，主要表现为月经紊乱、痛经、轻度高血脂、高尿酸、糖耐量异常、性功能减低等症状。

2. 心理性亚健康状态

心理性亚健康主要有如下几种。

（1）焦虑性亚健康　持续 3 个月以上的焦虑情绪，并且不满足焦虑症的诊断标准。焦虑情绪是一种缺乏具体指向的心理紧张和不愉快的情绪，主要表现为焦虑不安，急躁易怒，恐慌，可伴有失眠、噩梦、血压升高、心率增快、口干、多汗、肌肉紧张、手抖、尿频、腹泻等症状，也可因这些躯体不适而产生疑虑和忧郁。

（2）抑郁性亚健康　持续3个月以上的抑郁，并且不满足抑郁症的诊断标准。抑郁情绪是一种消极情绪，主要表现为情绪低落，郁郁寡欢，兴趣减低，悲观，冷漠，自我感觉差和自责，还可以有失眠、食欲和性欲减低、记忆力下降、体重下降、兴趣丧失、缺乏活力等，有的甚至产生自杀的想法。

（3）恐惧或嫉妒性亚健康　持续3个月以上的恐惧情绪，并且不满足恐惧症的诊断标准。主要表现为恐惧胆怯等不良情绪，还有妒忌、神经质、疑虑、精神不振、记忆力减退、注意力不集中、失眠健忘、反应迟钝、想象力贫乏、情绪容易激动、容易生气、爱钻牛角尖、过于在乎别人对自己的评价等。

（4）记忆力下降性亚健康　以持续3个月以上的近期记忆力下降，或不能集中注意力做事情为主要表现，且排除器质性疾病或非器质性精神类疾病者。

3. 社会交往性亚健康状态

社会交往性亚健康状态的特征是以持续3个月以上的人际交往频率减低或人际关系紧张等社会适应能力下降为主要表现。

（1）青少年社会交往亚健康　因家庭教养方式不良及个人心理发育等因素，导致社会适应困难，一旦离开家庭，独立生活能力差，难以适应新的生活环境，处理不好人际关系。

（2）成年人社会交往亚健康　因为需要面对许多问题，如工作环境变换、处理复杂人际关系、家庭的建立、子女的养育、工作压力、知识更新等，容易陷入不良的情绪当中。

（3）老年人社会交往亚健康　因为调整不了退休后的生活内容，适应不了社会地位的改变，引起不同程度的心理障碍，容易使老年人感到孤独、苦闷、孤僻或是自怨自艾。

4. 道德性亚健康状态

道德性亚健康状态是指持续3个月以上的道德问题，直接导致行为的偏差、失范和越轨，从而使人产生一种内心深处的不安、沮丧和自我评价降低的状态。

（三）中医学对亚健康的认识

根据中医学理论，健康是指机体内部的阴阳平衡，以及机体与外界环境（包括自然环境和社会环境）的平衡。亚健康的发生，是机体"阴平阳秘"正常生理平衡被破坏，引起阴阳失衡，气血失调，脏腑功能失和，导致阴阳偏盛偏衰，或气血亏损，或气血郁滞，或有病理性产物积聚。

二、未病与治未病

中医学关于健康管理的理念可追溯到《黄帝内经》,《素问·四气调神大论》中首次提出"治未病"思想，"圣人不治已病治未病，不治已乱治未乱，此之谓也，夫病已成而后药之，乱已成而后治之，譬犹渴而穿井，斗而铸锥，不亦晚乎"，其强调"治未病"的重要性，体现了以预防为主的健康管理思想。

《黄帝内经》中关于"治未病"理论深受后世认可，张仲景将该理论应用于临床实践，提出了"见肝之病，知肝传脾，当先实脾"的经典论述。唐代医家孙思邈将人体分为3种状态，即"未病""欲病""已病"，使疾病分类更加明确。温病学家叶天士提出的"先安未受邪之地"之论，使"治未病"理论更易掌握。随着后世医家对"治未病"内容的不断丰富和发展，其理论内涵经历代医家的挖掘和发展得以不断充实，逐渐形成了以"未病先防，既病防变"为主的中医健康管理理念。

中医学"治未病"是中医学预防为主、注重养生思想的集中体现。"未病"不仅指疾病的萌芽状态，而且包括疾病在动态变化中可能出现的趋势和未来一段时间可能表现出的状态。这种"未病"状态在常规体检中通常看不到异常的指标或进展征象，而通过传统的中医四诊方法，可以了解人体的当前状况并预判出可能会出现的疾病趋势，从而针对这一趋势给出相应的预防措施。总而言之，中医"治未病"就是通过中医学诊断方法，通过食疗、药疗、针灸、推拿、药浴、茶饮、导引等中医疗法，达到增强体质，防患于未然或促进疾病的康复、防止疾病传变等目的。中医"治未病"包含中医养生学、中医体质学等理论方法，强调人们平素应该注重保养身体，培养正气，并根据体质偏颇的不同，结合运用传统中医疗法，以祛除病邪，扶助正气，使人体气血冲和，经络通畅，阴阳平衡，提高机体的抵御病邪能力。

从一定意义上可以说，"治未病"是关于预防的哲学思想在中医学养生、保健、预防、医疗、康复等全过程中应用的体现，而且随着后世的不断发展完善，注入了新的内涵和方法。新时期中医治未病预防保健体系，将未病和"治未病"概括为：未病就是疾病未生、疾病未发、疾病未传和疾病未复；治未病是以健康为核心，无病养生以防患未然，欲病救萌以防微杜渐，已病早治以防其传变，病后调摄以防止复发。治未病预防保健体系充分体现了在中医辨证论治和整体观的原则之下，以健康为核心，积极主动地开展防治结合的全程养生和预防的理念。

（一）疾病未生

疾病未生当注意无病养生，防患于未然。疾病未生时治未病，即在身体尚未发生疾病之前，采取各种积极措施，加强养生保健，增强人体对疾病的抗御能力，防止疾病的发生。中医学强调"正气存内，邪不可干"，增强体质等内在因素，遵循起居有常、不妄作劳、精神内守、病安从来等养生之道，使人体血脉流通，气机调畅，增强"正气"，防治疾病。同时，"顺应天时，天人合一"适应四时变化；饮食有节，注意饮食清洁，防止病从口入，规避邪气，积极消除致病因素。疾病未生之时进行治理和调摄，是重视养生保健的思想的体现，通过养内和防外两方面的措施，达到防病于未然的目的。

（二）疾病未发

疾病未发当注意欲病救萌，防微杜渐。疾病未发时治未病，即疾病虽尚未发生，却已出现某些先兆，或疾病已经处于萌芽状态时，应本着"上工救其萌芽"的原则，对疾病各种先兆症状和高危因素揣摩分析，早期进行必要的干预措施，及时把疾病消灭在起始和萌芽状态，做到早发现、早诊断、早治疗。

病情的发生发展有一定规律，一方面要强调及早治疗，防微杜渐，避免疾病的深入发展；另一方面，不同情形要有针对性治疗措施，要在适当的时候采用恰当的方法。

（三）疾病未传

疾病未传当注意已病早治，防其传变。疾病未传时治未病，即要善于把握疾病的传变规律采取合理的措施防止疾病的传变，如"见肝之病，知肝传脾，当先实脾"。疾病的传变是由表入里、由轻变重、由简单到复杂的过程，在防治疾病过程中必须掌握疾病的发生、发展规律及其传变途径，做到早期诊断和有效治疗，治在疾病加重之前。在疾病初期，一般病位较浅，病情较轻，对正气的损害也不甚严重，早期治疗可达到易治的目的，如《金匮要略》云："适中经络，未流传脏腑，即医治之。"

（四）疾病未复

疾病未复当注意病后调摄，防止复发。疾病未复时治未病，指疾病初愈或处于疾病尚未发作的间歇期，尚未复发之时，虽然症状消失，但此时邪气未尽，正气未复，气血未定，阴阳未平，必须调理方能渐趋康复。所以应慎起居，节饮食，勿劳作，做好疾病后期的调理，方能巩固疗效，防止疾病复作，以收全功。

三、体质

体质是指人类个体在生命过程中禀受于先天，受后天影响，在其生长发育衰老过程中所形成的相对稳定的个性特征。它通过人体形态、功能和心理活动的差异性表现出来，脏腑经络和精气血津液是体质的生理学基础，体质实质上是因脏腑经络、精气血津液的盛衰偏颇而形成的个体特征。体质强者，抗邪、驱邪、调节、修复能力强，不易感邪发病；体质弱者，御邪、抗病、修复能力差，易感邪发病。体质是对人体生命活动整体表现特征的概括，即对人身心特性的概括，重在"质"的差别，既有强弱之分又有不同类型的划分。因此，体质不但决定了发病与否和修复、调节能力的强弱，还决定了发病的倾向性及疾病的病性、病位和病势等。

不同个体具有不同的体质特点，其五脏的结构和功能之差异，精气血津液之盈亏，阴阳寒热之偏重，决定了个体处于不同的机能状态，对各种致病因素的反应性、亲和性、耐受性不同。中医学有"同气相求"的说法，即不同的体质类型容易感受相应的邪气，易患某种类型的疾病。清代医家吴德汉《医理辑要·锦囊觉后》篇云："要知易风为病者，表气素虚；易寒为病者，阳气素弱；易热为病者，阴气素衰；易伤食者，脾胃必亏；易劳伤者，中气必损。须知发病之日，即正气不足之时。"明确指出了体质的差异往往决定着个体对某些病邪的易感性。如痰湿之质易为湿邪所困和膏粱厚味所伤，气虚之质不耐外邪及劳倦所伤，气郁之质易为情志所伤；小儿脏腑娇嫩，形气未充，易感外邪，或为饮食所伤而发病；年高之人脏气已亏，精血不足，易感外邪发病，易为饮食情志所伤，不耐劳伤。

四、健康管理

20 世纪 60 年代，由于经济的快速发展，工作节奏加快，人们的生活不规律、心理压力增加，各种慢性病、急性病、疑难危重疾病等的发病率显著上升，为改善国民的健康水平，美国政府不断增加医学研究投入，新药物、新手段、新方法被不断研究出来，虽然在一定程度上提高了疾病的治愈率，延长了患者的生存期，但总体而言，疾病的发病率并没有改善，国民总体的健康水平并没有得到明显改善，反而提高了医疗费用支出，加重了政府的经济负担。在此背景下，美国保险机构提出了健康管理的概念。医疗保险机构与医疗服务机构合作，通过对影响健康的危险因素进行检测、评估、干预等指导群众进行自我保健，旨在预防和控制疾病，降低实际医疗费用支出，提高国民健康水平。至此，健康管理的概念正式提出。随着健康管理内容的不断充实和发展，健康管理逐步发展成为一套专门的系统方案和运营业务，并开始出现区别于医院等传统医疗机构的专业健康管理机构，并作为第三方服务机构与医疗保险机构对接，或直接面向个体提供系统专业的健康管理服务。

关于健康管理的概念目前尚没有统一定论，要回答健康管理是什么，必须先了解什么是健康，什么是管理。

（一）健康

世界卫生组织（WHO）在 1948 年成立的宣言中指出：健康是指身体上、心理上和社会上的完美状态而不仅是没有疾病和虚弱的现象。具体来说，健康的三项标准：一是没有器质性和功能性的异常，二是没有主观不适的感觉，三是没有社会公认的不健康行为。健康不仅仅是生理上没有疾病，而是生理、心理、社会等方面完全良好的状态。

（二）管理

管理就是为了实现某种目的而进行的决策、计划、组织、指导、实施、控制等过程。管理的目的是让合适的东西在合适的时候发挥最合适的作用。具体来说，"管理包括制定战略计划和目标，管理资源，使用完成目标所需要的人力和财务资本以及衡量结果的组织过程"，管理是为提高效率和效益的一种有效手段。

综合健康和管理的概念，有学者认为健康管理是根据个人或群体的健康状况评价结果，提供指导性意见，改善健康行为，提高生活质量，健康管理过程大致包括基本健康信息的收集、健康状况评估、健康促进计划的制订并实施等。亦有学者认为健康管理是指对个人或者群体的健康状况以及健康危险因素进行全面检测、分析、评估和预测，对各种健康危险因素进行干预，提供专业健康指导及咨询，同时制订健康计划，并督促健康计划的实施。目前，我国学者普遍认同健康管理是以现代健康概念为核心，适应新的医学模式转变，即生理－心理－社会医学模式，运用管理学的理论和方法对个体或群体健康状况及影响健康的危险因素进行全面检测、评估和干预，实现以促进健康为目标的全方位医学服务过程，包括健康咨询、健康体检和检测、健康教育、健康危险因素干预和健康信息管理等。健康管理的宗旨是调动个体和群体及整个社会的积极性，有效地利用有限资源达到最大化的健康效果。

五、中医健康管理

在悠久浩瀚的中医学发展道路上，早已出现健康管理的思想火花。两千多年前的《素问·四气调神大论》指出，"圣人不治已病治未病，不治已乱治未乱，此之谓也……"已经孕育着"预防为主"的健康管理思想。2009 年 7 月开展的"中医健康管理工程"提出，中医健康管理是根据人的不同体质，进行防治、维护的全过程，即通过中医调理来调动人这一复杂、开放系统的自我组织能力，进行康复。也有学者从不同角度对中医健康管理的概念进行阐释，认为中医健康管理是在参考健康管理检测结果的基础上，主要运用中医望闻问切的手段与方法，对个体或群体健康进行全面监测、分析与评估，从而提供中医养生方法；亦有学者更加详细介绍中医健康管理，即运用中医学治未病、整体观念、辨证论治等思想，结合健康管理学的理论方法，通过对健康人群、亚健康人群及患者等，运用中医学方法进行信息采集、监测、分析、评估，以维护个体和群体健康为目的，提供中医健康咨询、中医健康教育以及对危险因素进行中医干预，形成以中医学为特色的全新健康管理模式，为西医学提供疾病诊断与慢病管理、疾病预防与养生保健的理论基础及具体手段。

中医学历来重视和强调疾病未发生前调摄情志，适度劳逸，合理膳食，谨慎起居，通过运用针灸、推拿、中药调养等方法调节机体，从多个方面达到预防和保健的作用。

整体观念贯穿于中医学的生理、病理、诊断、治疗等各个方面。整体观念强调人本身是一个整体，人与自然是一个有机整体，人与社会是一个有机整体，遵循"天人合一"理念，重视人与自然的关系。将整体观念与健康管理有机结合起来，因时因地因人制定个体化的健康计划，是中医健康管理的一大特色，同时也是中医健康管理能够在防治疾病中发挥重要影响的重要因素。辨证论治指归纳分析四诊资料后，概括其内在规律性，予以不同的治法，既强调整体性又强调个体性。辨证论治理论运用于健康管理也是中医健康管理的一大特色，如根据每个人先天体质、年龄、性别、精神、生活条件及饮食、地理环境、舌苔脉象等的不同，将人群分为九大体质，即正常质、阳虚质、阴虚质、湿热质、气虚质、痰湿质、瘀血质。体质决定个体对致病因素或某些疾病的易感性，影响疾病的发生发展过程以及中医证候类型。根据不同体质给予不同健康管理建议，使得健康管理具有个体性及针对性。

近年来，国家对中医健康管理的发展予以高度重视，如 2015 年国务院办公厅印发的《中医药健康服务发展规划（2015—2020 年）》中明确指出，"开展中医特色健康管理，将中医药优势与健康管理结合，以慢性病管理为重点，以治未病理念为核心，探索融健康文化、健康管理、健康保险为一体的中医健康保障模式"；2016 年国家中医药管理局制定了《中医药发展"十三五"规划》，该规划也明确指出，"要开展中医特色健康管理，宣传、推广和普及中医养生保健知识、技术和方法，推广太极拳、五禽戏、八段锦等中医传统运动；在社区开展试点，建立健康管理组织与中医医疗、体检、护理等机构合作机制，形成中医特色健康管理组织、社区卫生服务中心与家庭、个人多种形式的协调互动"，这些文件的出台让中医健康管理在我国呈现出良好的发展态势。

千百年来大量的实践证明，中医药对于促进人类健康具有独特的优势。中医学以天人合一的整体观、因时因地因人制宜的动态辩证观、中医"治未病"思想作为基石，维护人类的健康。中医学在整体水平上对个人的健康状态进行评估，是真正意义上的个体化健康管理，将"治未病"的内容与健康管理的各流程相结合，是具有中国特色的健康管理，即中医健康管理，其内容主要有以下几个方面。

（一）中医健康状态信息采集与管理

中医健康状态信息包含传统中医诊断所需要的四诊信息。健康管理人员通过传统诊断方法，或借助现代化中医诊断设备采集健康状态信息，并对采集到的信息进行数字化分析，同时把信息存储于计算机中，从而建立被检者的中医健康档案。

（二）健康状态辨识与评估

对采集到的中医健康状态信息进行综合分析之后，给予体质、寒热、阴阳和虚实等属性及五态人格的辨识，以期对被检者的健康状态和发展转归进行较客观准确的评估及相关危险因素的预警。

（三）健康养生与干预指导

根据检测结果，健康管理人员对于被检者在饮食起居、情志调摄、食疗药膳、经络穴位、茶饮药浴、运动锻炼等生活各方面进行养生和干预指导，并提供中医特色疗法的建议，便于被检者选择适合自己的养生方式和方法。

（四）干预效果评估

评估干预措施是否有效地改善了被检者的健康状态，这就要求健康状态信息能够存储且能够进行干预措施前后的对比。随着中医诊断仪器的进步，为中医健康管理提供了很好的条件，对于体质问卷、脉诊、舌诊、面诊等中医特色诊断结果可以实现"标准化""量化""图表化"，让被检者和健康管理人员能一目了然。通过前后两次的检测结果的对比，被检者可以明确自己的身体状况是否得到改善，哪些方面有明显改善，哪些方面还需要加强。

（五）慢性疾病管理服务

对于高血压、糖尿病、冠心病等慢性疾病患者，中医健康管理也有其独特优势。通过对社区人群基本信息的采集，以及各种中医养生干预方法的实施，可以针对各种体质和各疾病阶段筛选出一套行之有效和适宜的保养方法，以提高慢性疾病患者群的生活质量，减少医疗支出。

第二节　中医健康管理的基本内容

中医健康管理的基本内容包括标准化的操作步骤与服务流程。标准化的操作流程，能保证健康服务的前瞻性、整体性、综合性、准确性与完整性。

一、中医健康管理的操作步骤

中医健康管理学是运用中医保健康复学、中医临床治疗学、管理学、社会学等学科，研究健康、疾病状态下生命变化规律及危险因素的调控，从而指导社会改进疾病预防、维护健康的策略。中医健康管理的目标是以较少的投入，获得较大的健康效果，从而增加医疗服务的效益。中医健康管理的具体操作步骤如下。

（一）中医健康信息采集

中医健康信息包括个人的一般情况、家族史、生活方式、居住环境、中医特有健康信息（如舌、脉等）、目前的中医健康状态、体格检查和实验室检查等。

（二）中医健康风险分析和评估

中医健康风险分析和评估是根据采集的中医健康信息，对个体健康状态进行分析和评估，帮助个体正确认识健康风险，了解可能影响人体健康的行为、习惯等。

（三）中医健康状态调整

中医健康状态调整是在前两步的基础上，制订个性化的干预措施，帮助个体或群体改善体质、纠正不健康的生活方式等，控制中医健康风险因素，实现个体阴阳平衡的目标。这个过程由合格的中医健康管理师进行个体指导，并动态追踪、评估干预效果。

二、中医健康管理的服务流程

（一）中医健康信息采集

中医健康信息的采集主要包括两个方面，即个人的基本信息和健康或疾病信息。中医通过望、闻、问、切四诊合参的方式采集个体健康、疾病信息，对后期的中医健康状态调整和干预具有明确的指导意义。

（二）中医健康评估和咨询

中医健康评估和咨询是通过对采集到的中医健康资料进行分析，从而进行健康评估。资料包括个人疾病史、家族史、生活方式、情志等，通过对资料的分析，评估个人健康或疾病的危险因素。然后，对个人提供不同层次的中医健康咨询服务，如通过中医健康管理服务中心，也可通过中医健康管理师等渠道对个人提供中医健康咨询服务。

（三）中医健康状态调整

在完成上述步骤后，由专业的中医健康管理师制订个性化的中医健康状态调整计划，提供指导、随访、计划等。同时定期进行中医健康教育，在保持良好健康状态、改变不良生活习惯、正确认识中医健康养生等方面都有很好的效果。

（四）专项管理服务

除了常规的中医健康管理服务外，还可根据个体和群体的具体情况提供专项管理服务。这些服务大多按患者或健康人来划分，对已患慢性病的个体，可选择针对特定疾病或疾病危险因素的服务。将同种疾病的个体组合成群体，有助于个体之间的交流，可改善个体的精神状态，增加个体面对疾病的积极性，有效控制和改善疾病；对于健康个体，可以根据相同的生活方式、居住环境等组成群体，给予针对性的中医健康教育、中医健康养生活动等。

三、中医健康养生方法及健康管理产品

中医养生文化经历了数千年，在指导人们健康养生方面取得了丰硕成果。中医健康管理的特色主要体现在两个方面，即养生文化指导下的健康养生方法及养生文化指导下的健康管理产品。

中医健康养生方法，借助于中国传统文化思想，深入理解中医运气理论，将人、社会、自然、宇宙运行规律考虑于其中，遵循相应的规律，创编相应的养生方法，如华佗发明的五禽戏等。其内容繁多，主要体现在养生锻炼、养生饮食两方面，养生锻炼方法，包括气功、导引等，注重四时而养，遵循自然运行规律而养。养生药膳，则根据时间、地域、气候、人体机能状况等情况，确定何种饮食适合于个体或群体。

中医健康管理产品是借助于中医养生文化，在中医基础理论指导下，根据时令、节气、地域等规律，进行产品的研发，包括硬件产品和软件产品，以及针对不同人群的功能食品和保健品等。中医健康管理的硬件产品包括中医健康检测产品、亚健康监测产品、健康促进和维护产品等。中医健康管理的软件产品包括各种健康信息技术产品和评估管理软件。

第三节　中医健康管理从业者的工作内容与特点

近年来，随着我国在经济、文化、科学等领域的迅速发展，社会保障、健康管理等方面也日益受到重视，2013 年国家发改委颁布的《国务院关于促进健康服务业发展的若干意见》中就提到，要充分重视国民生存健康，改善我国的医疗结构体系。中医健康管理师，作为健康服务业的从业者，将在维护国民身体健康中起到重要的作用。为了培养出符合职业要求的中医健康管理师，就需要对其定义、服务内容、特点等方面内容进行明确及完善，使其规范化。

一、中医健康管理师的定义

中医健康管理师是对人群或个人健康和疾病的监测、分析、评估以及健康维护和健康促进的专业人员，其工作内容是对健康人群、亚健康人群的健康状况、生活方式和居住环境进行评估，为个人和群体提供有针对性的健康指导，并实施干预的全过程。

中医健康管理师的职责在于指导健康人群如何保证健康，干预亚健康人群扭转其亚健康状态，协助慢性疾病状态人群加强健康理念的转化等。如对于健康人提供中医

养生保健改善自主生活方式，帮助养成健康行为的自觉性，达到固本培元的目的；对于存在疾病危险因素以及处于亚健康状态的人提供中医养生咨询和传统的干预措施，提高身体素质，达到"未病先防"，防"成病"的风险和"发病"的风险，从而降低医疗成本；对于疾病之人，提供一定的就医协助，弥补西医健康管理在诊断和治疗方面的不足，发挥中医"简、便、廉、验"的特点，使健康管理的优势最大化，一定程度上改善"看病难、看病贵"的局面，增强中医药文化的影响力，提高医疗资源的利用效率。

二、中医健康管理师的服务内容

中医健康管理师的服务目的在于通过中医学的方法，帮助人们维持身体健康，防治疾病。《中医状态学》将人的身体状态归纳为未病态、欲病态、已病态和病后态四种，针对不同状态的人，健康管理的原则、技术、方法、服务模式各异。不同的状态下，中医健康管理师的服务内容具体如下。

（一）未病态

未病态是指针对不同的外在刺激，人体可通过自我调整，维持脏腑、经络、气血等功能状态处于稳态平衡，即处于"阴平阳秘"的状态。正如《素问·上古天真论》曰："其知道者，法于阴阳，和于术数，食饮有节，起居有常，不妄作劳，故能形与神俱，而尽终其天年，度百岁乃去。"针对这种状态的人群，中医健康管理师在具体服务中，会为患者建立个人档案，鼓励患者以自我调整为主，帮助患者调摄情志，适度劳逸，合理膳食，谨慎起居，以更好地维持健康状态。此外，中医学还倡导气功、导引等有益身心健康的健身方法，并结合针灸、推拿、药物调养等方法调节机体的生理状态，达到防病和保健的作用。

（二）欲病态

欲病态是介于未病态与已病态之间的状态，即欲病之病。正如孙思邈所言："凡人有不少苦似不如平常，即须早道，若隐忍不治，希望自差，须臾之间以成痼疾。"对于处于这种状态的人群，中医健康管理中要针对存在的问题，进行及早调理和治疗。实际生活中，遇到这种状态，人们往往会选择隐忍不治疗，希望自愈，但很容易最终发展为顽疾。欲病之病，在外表上虽然有不适的症状表现，但仅仅是"苦似不如平常"，医生又不足以诊断为某一种疾病，因而易被人忽视。中医学主张"消未起之患，治未病之疾，医之于无事之前"，字里行间无不强调对"无事之前"的养生防病及欲病早调的观点。中医健康管理师在具体服务中，会为患者建立档案，实行长流程健康管理，调理的方法以患者自我调节为主，如调整饮食、起居、心态、运动等，同时结合专业的指导，以达到欲病救萌的效果。

（三）已病态

已病态是指外在刺激或体内应激超过了人体自身调节能力，脏腑、经络、气血的功能状态出现了偏颇，处于"阴阳失衡"的状态。针对这种状态的人群，中医健康管理主张察其病因，审其病症，遏其病势，先安未受邪之地，防微杜渐，避免疾病向不好方向转变。正如张仲景的《金匮要略》中所言："上工治未病，何也？见肝之病，知肝传脾，当先实脾。"通过中医健康管理服务，做好早期干预，及时逆转不良态势，对患者进行积极治疗、调养，做到早诊断、早治疗，阻断疾病的发展、传变，实现治愈疾病和既病防变的效果。

（四）病后态

病后态又称瘥后态，是指从疾病的基本证候解除以后，到机体完全康复的一段时间，包括痊愈和好转。好转为疾病证候虽明显减轻，但未完全消失；痊愈为疾病证候虽完全消失，但正气未必完全恢复。因此，病后态的阴阳气血、脏腑功能往往极不稳定，稍有不慎即可再次患病。由于病时正气消耗过多或病后饮食减少，精血无所化生导致正气不足，使机体处于正虚邪恋的状态，稍有不慎即可引发他病或旧疾再起。另外，病后之时，脏腑、机体虽有结构上的改善，但其功能未完全恢复正常，体用失谐，亦容易被邪气引导而生他患。因此，对于病后态，中医健康管理方面应借助平台长期随访，以自我调节为主，他助为辅，切不可掉以轻心，应认真调护，以免突生变故，从而达到瘥后防复的效果。

三、中医健康管理师的职业特点

中医健康管理师运用中医思维对人体健康实行整体、动态、个性化的管理，这是由人体的整体性、生命活动的变化性以及个体生命的唯一性所决定的。健康管理方法中，状态要素的提出以及健康状态表征参数体系的构建可以使整体、动态、个性化成为现实。中医学凭借健康管理先进的技术手段和理论依据，将为人体健康提供更多的帮助。中医健康管理有别于一般意义的"养生"或西医的健康管理，主要体现为以下几个特点。

（一）整体性

人不是一个孤立的个体，应该把人的生命和健康置于天地之间。"天"主要包括五运六气、季节节气、气候特点、自然灾害、天文现象等；"地"主要包括地域地形、植被、土壤、水源等方面。整体观念是中医学理论的基本特点，所以中医健康管理既要考虑机体内在因素对健康的影响，又要认识到外界环境（天、地等）变化与健康的联系。健康状态表征参数的宏、中、微三观参数，能够从整体角度出发，全面描述个体特征，从而体现个体的健康状态。因此，通过采集宏观、中观、微观状态参数，借助现代参数和量表技术，结合数学建模的方法，能够对健康状态进行整体性的描述、区分和辨识。

（二）强调时间与空间的统一性

健康首先是一个时间概念，中医学生命观和健康观均强调时间与空间的统一，重视时间对健康的影响，如《黄帝内经》将人体的生命发展周期定为 10 岁或男子 8 岁、女子 7 岁为一个周期，并阐释了每个周期的健康状态特征，还强调了十二时辰、四时的脏腑配属规律；子午流注、雷少逸的《时病论》、五运六气学说等，均体现了时间与健康的关系。由此可见，如果简单地把健康看作是空间和结构或结构功能的问题，显然是不够的。此外，每个个体的生命过程中，未病、欲病、已病、病后的状态是不断变化的，通过对健康状态表征参数的实时采集，并进行状态辨识，可以了解个体的实时状态。根据辨识结果，我们可以对欲病状态和已病状态进行干预，使之恢复。

（三）个性化

一直以来，西医学将疾病作为研究的重点，侧重研究人所患的病，而忽略患病的人。西医临床诊疗过程中，多强调诊疗规范、标准化流程等，在健康管理、慢病防控以及养生保健领域，普遍存在着同质化缺乏个性化的现象，在一定程度上成为制约健康事业发展的重要因素。中医健康管理重视辨证论治思想，强调因人、因时、因地制宜，健康管理过程中，针对每一个独立的个体进行健康状态三观参数的采集，辨识其健康状态，并根据每个个体的状态辨识采取不同的干预方案。也就是说，通过中医健康管理让每个个体有自己的独立的健康管理方法。由此可见，注重个性化是中医健康管理的重要特点之一，包括状态辨识结果的个性化、干预方案的个性化、效果评价的个性化等。

第三节 中医健康管理的服务对象与内容

中医健康管理是针对人的服务过程，整体、动态、个性化把握个体状态是健康管理的前提，因此要进行人群分类，根据不同人群的健康状态特点，进行健康风险评估，制订相应的服务内容，以提供个性化的身体状态调整、健康教育、健康维护等。

一、中医健康管理的服务对象

中医健康管理的服务对象是人，包括健康者、亚健康者、患者等所有类别的人群，但目前实际工作中却存在把健康管理局限于慢病管理或对特定人群的服务，甚至把健康管理的服务对象与体检的对象等同起来，缺少对所服务人群的分类管理。中医健康管理，应当以人为中心，以"三因制宜"为原则，重视不同状态人的健康需求，注重培养服务对象形成正确的健康理念，充分发挥健康管理师的"助手"作用，针对不同个体或群体的健康信息制订相应的健康管理方案，实现利用有限的卫生健康资源，最大限度地提高民众的健康素质、健康水平，改善生命质量的目的。

　　生命是有一定时序性的连续过程，只有区别不同人群的健康状态特点及健康需求，提供生命全周期的个体化健康服务，才能实现人与自然的和谐、形与神的和谐、脏腑气血阴阳的和谐，从而达到防治疾病、维护健康的目的。在人"生、长、壮、老、已"的生命过程中，精、气、神等功能状态在不断地发生变化。正如《灵枢·天年》曰："人生十岁，五脏始定，血气已通，其气在下，故好走。二十岁，血气始盛，肌肉方长，故好趋。三十岁，五脏大定，肌肉坚固，血脉盛满，故好步。四十岁，五脏六腑十二经脉皆大盛以平定，腠理始疏，荣华颓落，发鬓斑白，平盛不摇，故好坐。五十岁，肝气始衰，肝叶始薄，胆汁始灭，目始不明。六十岁，心气始衰，苦忧悲，血气懈惰，故好卧。七十岁，脾气虚，皮肤枯。八十岁，肺气衰，魄离，故言善误。九十岁，肾气焦，四脏经脉空虚。百岁，五脏皆虚，神气皆去，形骸独居而终矣。"《黄帝内经》的这段内容，论述了人体"生、长、壮、老、已"的生理特点，如儿童脏腑娇嫩，形气未充，生理功能未完善，抵御疾病能力低下；青少年精气充实，气血调和，生理和心理发育迅速，除了注重身体机能的发展，心理健康也需要重视；青年气血充盛，应护养气血阴阳以维持机体平衡；人到中年，五脏六腑大盛并开始走向衰老；人到老年，脏腑气血已衰，阴阳逐渐失衡。中医学倡导"上工治未病，中工治欲病，下工治已病"，中医健康管理将三者融为一体，整体、动态地调整机体的状态，包括健康状态的保持和异常状态的干预，通过调整使人体阴阳平衡，五脏气血津液调和，达到"阴平阳秘"的状态，从而防治疾病，维护健康。综上，中医健康管理的服务对象是全部人群，中医健康管理应该覆盖生命全过程。

二、中医健康管理的服务内容

　　中医健康管理将中医学理论与西医健康管理学相结合，充分发挥中医药优势，构建出相对完善的健康管理服务体系。中医健康管理的服务内容包括中医健康信息管理、中医健康档案管理、中医健康状态辨识、中医健康风险分析与评估、中医健康状态调整、中医健康教育与健康促进等方面。

（一）中医健康信息管理

　　健康信息资源是指人类在医疗卫生活动中所积累的，以及与健康相关的信息为核心的各类信息活动要素的集合，主要包括：①健康信息或数据；②健康信息生产者

（如健康或医学研究者、医务人员、数据收集与处理人员等）；③设备、设施（如仪器、计算机软硬件、网络通信设备）等。

健康信息的管理过程由一系列环节组成，主要包括健康信息资源的采集、健康信息的组织和传递、健康信息的利用等过程。中医健康信息管理有别于西医健康信息管理，主要体现在健康信息资源的采集。中医诊察疾病的基本方法是四诊合参，四诊即望、闻、问、切，从不同角度来检查病情并收集临床资料，各有其独特的意义。临床中，不可单凭一两种诊察方法所获得的片面病情资料作为诊断的依据，必须四诊合参，才能全面而系统地了解病情，为正确诊断提供可靠的客观依据。中医健康信息管理中，信息的采集主要有传统方法和智能方法两种，传统采集主要由受过严格培训、拥有丰富临床经验的中医师进行人工采集，智能采集目前主要通过望诊仪、问诊仪和脉诊仪及中医智能诊断一体机等进行采集，两种采集方法各有其优势。

将采集的中医健康信息录入中医健康管理平台，对个人或群体提供综合性健康分析和健康指导，从而降低患病风险，为个人及社会减轻医疗负担。同时，基于中医健康管理平台，通过对人群大量数据的统计、效果跟踪、分析等，可以用于科学研究，将带来更大的社会效益。

（二）中医健康档案管理

西医健康档案的基本内容主要由个人基本信息和主要卫生服务记录两部分组成。个人基本信息体现个人固有特征，贯穿生命的全过程，内容相对稳定，客观性强；主要卫生服务记录是从个人生命活动中所发生的重要卫生事件的详细记录中动态抽取的重要信息。健康档案的信息主要来源于卫生服务过程中的各种记录、定期或不定期的健康体检记录、专题健康或疾病调查记录等。

中医健康档案与西医健康档案有相同的部分，也有不同之处。中医健康档案不仅包括个人基本信息和主要卫生服务记录，还包括中医健康状态辨识、中医体质辨识等内容。

（三）中医健康状态辨识

中医健康状态分类有以下两种：①生理特点、病理特点、体质、证、病；②未病态、欲病态、已病态、病后态。

李灿东教授引入自然科学中的"状态"概念，认为健康是人与自然、社会协调以及自身阴阳动态平衡的结果，是"天人合一、阴阳自和、形与神俱"的功能状态。辨识中医健康状态有以下几个目的：①掌握不同人群的生理病理特点，了解发病趋势；②掌握不同疾病的中医病理特点，了解中医易患因素；③通过中医四诊合参，准确辨识出体质、病态等状态，给予针对性调整、干预，以达到机体的阴阳平衡。中医健康状态的辨识可用于健康维护、早期诊断、临床干预和效果评价等方面，能够适应中医学发展的需要，将为中医健康管理开辟新的领域。

（四）中医健康风险分析与评估

风险，指未来的不确定性。风险管理是指对面临风险者进行风险识别、风险估测、风险评价、风险控制等，以减少风险的负面影响。

中医"治未病"理论体现了中医"防重于治"的特色，中医健康风险分析与评估以中医理论为指导，以中医健康状态辨识为主要手段，建立中医健康评估模块，通过采集中医健康信息并进行分析、评估，形成评估报告，帮助个体识别健康风险，根据报告给予指导、干预等，以改善中医健康状态，达到养生保健的目的。

（五）中医健康状态调整

中医学认为，人体各脏腑组织之间以及人体与外界环境之间通过相互作用，维持着相对的动态平衡，从而保持着人体正常的生理活动。当这种动态平衡因某种原因而遭到破坏，又不能立即自行调节得以恢复，人体就会出现疾病。中医将致病因素分为三种，即外因（如六淫、疠气等）、内因（如七情）和不内外因（包括饮食不节、劳逸损伤、外伤、寄生虫等）。

中医健康状态调整方法众多，如根据不同健康状态可选择行为养生、情志调理、药膳食疗、时令养生、功法养生、经络养生、药物养生等方法；根据不同疾病，可选择调整阴阳、调整气血津液、调整脏腑功能等方法。依据采集的中医健康信息，进行中医健康状态的辨识和风险评估，在专业医师的指导下采用针对性的中医调整方法，以达到机体阴阳平和的状态和益寿延年的目的。

（六）中医健康教育与健康促进

健康教育是通过信息传播和行为干预，帮助个人和群体掌握卫生保健知识，树立健康观念，自愿采纳有利于健康的行为和生活方式的教育活动与过程。其目的是消除或减轻影响健康的危险因素，预防疾病，促进健康，提高生活质量。健康教育的着眼点是促进个人或群体改变不良的行为与生活方式。健康教育无论是针对个体还是针对群体，都是一种非常基本和重要的方法和策略。

世界卫生组织（WHO）关于健康促进的定义：健康促进是促进人们维护和提高他们自身健康的过程，是协调人类与生存环境之间的战略，规定个人与社会对健康各自所负的责任。健康促进包含了个人和群体行为的改变，以及政府行为（社会环境）改变两个方面，并重视发挥个人、家庭、社会的健康潜能。

中医健康教育更着重于中医健康理念的传播，帮助个人正确认识健康，加深对中医健康管理的理解与认识，并自觉采纳中医传统养生方法维护个体健康。中医健康促进是一个综合调动中医药、社会、经济和政治等广泛力量，改善人群健康的活动过程，它不仅包括一些旨在直接增强个体和群体中医药素养的中医健康教育活动，也包括那些能直接或间接改变社会、经济和环境条件的中医药活动，如"中医中药中国行"活动等。

第二章　中医健康信息管理

第一节　中医健康信息采集

一、望诊

望诊，通常选择环境安静，空间相对独立，温度以25℃～30℃为宜，在充足的自然光线下进行。根据要观察的部位，受检者采取站或坐或卧位，以舒适放松为宜，望小儿指纹时嘱父母抱小儿向光而坐；施诊者采取站立或者坐位，保持合适的距离进行观察，具体望诊方法如下。

（一）全身望诊

1. 方法

全身望诊时，施诊者在接触受检者的短暂时间内，应静气凝神，敏锐地对受检者精神状态、眼神、肤色（尤其是面色）、形体强弱胖瘦、动作姿态等进行整体的观察，眼神应柔和自然，或在受检者不知情的情况下迅速进行，尤其是神的表现在受检者无意之时流露最真实。

2. 注意事项

全身望诊应在自然光线下进行，避免光线和有色光源的干扰。观察应迅速，眼光要柔和，切忌用审视的眼光，避免引起受检者不自在的感觉。嘱受检者不要化妆后进行面部望诊。饮食辛辣、过冷、过热，或饮酒后都会影响面部颜色，应适当休息后再进行观察。运动后应休息半小时左右，待面色恢复正常状态才可进行观察。

3. 采集内容

（1）望神　包括两目、神情、气色、体态等。

（2）望色　包括面部和皮肤的颜色和光泽。

（3）望形体 包括形体强弱、形体胖瘦、体形、体质等。

（4）望姿态 包括动静姿态、体位变化、异常动作等。

（二）局部望诊

1. 方法

局部望诊时，嘱受检者保持放松，在全身望诊的基础上，嘱受检者暴露望诊部位，有针对性地对某些局部部位进行细致的观察，观察局部颜色、形状、动态等的变化。

2. 注意事项

局部望诊应在自然光线下观察，避免光线和有色光源的干扰。应充分暴露望诊部位，以便能清楚地进行观察。注意保护受检者的隐私，避免围观、喧闹。男施诊者给女受检者进行乳房、胸部、腹部、二阴检查时必须有陪护人员在场，态度要严肃认真。

3. 采集内容

局部望诊采集内容包括望头面、望五官、望颈项、望胸胁、望腹部、望腰背、望四肢、望皮肤等。

（三）望舌

1. 方法

（1）伸舌姿势 舌体放松，自然伸舌，舌面平整，舌尖略向下，将舌前2/3部分伸出口外。

（2）观察顺序 观察舌时，应按照舌尖、舌中、舌根、舌边的顺序依次进行，观察舌质及舌苔，最后观察舌下脉络。

（3）刮舌与揩舌 当受检者因饮食或服药而使舌失去其本来的状态时，需用刮舌板将舌上的虚假舌苔刮掉，或用纱布包裹刮舌板将舌上的虚假舌苔揩掉，显现出舌本来的颜色再进行观察。

2. 注意事项

望舌时，应避免面对有色的门窗和景物，光线要直接照射到舌面，用日光灯为好。注意嘱受检者张口不要太大，伸舌不要过长，用力不要过度，不要卷曲，以免影响观察效果。饮食及药物可使舌象发生变化，施诊者应根据受检者当日就诊前的进食情况，考虑是否有染苔，是否需要刮舌或揩舌。

3. 采集内容

望舌的采集内容，包括望舌质，如舌神、舌色、舌形、舌态；望舌苔，如苔质、苔色；以及望舌下络脉等。

（四）望小儿指纹

1. 方法

中医学将小儿食指掌侧桡侧缘浅表络脉的显现分布分为风、气、命三关。食指第一节为风关，第二节为气关，第三节为命关。望小儿指纹时，施诊者先用左手拇指和食指固定小儿食指，找到掌侧桡侧缘浅表络脉，施诊者左手捏住小儿食指指尖，右手拇指指腹部从小儿食指指尖沿掌侧桡侧缘向指根部以轻柔的力量推擦几次，使指纹络脉显现，然后观察小儿指纹的长度、粗细、分支、颜色、浮沉、淡滞等。

2. 注意事项

望小儿指纹时，注意安抚小儿，态度要和蔼，动作要轻柔，避免引起小儿恐惧和哭闹。在自然光线下观察，避免有色光源的干扰。

3. 采集内容

望小儿指纹采集内容包括望小儿指纹长度、浮沉、颜色、淡滞、粗细、分支等情况。

二、闻诊

（一）听声音

1. 方法

（1）环境　选择安静舒适，受检者放松自然的环境中进行。

（2）体位　受检者采取坐位或卧位，以舒适为度。施诊者采取站立或者坐位，与受检者保持合适的距离，便于听到其发出的声音。

（2）采集要求　施诊者静气凝神，专心倾听；必要时，受检者应配合施诊者的要求进行说话、深呼吸等；听呼吸音、肠鸣音、心音等时可借助听诊器进行。

2. 注意事项

闻诊环境必须安静，避免喧闹影响判断。嘱受检者放松心情，不要刻意掩饰或者克制某些病理声音的发出，以免影响采集结果的准确性。正常人的声音也有不同，要注意视性别、年龄、地域等不同而区别正常声音与病理声音。

3. 采集内容

（1）发声　听语声改变，有无喑哑、鼻声、呻吟、惊呼、喷嚏、呵欠、太息等。

（2）语言　听有无谵语、郑声、夺气、独语、错语、狂言、言謇等。

（3）呼吸　听有无咳嗽、呼吸音异常、喘、哮、短气、少气、啰音等。

（4）胃肠异常声音　听有无呕吐、呃逆、嗳气、肠鸣、矢气等。

（二）嗅气味

1. 方法

（1）体位　取坐位或卧位，以受检者舒适为度。施诊者采取站立或者坐位，与受检者保持合适距离，便于闻到其身体散发的气味。

（2）采集要求　仔细询问受检者就诊前有无使用香水、化妆品或者有芳香味道的药物，以免掩盖气味，影响结果判断。通过与受检者对话，让受检者口腔的气味在不经意间散发出来，闻受检者口腔发出的气味。闻身体其他部位的气味时，施诊者适当靠近受检者，以能闻到其特殊气味为度；闻分泌物、排出物气味时，可将分泌物、排出物置于培养皿中，左手持培养皿靠近鼻子，右手向鼻子扇动，仔细辨别其气味。

2. 注意事项

嗅气味时，注意首先排除外界气味干扰，如香水、化妆品等。施诊者态度随和，闻到恶气应自然镇定，不可表露反感的情绪。闻身体散发的气味时要保持和受检者适当的社交距离，态度要严肃认真，避免令受检者产生不安情绪。

3. 采集内容

嗅气味采集内容，包括病体气味，如口气，汗气，痰、涕之气，二便之气，经、带、恶露之气，呕吐物之气，以及病室气味等。

三、问诊

（一）方法

1. 环境

问诊时，应在较安静的环境中进行，使受检者心情放松，避免紧张。

2. 体位

应以受检者感觉舒适放松的体位为宜，卧位或坐位。

3. 对象

尽量询问受检者本人，对危重或者意识障碍、神志模糊不清的患者可由发病时在场的，或了解病情的陪同人员代诉，对小儿则主要询问其父母。

4. 问诊步骤

问诊时，从礼节性交谈开始，施诊者先进行自我介绍；再询问一般情况、个人信息；之后询问受检者的健康状态信息、保健养生需求；以安慰、鼓励性结束语结束问诊。

（二）注意事项

1. 态度和蔼，严肃认真

施诊者要关心受检者的痛苦和不适。问诊时态度要和蔼可亲，还要耐心细致，认真负责，以取得受检者的信任与合作。

2. 语言亲切，通俗易懂

问诊时，避免使用有特定含义的医学术语，避免出现悲观、惊讶的语言或表情，以免增加受检者的思想负担。

3. 围绕主诉，全面询问

问诊时，善于抓住主诉有目的地深入询问。既要重视主症，还要了解一般兼症，避免遗漏病情，导致误诊、漏诊。

4. 适当提问，避免诱导

问诊时，施诊者可以进行必要的提示或启发，但不可凭主观臆断暗示、诱导受检者，以避免所获健康信息片面或失真。

5. 危重患者，急救为先

对危重受检者应抓住主症，进行扼要询问和重点检查，以便争取时机，迅速抢救。待病情缓解后，再详细补问。

（二）采集内容

1. 一般情况

一般情况，包括姓名、性别、年龄、籍贯、婚否、民族、职业、住址、工作单位、电话等信息。

2. 主诉

主诉包括受检者的主要不适症状、体征及持续时间。

3. 现在症

（1）开始情况   询问受检者不适症状开始的具体时间、地点、起病的缓急，以及可能的原因或诱因，如饮食、劳逸、情志、环境、气候等。

（2）演变过程   询问受检者从不适症状开始到就诊时的发展变化情况，以了解不适症状的演变及其发展趋势，一般按照时间的先后顺序进行询问。注意询问受检者先兆症状、某一阶段出现的症状，以及症状的性质、程度等特点及变化；症状在何时加重或减轻，以及何时出现新的症状；病情变化有无规律，如昼夜变化、早中晚的变化、进食前后的变化等；病情缓解、加剧的因素，如服药、休息等。

（3）诊治过程   询问受检者此次就诊前所接受过的诊断与治疗情况，按时间顺序进行询问。注意询问受检者在何处曾做过哪些检查，结果如何；做过何种诊断，依据和结论是什么；经过哪些治疗，以及用药的情况，包括药品名称、用量、用药的时间和途径，以及治疗效果及反应。

（4）现在症状   注意询问受检者主症的位置、性质、程度、诱因、缓急、加重和缓解因素、时间规律等特征；询问与主症紧密相关的同系统伴随症状；询问全身情况，如饮食、睡眠、汗出、二便、情绪等。

4. 既往史

（1）既往健康状况　受检者平素的健康状况。

（2）既往患病情况　受检者过去曾患过其他疾病的情况，及过敏史、外伤史、手术史等。

（3）其他有关健康评估　外伤史、手术史、输血史、传染病患者接触史、预防接种情况，以及过敏史，如药物、食物、物品等。

5. 个人生活史

个人生活史，包括出生地和久居地的情况，有无疫区生活史、疫水接触史、生活习惯、行为习惯、饮食习惯、烟酒嗜好、工作情况、劳逸情况、心理状态、兴趣爱好、居住环境是否阴冷潮湿、婚姻状况、配偶身体健康状况、夫妻感情状况、有无不洁性交史等。女子还要问孕几产几流几、初潮年龄、末次月经时间或绝经年龄、月经周期、经量、有无血块、痛经等。儿童应询问喂养情况。

6. 家族史

家族史包括家族主要成员的健康状况，即有无传染性疾病及遗传病。

四、切诊

（一）脉诊

1. 方法

（1）准备　如果受检者急走、远行后，或情绪激动时，应让其休息片刻，待其平静后方可诊脉，以避免干扰；受检者摘除手腕上的配饰和手表；在寒冷季节，施诊者在诊脉前应捂热自己的手掌手指；放置一柔软脉枕垫在受检者手腕下。

（2）脉诊时间　诊脉的时间，以清晨未起床、未进食时为最佳。但这样的要求一般很难做到，特别是对门诊、急诊的患者，通常是即时诊察病情，而不拘泥于清晨。诊脉时应保持诊室安静，且应让受检者在比较安静的环境中休息片刻，以减少各种因素的干扰，这样诊察到的脉象才更加真实可靠。

（3）受检者体位　诊脉时，受检者的正确体位是正坐或仰卧，前臂自然向前平展，与心脏置于同一水平，手腕伸直，手掌向上，手指微微弯曲，在腕关节下面垫一松软的脉枕，使寸口部充分暴露伸展，以保持气血畅通，便于诊察脉象。

（4）选指和布指　诊脉者与受检者应侧向坐，以左手切按受检者的右手脉，以右手按其左手脉。先用中指定关，接着用食指按关前的寸脉部位，无名指按关后的尺脉部位。三指呈弓形，指头平齐，以指尖与指腹交界处最敏感的部位按触脉体。布指疏密合适，身高臂长者，布指宜疏；身矮臂短者，布指宜密。小儿寸口部位甚短，一般多用一指定关法诊脉，即用拇指统按寸关尺三部脉。

（5）运指和调指　总按，即三指平布，同时用大小相等的指力诊脉；单诊，即分别用一指单按其中一部脉象，重点体会某一部脉象特征，主要用于分别了解寸、关、尺各部脉象的位、次、形、势等变化特征；举法，即手指用较轻的力按在寸口脉搏动部位上；按法，即手指用力较重，甚至按到筋骨以体察脉象；寻法，即手指指力适中，用力不轻不重，按至肌肉并适当调节指力以体察脉象。

2. 注意事项

脉诊，应在安静的环境下进行，同时应注意调节室温，以确保受检者在舒适环境中诊脉。受检者采取合适的体位，一般采取正坐或者仰卧位，不要让受检者坐得太低或太高，以保证手臂与心脏在同一水平上，不要将一手搭在另一手上诊脉，以免对脉管产生影响。如果是侧卧，下面手臂受压；或上臂扭转，脉气不能畅通；或手臂过高或过低，与心脏不在一个水平面时，都会影响气血的运行，使脉象失真。诊脉用的脉枕不可过大、过小或过硬，否则将使受检者的手腕不自然而影响脉象的真实性。应嘱受检者平心静气，自然放松。施诊者的呼吸要自然均匀，用自己一呼一吸的时间去计算受检者脉搏的次数。此外，脉诊时必须思想集中，全神贯注，仔细体会，悉心从寸关尺、浮中沉中体会受检者的脉象。施诊者要注意修齐指甲，以免影响指腹接触受检者脉管或给受检者造成不适感觉。施诊者在诊脉前应捂热自己的手掌、手指以免刺激受检者的皮肤，引起受检者紧张，影响脉搏的跳动。诊脉时间以 2～3 分钟为宜，以辨别脉象的节律变化、初诊和久按指感之不同。注意辨别是否为反关脉、斜飞脉。

3. 采集内容

（1）脉象要素　辨识脉象的位、数、形、势；脉象的浮沉、长短、宽度、速度、均匀度、流畅度、紧张度、力度等。

（2）脉名　辨识单因素脉、复合脉等。

（二）按诊

1. 方法

（1）体位　根据按诊的目的和检查部位，采取不同的体位，然后充分暴露按诊部位。一般受检者应取坐位或仰卧位或侧卧位，如受检者取坐位时，施诊者应面对受检者而坐或站立进行，用左手稍扶受检者身体，右手触摸按压某一局部，这种体位多用于皮肤、手足、腧穴等的按诊。

（2）手法　触法是施诊者将自然并拢的第二、三、四、五手指掌面或全手掌轻轻接触或轻柔地进行滑动触摸受检者局部皮肤。摸法是施诊者用指掌稍用力寻抚局部。按法是以手重按压或推寻局部。叩法即叩击法，施诊者用手叩击受检者身体某部，使之震动产生叩击音、波动感或震动感。

2. 注意事项

按诊时，注意选择合适的按诊方法，按诊的体位及触、摸、按、叩四种手法的选择应具有针对性。临证时，应当根据不同疾病的诊察目的和部位，选择适当的体位和方法。否则，将难以获得准确的诊断资料，亦会失去按诊的意义。

施诊者举止要稳重大方，态度要严肃认真，手法要轻巧柔和，避免突然用力或冷手按诊，以免引起受检者精神和肌肉紧张，以致不能配合，而影响诊察的准确性。力争取得受检者的主动配合，使受检者能准确地反映病位的感觉，如诊察受检者肝、脾时，请受检者做腹式呼吸运动，随着受检者的深吸气，有节奏地进行按诊；亦可让受检者由仰卧位改为侧卧位配合诊察。按诊时，要边检查边注意观察受检者的反应及表情变化，注意对侧部位以及健康部位与疾病部位的比较，以了解病痛所在的准确部位及程度。按诊时，要边检查边询问是否有压痛及疼痛程度，并通过谈话了解病情，以转移受检者的注意力，减少受检者因精神紧张而出现的假象反应，保证按诊检查结果的准确性。采用指指叩击法时，叩击方向应与叩击部位垂直，叩时应用腕关节与掌指关节活动之力，指力要均匀适中，叩击动作要灵活、短促、富有弹性，叩击后右手中指应立即抬起，以免影响音响。

按诊应当注意，不可直接重按受检者皮肤有溃烂疼痛的部位，孕妇忌用腹部深按诊，男性施诊者不可单独按诊女性受检者乳房、胸部、腹部、会阴部等部位。

3. 采集内容

（1）颈部按诊　包括按颈部动脉搏动、颈静脉充盈度、瘿瘤、瘰疬、淋巴结、气管、喉结等。

（2）胸部按诊　包括肺界按诊、心界按诊、乳房按诊、虚里按诊等。

（3）胁部按诊　包括肝脏按诊、胆腑按诊等。

（4）按脘腹　包括按腹部冷热情况、软硬程度、紧张程度、是否喜按、是否拒按、腹部胀满程度、腹部肿块、腹部疼痛、孕妇子宫底的高度等。

（5）按肌肤　包括诊寒热、润燥滑涩、汗出、紧张度、软硬度、弹性、疼痛、肿胀、疮疡、尺肤等。

（6）按手足　包括诊寒手足的寒、热、温、凉等。

（7）按腧穴　包括诊腧穴是否有异常感觉和反应、疼痛、包块、结节、条索状物等。

第二节 中医健康档案及其管理

一、健康档案建设的目标

中医健康管理要求建立统一、科学、规范的健康档案，以促进管理的信息化和高效化。现代化的中医健康档案建设的目标在于，能够实现通过对服务对象健康档案进行实时的增加、修改、查询、删除、浏览等，使用者可以对信息进行动态地更新、上传档案、下载信息，达到健康信息权限下的共享；同时能够实时地获取健康档案信息，对信息做出及时的分析等操作，用户根据自己的权限可以实现对档案信息的不同操作，最终实现对健康档案信息管理的信息化，极大提高医护人员及保健机构的工作效率，同时保证工作的质量，实现健康档案信息管理的系统化、自动化、信息化、准确化、高效化。

二、健康档案的书写要求

（一）指导原则

健康档案书写应当客观、真实、准确、动态、完整、规范。

（二）书写要求

健康档案书写应当使用中文，通用的外文缩写和无正式中文译名的症状、体征、疾病名称等可以使用外文。健康档案书写应规范使用医学术语，中医术语的使用依照相关标准、规范执行。书写时，要求文字工整，字迹清晰，表述准确，语句通顺，标点正确。健康档案书写过程中出现错字时，应当用双线划在错字上，保留原记录清楚、可辨，并注明修改时间，修改人签名。不得采用刮、粘、涂等方法掩盖或去除原来的字迹。健康档案应当按照规定的内容书写，并由相应医师或健康管理师签名。健康档案书写一律使用阿拉伯数字书写日期和时间，采用 24 小时制记录。健康档案书写中涉及的诊断，包括健康、体质、亚健康、疾病的诊断，其中疾病诊断包括中医诊断和西医诊断，而中医诊断包括疾病诊断与证候诊断。

三、健康档案的内容

根据健康档案的基本概念和系统架构，健康档案的基本内容由个人基本信息和中医健康管理服务记录两部分组成，具体内容如表 2-1 所示。

表2-1 健康状态信息采集表

档案编号			
出生日期			
身份证号		工作单位	小二寸白底证件照
民　族		出生地	
文化程度		现住址	
常住类型		电　话	
职　业	1.国家机关、党群组织、企业、事业单位负责人；2.专业技术人员；3.办事人员和有关人员；4.商业、服务业人员；5.农、林、牧、渔、水利业生产人员；6.生产、运输设备操作人员及有关人员；7.军人；8.其他从业人员		□
婚姻状况	1.未婚　2.已婚　3.丧偶　4.离婚　5.未说明的婚姻状况		□
血　型	1.A型　2.B型　3.O型　4.AB型　5.不详 □ / RH阴性：1.否　2.是　3.不详 □		□
身高（cm）		体重（kg）	腰臀比
医疗费用支付方式	1.城镇职工基本医疗保险　2.城镇居民基本医疗保险　3.新型农村合作医疗　4.贫困救助　5.商业医疗保险　6.全公费　7.全自费　8.其他		□
联系人姓名		联系人电话	联系人住址
节　气		天气	温度	湿度

续表

现在症	问诊	既往史	疾病	1.无 2.高血压 3.糖尿病 4.冠心病 5.慢性阻塞性肺疾病 6.恶性肿瘤 7.脑卒中 8.重型精神疾病 9.结核病 10.肝炎 11.其他法定传染病 12.职业病 13.高脂血症 14.风湿性关节炎 15.颈椎病 16.骨质疏松症 17.其他	□ 确诊时间 年 月 □ 确诊时间 年 月 □ 确诊时间 年 月 □ 确诊时间 年 月 □ 确诊时间 年 月 □ 确诊时间 年 月 □□□ □ 确诊时间 年 月 □ 确诊时间 年 月 □□□
			过敏史	1.无 2.有：2.青霉素 3.磺胺 4.链霉素 5.其他	
			暴露史	1.无 2.有：2.化学品 3.毒物 4.射线	
			手术史	1.无 2.有：名称1 时间 ／名称2 时间	
			外伤史	1.无 2.有：名称1 时间 ／名称2 时间	
			输血史	1.无 2.有：原因1 时间 ／原因2 时间	
		个人生活史		1.饮食偏嗜 2.水果蔬菜荤食情况 3.烟酒习惯 4.家居卫生 5.社区卫生 6.工作/学习卫生 7.工作/学习压力 8.心理状态 9.家庭关系 10.同事/同学关系 11.工作生活环境 12.户外活动参与度 13.书籍阅读 14.休闲娱乐情况 15.外伤情况 16.其他生活、行为习惯 17.生育史、月经史、胎产史	（请填写直接或潜在的健康危险因素）
		家族史		1.无 2.高血压 3.糖尿病 4.冠心病 5.慢性阻塞性肺疾病 6.恶性肿瘤 7.脑卒中 8.重性精神疾病 9.结核病 10.肝炎 11.先天畸形 12.其他	□□□
	望诊（包括全身望诊、局部望诊、望排出物、望小儿指纹、望舌）				
	闻诊（包括听声音、嗅气味）				
	切诊（包括脉诊、按诊）				

续表

体格检查		1. 生命体征 2. 一般情况 3. 皮肤黏膜 4. 淋巴结 5. 头部 6. 眼 7. 耳 8. 鼻 9. 口腔 10. 颈部 11. 胸部 12. 肺脏 13. 心脏 14. 周围血管征 15. 腹部 16. 外生殖器及肛门 17. 脊柱及四肢 18. 神经系统 （描述阳性体征）
辅助检查	中医特色仪器检查	
	生化检查	1. 大便常规 2. 肿瘤标志物 3. 血常规 4. 血液生化 5. 免疫学检查 6. 尿常规 7. 内分泌全套 8. 便血试验 9. 凝血功能 10. ___ （请填写阳性结果）
	影像检查	1. 腹部彩超 2. 男性B超 3. 脑电图 4. 妇科B超 5. 乳腺B超 6. 心电图 7. 胸片 （请填写阳性结果）
评估	体质类型	1. 平和质 2. 气虚质 3. 阳虚质 4. 阴虚质 5. 痰湿质 6. 湿热质 7. 血瘀质 8. 气郁质 9. 特禀质 □
	亚健康类型	
	中医诊断	病名　　　　证型
	西医诊断	病名1　　　病名2
	分属人群	1. 慢性患者群 2. 儿童人群 3. 妇女人群 4. 老年人群 5. 一般人群 □
	健康危险因素分析	
受检者/监护人	受检者意见或建议	
审核人		

（一）基本信息

个人基本信息，包括人口学和社会经济学等基础信息以及基本健康信息。其中一些基本信息反映了个人固有特征，贯穿整个生命过程，内容相对稳定，客观性强。个人基本信息的建立要遵循自愿与引导相结合的原则，在使用过程中要注意保护服务对象的个人隐私，建立电子健康档案的地区，要注意保护信息系统的数据安全。

1. 人口学信息

人口学信息，如姓名、性别、出生日期、出生地、国籍、民族、身份证件编号、文化程度、婚姻状况等。

2. 社会经济学信息

社会经济学信息，如户籍性质、联系地址、联系方式、职业类别、工作单位等。

3. 亲属信息

亲属信息，如子女数、父母亲姓名等。

4. 社会保障信息

社会保障信息，如医疗保险类别、医疗保险编号、残疾证编号等。

5. 基本健康信息

基本健康信息，如血型、过敏史、预防接种史、既往疾病史、家族遗传病史、健康危险因素、残疾情况、亲属健康情况等。

6. 建档信息

建档信息如建档日期、档案管理机构等。

（二）中医健康信息

中医健康信息的内容，主要由健康状态信息档案首页、首次健康管理信息采集记录以及后续随访跟踪所产生的健康管理日程记录等组成，是整个健康管理档案建设的核心，是动态的、连贯的和可持续的，是健康管理工作评估和制定个性化健康管理方案的主要依据。

1. 健康状态信息档案首页

健康状态信息档案首页，包括健康信息首次采集机构、档案编号、管理机构的转入与转出记录、健康信息档案的基本功能介绍、受检者须知及注意事项等内容。

2. 首次健康状态信息采集记录

首次健康状态信息采集记录，包括一般情况、现在症及检查结果，如中医四诊资料、体格检查、辅助检查、既往史、个人史、家族史等。

3. 健康管理日程记录

健康管理日程记录，包括随访日一般情况，如随访或复检的时间、地点、随访单位机构、随访的人员、当天天气气候情况等；健康状态，如受检者自我健康评估、现在主要不适、伴随症状、中医四诊情况、阳性体征、必要的阴性体征、辅助检查结果等；处理措施及效果，如健康调理措施以及调理过程中原有症状、体征、实验室检查指标等的变化情况，以及调理效果评估和后续调理调整或治疗修正。

（三）重点人群健康管理记录

1. 儿童保健

儿童保健内容，包括出生医学证明信息、新生儿疾病筛查信息、儿童健康体检信息、体弱儿童管理信息等。

2. 妇女保健

妇女保健内容，包括婚前保健服务信息、妇女疾病普查信息、计划生育技术服务信息、孕产期保健服务与高危管理信息、产前筛查与诊断信息、出生缺陷监测信息等。

3. 老年人保健

老年人保健内容，包括既往病史、危险因素、生活自理能力、认知能力、心理情志、饮食起居习惯等信息。

（四）其他医疗卫生服务记录

其他医疗卫生服务记录，包括接诊、会诊、转诊记录等。这四个方面的信息相互关联，共同组成健康档案。

四、健康档案管理的流程

中医健康管理将服务对象分为三大类，即健康状态人群，或参加周期性健康体检、寻求健康咨询者；亚健康状态人群，有一定不适、寻求健康指导者；常见慢性病患者群，如高血压、糖尿病、冠心病、脂肪肝等患者。健康档案管理根据服务对象的不同，具体流程如下。

（一）确定服务对象和建档方式

对于健康状态者，应耐心解释健康档案的作用，促使其主动配合健康档案的建立；对于亚健康状态者，应依据自愿的原则为其建立健康档案；对于慢性病患者，则主要根据当地政府部门对重点慢性病人群管理要求，通过入户服务（访视或调查）、疾病筛查、健康体检、门诊接诊等方式，由健康管理人员在居民家中或工作现场分期、分批建立健康档案。

（二）建立健康档案

个人健康档案的主要内容，包括一般情况、主要问题目录、周期性健康体检表、服务记录表（接诊记录、各种重点人群随访表、儿童计划免疫记录表）等。在建立个人健康档案的基础上，可建立家庭健康档案，包括家庭成员一般情况、家庭成员主要健康问题目录、家庭社会经济状况、变更情况等内容。

（三）发放健康档案信息卡

对建立了健康档案者，同时为其填写和发放健康档案信息卡，以便在复诊或随访时使用。健康档案信息卡的形式可以多样，其目的是便于查找健康档案。

（四）健康档案的使用

已建档人员到医疗保健机构就诊时，应持健康档案信息卡，在调取其健康档案后，由接诊医生根据复诊情况，及时更新、补充相应记录内容。对于需要转诊、会诊的服务对象，由接诊医生填写转诊、会诊记录。所有的服务记录由健康管理人员或档案管理人员统一汇总，及时归档。农村地区建立健康档案可与新型农村合作医疗工作相结合。

（五）健康档案服务的要求

健康档案的建立要遵循自愿与引导相结合的原则，在健康档案使用过程中要注意保护服务对象的个人隐私。

健康档案管理机构要具备必需的档案保管设施设备，按照防盗、防晒、防高温、防火、防潮、防尘、防鼠、防虫等要求妥善保管，指定专（兼）职人员负责健康档案管理工作，保证健康档案完整、安全。各机构应通过多种信息采集方式建立健康档案，统一为健康档案进行编码，采用 16 位编码制，以国家统一的行政区划编码为基础，以乡镇（街道）为范围，村（居）委会为单位，编制健康档案唯一编码。同时将建档居民的身份证号作为身份识别码，为在信息平台下实现资源共享奠定基础。加强信息化建设，有条件的地区应利用计算机管理健康档案。

健康档案应按照国家有关专项服务规范要求记录相关内容，记录内容应全面完整，真实准确，书写规范，基础内容无缺失，资料应及时更新，保持连续性。积极应用中医药方法为城乡居民提供中医健康服务，并记录相关信息纳入健康档案管理。各类检查报告单据和转、会诊的相关记录应粘贴留存归档。

（六）健康档案服务的考核指标

健康档案服务的考核指标，主要包括健康档案建档率、健康档案合格率、健康档案使用率等。健康档案建档率＝建档人数／辖区内常住居民数×100%。健康档案合格率＝填写合格的档案份数／抽查档案总份数×100%。健康档案使用率＝抽查档案中有动态记录的档案份数／抽查档案总份数×100%。有动态记录的档案，指 1 年内有符合各类服务规范要求的相关服务记录（如健康状态监测记录表）的健康档案。健康状态监测记录表，如表 2-2 所示。

表 2-2　健康状态监测记录表

本表适用于健康/亚健康/慢性病患者群		随访日期		随访人		随访形式	
姓　名		电话	住　址				
性　别		年　龄	职　业		何种体质		支付类型

调理计划实施情况	依从性		
	计划实施情况		
	健康教育参与情况		
	预防接种计划		

微观监测	（代码）项目 1 大便常规　　2 肿瘤标志物 3 血常规　　　4 血液生化 5 免疫学检查　6 尿常规 7 腹部彩超　　8 内分泌全套 9 腰臀比　　　10 体重指数 11 男性 B 超　12 脑电图 13 妇科 B 超　14 乳腺 B 超 15 心电图　　　16 便血试验 17 凝血功能　　18 胸　片 19　　20　　21 （不提倡做侵入性检查）	☐ ☐ ☐ ☐ ☐ ☐ ☐ ☐ ☐ ☐ ☐	（请填写阳性结果）
宏观监测	（代码）项目 1 饮食偏嗜 2 水果蔬菜食用情况 3 家庭关系 4 家居卫生 社区卫生 5 工作/学习环境卫生 6 工作/学习压力 7 同事/同学关系 8 作息时间 9 户外活动参与度 10 书籍阅读 11 休闲娱乐情况 12 外伤情况 13　　　　14 （不提倡涉及隐私敏感项目）	☐ ☐ ☐ ☐ ☐ ☐ ☐ ☐ ☐ ☐ ☐	
中医四诊情况	（代码）项目 1 望诊　　2 闻诊　　3 问诊 4 脉诊　　5 舌诊　　6 按诊	☐ ☐ ☐ ☐	（请填写有辨证意义结果）

续表

体格检查	（代码）项目 1 生命体征　5 头部 9 口腔　　　13 心脏 2 一般情况　6 眼 10 颈部　　　14 周围血管征 3 皮肤黏膜　7 耳 11 胸部　　　15 腹部 4 淋巴结　　8 鼻 12 肺脏　　　16 外生殖器及肛门 17 脊柱及四肢　18 神经系统 19　　20　　21　　22	☐ ☐ ☐ ☐ ☐ ☐ ☐ ☐	
其他	（代码）项目 1 疲劳量表 FS-14 2 匹兹堡睡眠指数量表 3 抑郁自评量表 4 呼吸激发试验 5 中医体质量表	☐ ☐ ☐ ☐	
健康状态评估		
中医辨证分析		
健康危险因素分析		
受检者意见或建议		
调理效果评估		
调理计划修正改善		
预约下次随访时间：	受检者 / 监护人：	审核人：

第三节　中医健康管理信息平台

随着大数据时代的到来，医学模式的转变越来越离不开信息技术的支持，因而掀起了健康管理信息平台的研发热潮。集合资源共享、咨询、教育、评估与指导、远程医疗等功能于一身的健康管理信息平台，能够实现信息区域化、集约化、智能化的要求，对未来医学模式的发展起着导向作用。中医健康管理研究应紧跟时代潮流，充分借鉴西医健康管理信息平台的优缺点，融入自身特色与优势，通过中医健康管理信息平台与中医健康管理移动应用程序领域的研发、推广、运用，发挥自身优势。

一、健康管理信息平台概述

进入 21 世纪，随着人们生活水平的不断提高和对健康重视程度的日益加深，医学模式逐渐由"疾病医学"模式向"健康医学"模式转变。《2006—2020年国家信息化发展战略》《基于健康档案的区域卫生信息平台建设指南（试行）》《"健康中国2030"规划纲要》《国务院关于积极推进"互联网+"行动的指导意见》等文件的陆续出台，以保障健康管理服务工作的推进。建立一个可以连续监测、记录健康状态的平台，是大势所趋。为此，一段时间，国内兴起了健康管理信息平台的研发热潮。如范晨皓等将医院和健康运营机构作为两大主体，通过虚拟专用网通道相连，通过数据交换服务平台实现数据对接，建立全程健康管理服务平台，并将数据自动对接至医院电子病历系统，最终形成一体化的健康档案，患者可通过微信、网站等方式接受健康档案调用、健康咨询、健康教育、健康评估与指导以及辅助就医等服务。此外，南京市卫生信息中心为了整合各类医疗资源部门的信息和数据资源，构建了一个集约化区域的健康服务平台，该平台能够提供自助医疗服务、居民电子健康档案调阅、电子病历调阅、远程诊疗、区域医检结果共享、预约挂号、120医疗救援指挥、个人健康管理以及区域医疗卫生综合管理等服务。另外，余坚种研发了一套杭州市健康服务信息平台，该平台包括三个模块，即居民健康管理应用模块、医生医疗服务应用模块和政府监管决策应用模块，目前已在杭州市线上运行。

当前，健康管理信息平台大多能够实现健康档案存储、健康咨询、健康教育、辅助就医等功能，但它们也存在一些问题。如各个健康管理系统平台开发标准不统一，互不兼容，难以实现彼此信息的互联互通；健康档案信息的采集缺乏统一规范及标准；健康档案信息的真实性，无法确认等。此外，目前国内健康管理信息平台是以西医学为主导，管理的重心大多放在控制疾病危险因素上，与真正意义上的健康管理还有一定差距。

二、中医健康管理信息平台

（一）中医健康管理信息平台的研究现状

中医学的辨证论治思维能客观描述和评估人体健康状态的动态变化过程，从整体上对个人的健康状态进行衡量，更符合真正意义上的健康管理。近几年，中医健康管理信息平台的研发正逐步兴起。在中医学整体观念和辨证论治原则的指导下，研发出能整合不同健康状态下个性化的健康干预诊断指标体系的中医健康管理信息平台，以实现对居民的健康调查、监测、评估、干预等动态化管理，对于改善和提高国民身体素质，全面建成小康社会具有重要意义。

中医健康管理信息平台是利用现代信息技术，采集、存储、处理个人或群体的健康信息，并通过中医手段对个人健康状态进行监测、评估、干预等，以提高人们生活质量的一种综合性系统软件。目前，文献报道的中医健康管理信息平台主要分为两大类，一类偏重于中医体质辨识和体质调养，一类偏重于采用中医辨证论治进行综合干预。体质调养类信息平台，主要包括老年人中医药健康服务管理系统（中医体质辨识）、新时代中医体质在线健康管理系统、中医健康管理促进系统、掌上中医健康管理系统等，这些系统虽然融进了中医元素，但大多是针对特定人群或体质调养方面的管理，使用范围比较狭小，且偏于中医体质辨识和体质调养，主要以问卷调查形式呈现，功能相对单一，并不能真正体现中医辨证论治特色，无法达到建立中医健康状态辨识指标和综合干预方案的目的。体现中医辨证论治特色综合干预的中医健康信息平台主要包括：①陈霄基于临床需求调查，选择 B/S 模式（浏览器／服务器结构），运用Windows2000/2003server、IIS6.0、Windows2000 等技术架构中医健康管理系统，系统模块主要涵盖了信息管理模块、数据统计分析模块、健康体检模块、中医辨识模块、网络服务模块和系统设置管理模块等，该系统主要存在前期调查范围局限，系统的监测手段、评估、干预功能不够完善等问题；②梁玉梅等基于"治未病"理论，运用 C/S 模式（服务器／客户机结构），以及 Microsoft Visual Studio2010 平台、C# 程序语言、Microsoft SQL Server2008 数据库等信息技术，开发了一款全生命周期健康管理系统，该系统根据不同使用对象分为受检者、管理员、医生、专家 4 个模块，能够实现采集中医信息、传输与存储数据、医患交流、自测健康状态、整合健康信息、辨识健康状态、指导养生等功能；③周洪伟等开发了一款针对老年公寓的老年人中医健康管理信息平台，该平台具有建立档案、健康管理、数据展示、中医知识库、系统拓展等主要功能，为老年人提供动态、实时的中医健康服务，以提升其生活质量。这些中医健康管理系统基本上能够按照中医四诊合参原则对健康状态进行采集，并存储各种健康信息，建立中医档案，体现了中医辨证论治特色，一定程度上实现了中医健康管理理念与西医健康管理思维的融合。但在中医四诊信息采集、状态辨识、干预方案等方面仍以主观判断为主，受主观影响因素较多，缺乏统一标准。目前，国内中医健康管理信息平台普遍存在以下问题：系统平台开发标准不统一，互不兼容；平台后台知识库如中医四诊后台知识库、干预方案知识库等的构建标准不统一，以及健康数据不一致等。

（二）中医健康管理信息平台的研究进展

前期中医健康管理信息平台研究的基础上，充分考虑中医健康管理信息平台数据接入和未来应用推广，福建中医药大学中医健康管理中心，立足长远规划，研发了一套基于支持向量机、爬山算法、神经网络等不同机器学习算法，以"证素辨证"为核心，可兼容可扩展的接入接口标准化的中医健康管理信息平台，并已实现跟中医太空舱设备的对接。同时，该平台采用规范化和标准化的中医四诊信息知识库，保证了平台上的中医健康信息数据可用、可分析、可扩展。该平台实现了：宏观、中观、微观健康状态表征参数的采集；人机结合半自动化中医体质、状态、证型、中西医疾病、生理特点、风险预警等的诊断；对身体健康状态实时整体、动态、个性化的把握；食疗、药膳、膏方等多维自助个性化干预方案的推荐；对健康管理对象的跟踪访问及疗效评价；与中医太空舱体检设备无缝对接，直接读取和存储太空舱体检设备采集的数据；对采集数据进行统计分析；健康体检预约和健康体检咨询。该中医健康管理信息平台包含了九大功能板块，包括微信公众号、预约管理平台、健康回访管理平台、微信管理后台、体检网站、体检移动应用程序、健康咨询管理平台、系统管理、数据中心等。中医健康管理体检网站的主要功能，包括系统管理、医生管理、个人信息档案存储、信息采集、理化检查、中西医疾病诊断、智能证素辨证、人工证素辨证、智能证型辨证、人工证型辨证、干预方案、处方用药、健康状态追踪、太空舱体检设备数据存储、数据统计分析、数据导出、预约体检和咨询、报告打印等。中医健康管理信息平台在具体应用中能够实现，个人通过手机应用程序或者微信公众号注册中医健康管理信息平台，进行体检预约或咨询预约；体检医生通过中医太空舱设备，采集体检者的健康信息，采集完成后，可以查看电子版的报告；健康顾问可根据体检报告给出相应的建议及相应的干预方案，当个人的健康状态出现预警时，健康顾问可通过电话或者手机短信进行回访提醒个人。目前，该平台后台知识库由 1480 个干预方案、5 个证素、148 个理化检测项目、100008 个西医疾病名、65 个中医疾病名、35 条脉诊信息、48 条舌诊信息、640 个中医四诊信息等组成。该平台能够实现对人体健康状态实时、整体、动态、个性化的把握，从单一案例的效果评估转向过程性、全程性的整体评估和体验，从患者的被动参与转向主动合作，一定程度上实现真正意义上的健康管理。

（三）中医健康管理信息平台的应用情况

福建中医药大学李灿东教授为首的团队以"证素辨证"为核心的中医健康管理信息平台为基本工具，在福建省 9 家地市中医院及社区服务中心、养老机构等，搭建了中医健康管理的研究及应用平台，并成立了福建省内首家中医健康管理中心，开展了对不同人群、不同疾病中医健康状态的研究。通过研究，实现了对不同人群中医健康状态的辨识，并建立完善、个性化的健康档案；基于相似检索的原理，将系统辨识出的健康状态与干预方案适用的健康状态进行最佳匹配，从而提供最优的干预方案；开展定期或不定期健康状态动态辨识，通过证素积分变化反馈干预疗效，做出客观地疗效评价。

第四节　中医智能健康设备

随着经济的发展和人们生活水平的提高，人们对自身健康的关注程度越来越高，甚至希望能够随时随地的监测自身的健康状况，而借助现代科学技术让这一需求得以实现。传统的智能健康设备拥有检测、分析、共享等基础功能，而新型的智能健康设备对小型化、便携化、精准化，以及大数据相衔接的要求日益迫切。智能中医健康设备摒弃了传统智能健康设备仅对身体生理参数进行检测或是运动数据进行统计的局限，能够结合中医诊疗思维模式、系统科学、生物工程、计算机、人工智能等技术，完整采集宏观、中观、微观参数，对人体状态进行实时、整体、动态、个性化的把握，体现中医诊疗特色。

一、智能健康设备概述

智能健康设备（smart health devices）是用于人体健康管理的一类具有计算处理能力的智能设备。一般而言，其可通过不同的网络协议，如蓝牙、近场通信、无线网络及数据网络等，连接到其他设备或网络，从而进行一定程度的自主交流。作为一种智能设备，智能健康设备首先需要具备灵敏准确的感知功能、正确的思维与判断功能，以及行之有效的执行功能。此外，由于面向的对象是人体，执行的功能是健康监测和管理，智能健康设备还必须符合对人体的安全性、健康管理的可操作性、检测的实时性和准确性，以及医学领域的专业性等要求。

如今，智能健康设备在医疗和互联网领域均掀起了高潮，其关注度、需求度在不断提升。依据设备的不同特性、功能，以及市场发展需求等的不同，智能健康设备有多种分类方式。按照产品本身的用途可以将其分为智能眼镜、智能手表、智能腕带、智能跑鞋、智能腰带及智能头盔等，主要用于实现生理参数的检测、运动的记录及睡眠质量分析等功能。此外，按照智能健康设备的功能，可将其分为智能健康检测设备、智能健康监测设备以及智能健康医疗设备等。智能健康检测设备是一类主要用于完成对人体状态检测的设备，如对体温、血氧饱和度、心率、心电及血压等信号的检测和记录。例如，Scanadu 开发的 Scout 是一种小型的超强大的生理指标检验设备，只要放在额头上 10 秒，就能测出心率、皮肤体温、血氧饱和度、呼吸频率、血压及心电图等数据，通过蓝牙还可以将资料同步到智能手机上。而智能健康监测设备则更加注重对人体状态的实时监控，如 W/Me 智能生活手环，其配备生命频谱分析仪传感器，采用蓝牙连接手机，佩戴中可以监测心率等生理指标。智能健康医疗设备是能够完成健康检测，并能够给出分析报告及健康管理指导意见的一类设备，如中医健康服务机器人，其融合了人工智能、互联网、云计算等技术，并可通过外置设备如舌诊仪、脉诊仪、无线血压仪、无线血糖仪等，完成对人体基本生命信息的采集，然后由机器人进行信息处理和分析，给出一份详细的健康辨识报告，并进行相应保健的指导。目前，无论是医疗机构、家庭及个人，对智能健康设备的需求都在进一步扩大，因而可穿戴智能健康设备在市场需求的驱动下得以迅猛发展。按照智能健康设备的穿戴情况，也可划分为非可穿戴式和可穿戴式智能健康设备。其中，非可穿戴式智能健康设备的主要适用场所为医院、健康中心、养老机构等；可穿戴式智能健康设备在移动医疗领域具有广阔的应用前景，常见的可穿戴式智能健康设备有智能手环、智能隐形眼镜及电子文身等。

当然，目前已经面世或正在筹备的智能健康设备基本上都离不开安装在手机、平板或电脑上的应用程序。智能健康设备通过硬件中各类传感器完成对用户身体或运动数据的检测后，数据还需要传至应用程序进行预处理、分析、结果显示和记录等。因此，智能健康设备的发展还需要借助医疗信息系统、健康云平台及互联网等的全面支持和配合。

二、中医智能健康设备的现状与发展

智能健康设备是由医学诊疗设备发展而来，从最初的大型生理信息采集装置，经过小型化生理信息采集装置、小型化多通道健康信息采集装置、可穿戴健康信息采集装置、可穿戴多通道健康信息采集装置，逐渐发展为现在的智能健康设备。智能健康设备的出现，为"智慧医疗"打开了一扇窗。目前，互联网领域正在经历着从"信息连接"到"数据连接"的过渡，新技术、新商业模式的出现更促进了这种过渡的进程，也促使了智能健康设备的繁荣和发展。目前，智能健康设备正朝着小型化、便携化、精准化以及大数据的方向发展，常见的智能健康设备主要用于对血压、体温、血糖、心电以及其他生理信号的采集。除此之外，智能健康设备也开始向中医健康检测领域发展，如用于实现数字化四诊集成检测及人体生理功能的中医评估等设备的开发。

在与疾病的长期斗争中，中医学形成了一套独特且完整的理论体系，为中国及世界人民的健康做出了巨大的贡献。中医学的整体观念和辨证论治引起了众多研究者的关注，但是中医学的经验性、不确定性、模糊性等特点，严重制约了其发展和应用。中医的定量化和标准化研究已成为目前国家科技发展的重要内容之一，设计和制造具有中医特色的现代诊疗设备，对提高中医药服务能力，满足人民群众日益增长的中医服务需求，实现中医药事业的全面健康可持续发展发挥着重要作用。

目前，国家的中长期科学和技术发展规划也强调要重点研究开发常见病和多发病的监控、预防、诊疗，以及小型诊疗和移动式医疗服务装备、远程诊疗和技术服务系统。具有中医特色的现代诊疗设备将会在常见病和多发病的监控、预防、诊疗中发挥重要作用。因此，随着传感技术的快速发展，基于中医基础理论指导，相信可以在现有中医四诊设备的研究基础上，充分利用现代先进的传感器技术、图像采集与处理技术、人工智能技术等，通过多元多路传感器信息融合采集方法，依据中医望、闻、问、切诊断途径，对用户进行数字化四诊集成检测以及人体生理功能中医评估；再结合云数据处理储存等手段，将检测结果与基层中医医疗机构进行远程传送，完成中医在线

诊断，并建立基层中医诊断数据库，最终实现中医四诊数字化的提升，实现中医诊断的智能化、网络一体化及质控全程化。

　　总之，立足于大公卫、大健康的背景，结合中医诊疗思维模式、系统科学、生物工程、计算机信息技术、人工智能等，完全可以实现对人体状态进行实时动态个性化的把握。因此，结合了现今先进生物医学传感与检测技术的便携式、可移动、可穿戴中医药诊疗设备的研发，对中医药诊疗设备的发展与应用具有重要意义。随着社会老龄化加剧、慢性病增长率提高、健康管理需求增长以及人们健康意识和保健要求不断加强，便携式、可移动、可穿戴医疗设备一经出现便受到广泛重视，并有望为健康管理带来一场革命。

第三章　中医健康状态辨识与评估

第一节　中医健康状态的基本类型与判定

　　健康状态是指人的生理、心理和社会适应性等方面都处于完好的状态。一个健康的人，既要有健康的身体，还应有健康的心理和行为。只有当一个人身体、心理、社会适应性和道德都处在一个良好状态时，才是真正的健康。中医学认为，健康是一种"和"的状态，包含"天人合一"和"形神合一"，"天人合一"是指人的健康与所处环境的和谐统一，"形神合一"是指生理健康和心理健康的统一。

一、中医健康状态的基本类型

　　近年来，越来越多的学者针对人体健康状态进行了研究。如王琦团队于 1978 年提出了"中医体质学说"，在体质学研究的基础上，通过检索古代文献 108 种、现代文献 60 余种，分析统计了古代文献中 109 个体质特征描述和现代文献中 408 个体质特征描述，并进行了大样本的流行病学调查，在此基础上创建了 9 种基本体质分类系统，并制定了中国人群体质分类的标准化工具《中医体质分类与判定》，将中医体质分为平和质、气虚质、阳虚质、阴虚质、痰湿质、湿热质、瘀血质、气郁质、特禀质等 9 种基本类型。李灿东团队通过搜集健康状态表征参数并借助数学运算客观地表达人体当前状态，建立健康状态表征参数体系，认为状态是人体特定阶段生命活动状况和态势的概括，是中医健康认知的核心，状态可以用状态表征参数来描述，状态参数可以分为宏观参数、中观参数和微观参数，从状态的角度可以较为客观地把握人体健康。其对健康状态总结为四大特点：状态有象，即以五脏为中心的健康状态应象图景，通过人体外部表现出的较为客观的颜色信息及所对应的外在官窍体现；状态应时，生命是一个时序的连续过程，体现了生、长、壮、老、已的不同状态，在整个生命过程中，健康状态具有一定的时间特性；状态有律，《黄帝内经》以"女七男八"阐述了人体生命的节律，健康状态的四时五脏亦遵循一定的法时规律；状态可调，一种是机体自我调节，另一种是借助外界的干预措施予以调整。王泓午团队提出了精气神与健康状态的关系，认为"精的健康状态"是充盈不损，分布合理，初步构建中医健康状态精辨识理论框架，包括精充足辨识和精不足辨识两个类别，从形象、窍象、神志象、舌象、脉象等五个方面进行辨识；"气的健康状态"是气的运动不失其和，气的输布宣畅通达，气的化生保持充盈，气的养护做到养而不耗、满而不损、动而不滞、疏而不郁、固而不散等；"神的健康状态"是指与形合一，与天相应，通过观察眼神、面部神情、气色、体态、舌象、脉象等即可以快速了解人体内部神的状态，以获取人体的健康情况。许家佗等主张在四诊客观化研究成果的基础上，利用现代计算机技术建立"基于四诊信息的中医健康评价体系"，指出未来更长远的目标是利用数据挖掘理论和方法，分析中医四诊数据库中医学数据，建立"中医诊断决策支持系统"。范登脉等从理论上探讨了十二经脉的"十二原"是五脏用来将各脏所藏的真气供给到三百六十五节的所在，"十二原"对于辨别气血阴阳的变动状态具有特殊的意义，认为诊察"十二原"的变动，犹如诊察三部九候脉与气口脉，可以诊断五脏六腑的疾病状态并辨识人体的健康状态。

二、中医健康状态的判定

中医健康状态的判定是医生对人体健康状态的判断，是在中医理论指导下，对个体所表现出的外在表征信息，进行综合分析，从而对人体所体现的状态，包括程度、部位、性质等状态要素做出的判断，以辨别生命所处的状态的过程。健康状态的基本类型与简单判断方法，如食欲良好，即进食时有很好的胃口，不挑食，愉悦进食；二便通畅，即大、小便通畅，便后轻松舒适；有效睡眠，即上床能很快熟睡，且睡得深，醒后精神饱满，头脑清醒；语言清晰，即语言表达正确，说话流利，言与意符；动作敏捷，即行动自如，行走敏捷；心态宽容，即性格温和，意志坚强，感情丰富，具有坦荡胸怀与达观心境；处世平和，即看问题客观，具有自我控制能力，适应复杂的社会环境，对事物的变迁能始终保持良好的情绪，能保持对社会外环境与机体内环境的平衡；与人为善，即待人接物能大度和善，不过分计较，能助人为乐，与人为善等。

第二节　中医体质辨识

中医学历来重视人的体质状态，在防病治病上，强调以人为本，因人制宜的思想。体质的形成秉承于先天，得养于后天，各种先、后天因素都对体质的形成和影响产生作用。先天禀赋包括种族、遗传、婚育，以及养胎、护胎、胎教等，决定着群体或个体体质的相对稳定性和个体体质的特异性。后天的各种因素如饮食营养、生活起居、精神情志，以及自然社会环境、疾病损害、药物治疗等对体质的形成、发展和变化具有重要影响。

一、中医体质概述

体质是指人在先天禀赋和后天获得基础上所形成的形态结构、生理功能和心理状态方面综合的、相对稳定的固有特质，是人类在生长、发育过程中所形成的与自然、社会环境相适应的人体个性特征；表现为结构、功能、代谢以及对外界刺激反应等方面的个体差异性，对某些病因和疾病的易感性，以及疾病转归中的某种倾向性。人类各个生长阶段的不同时期，有其不同的生理特点，它是相对稳定的；在生长过程中饮食习惯、居住环境、社会环境、人与人之间的相互影响等都会对体质产生影响，体质的各类型可相互交错存在，具有可变性；通过各种干预措施进行针对性调整，可改变其原有体质，又具可调性。

中医学体质理论诞生于春秋战国时期的《黄帝内经》，书中对体质的形成、特征、分型及体质与疾病的发生、发展、预后、治疗的关系都有论述。如《灵枢·通天》："盖有太阴之人、少阴之人、太阳之人、少阳之人、阴阳平和之人。凡五人者，其态不同，其筋骨气血各不等。"《灵枢·阴阳二十五人》曰："先立五形金木水火土，别其五色，异其五形之人。"将体质划分为木、火、土、金、水5个主型，每个主型之下再分5个亚型，共25种体质类型，即"阴阳二十五人"。历代医家尤其是明清医家对体质分类进行了完善与发展，丰富和发展了中医体质学，如东汉张仲景提出了"强人""羸人""盛人""虚弱家""虚家""素盛今瘦""阳气重""其人本虚"等多种体质特征，从不同侧面描述了体质差异。金元四大家之一的养阴派代表人物朱丹溪认为南方人体质柔弱，"阳常有余，阴常不足"。清代医家叶桂总结出温热病中各种常见的体质类型，如有气壮质的"正气尚旺之人"、阴虚质的"瘦人阴不足""体瘦质燥之人"、阳虚质的"阳气素虚之人"等不同类型。

如今，对于中医体质的分类主要从阴阳多少、形体胖瘦、气血强弱、五脏形质等方面进行，代表性的分类方法包括六分法、七分法、十二分法等三十余种。近年来，王琦教授的课题组通过对大量文献资料进行研究，结合流行病学、免疫学、分子生物学、遗传学、数理统计学等多学科交叉的方法及模糊聚类等方法，形成了9种基本中医体质，分别是平和质、气虚质、阳虚质、阴虚质、痰湿质、湿热质、血瘀质、气郁质、特禀质等，并对体质类型的命名、特征表述的原则等进行了规定，从定义、成因、表现特征等方面对体质类型的内涵进行了系统表述。此外，通过在全国范围内开展21948例流行病学调查，证实了人群中确实存在9种体质类型，经统计平和质占32.75%，偏颇体质中排在前4位的依次是气虚质、湿热质、阴虚质、气郁质。2009年

4月,《中医体质分类与判定》(ZYYXH/T157-2009)标准由中华中医药学会正式颁布,成为"中国第一部指导和规范中医体质研究及应用的文件"。该标准的颁布旨在为体质辨识及与中医体质相关疾病的防治、养生保健、健康管理等提供依据,为实施个体化诊疗提供理论和实践支持。此后,国内期刊发表的中医体质相关文献呈逐年上升趋势,以体质可分、体病相关为研究方向的文献为多,而且其中有相当一部分文献属于临床观察。这也从一定程度上,提示自从标准发布后,越来越多的临床医生将其运用到临床实践中,对各种疾病进行体质分类,探讨体质与疾病的相关性。

由于《中医体质分类与判定》所涉及的辨识对象年龄最小是15岁,因此不少学者又提出了针对儿童的体质研究。影响小儿体质的先天因素包括遗传性,如种族、家族等,以及胎儿在母体的孕育情况两方面。随着胎儿离开母体,先天因素已成定局,往往无法改变,后天因素在其随后的体质形成过程中则起了重要的作用,包括地理环境、气候、膳食营养、劳欲、情志、疾病、药物等因素。对于小儿而言,起关键作用的后天因素主要是环境与饮食两方面。近年来,中医儿科学界的探索和研究在一定程度上使小儿的中医体质分型逐渐成形,但尚缺乏统一的分类的标准,依然处于探索阶段。如王明明从脏腑角度分为正常体质、脾禀不足体质、肾禀不足体质、肺禀不足体质、心禀不足体质、肝禀不足体质、胎热体质等;苏树蓉依据中医四诊资料分为均衡体质、不均衡体质(肺脾体质Ⅰ、Ⅱ型,脾肾体质Ⅰ、Ⅱ型)等;李燕从先天因素考虑提出阳盛质(足月新生儿)、阴盛质、阴阳平和质等;郑启仲根据小儿形、舌、脉、证特点,提出正常型、脾胃虚弱型、肝肾不足型、肾气不足型、血虚型等;陈立翠通过四诊合参,分为正常体质、阴虚燥热体质、阴虚迟冷体质、痰湿腻滞体质、气血两虚倦怠体质、阳盛体质等;温振英以阴阳为纲,结合小儿脾常不足,利用中医四诊信息,提出阴阳平和型、滞热型、脾胃气虚型、脾胃阴虚型、脾胃气阴两虚型等;郑军依据小儿脾常不足的生理特点,提出阴阳平和型、滞热型、脾胃气虚型、脾胃阴虚型等;张吉仲根据古今前贤及现代专家论述,结合临床观察,提出平和质、阳热质、痰湿质、不足质等;高树彬依据阴阳五行、脏腑、气血津液、体态等理论,分为正常质、偏颇质等;钟华根据外感咳嗽儿童的不同表现,提出正常质、痰湿质、气虚质、阴虚质等;殷瑛通过中医四诊,使用其自行设计的儿童生理状态评估问卷,提出平和状态、偏颇之心肝有余、偏颇之肺脾不足等;潘佩光从文献回顾、临床研究角度,提出生机旺盛质、脾虚质、积滞质、热滞质、湿滞质、心火偏旺质、异禀质等;黄航宇根据临床经验,从阴阳气血盛衰、五脏禀赋角度,提出均衡型、阴虚型、阳虚型、湿热型、特异质等;柴茂山根据阴、阳、气、血、燥、湿、痰、瘀之有余与不足理论,分为燥红质(过敏性紫癜儿童)、倦㿠质、迟冷质等;林湘屏依据文献回顾、预调查、专家访谈,提出正常质、脾气不足质、痰湿质、脾阴不足质、内热质等分类;马书鸽制定了《小儿中医体质及健康状况自填式问卷》,分为平和质、阴虚质、气虚质、痰湿质、实热质、特禀质等。

二、体质辨识的方法

中医学在长期的临床实践中逐渐形成了独特的诊疗体系，整体观念和辨证施治是中医学诊疗的特色，四诊合参是中医诊断疾病的重要原则之一。

中医体质辨识，首先通过四诊，即望、闻、问、切，全面收集患者信息，将信息录入中医体质状态判定表，参照《中医9种基本体质分类量表》的中医体质分类与判定部分，通过四诊合参及量表分析，最终判定被测者的体质类型。根据体质类型，制定调控的具体方案，包括养生指导、防治措施，如食疗、运动、针灸、推拿、中药、膏方等，进行"因人制宜"的个性化干预。

中医9种体质分类与判定，具体如下。

（一）平和质（A型）

总体特征：阴阳气血调和，以体态适中、面色红润、精力充沛等为主要特征。

形体特征：体形匀称健壮。

常见表现：面色、肤色润泽，头发稠密有光泽，目光有神，鼻色明润，嗅觉通利，唇色红润，不易疲劳，精力充沛，耐受寒热，睡眠良好，胃纳佳，二便正常，舌色淡红，苔薄白，脉和缓有力。

心理特征：性格随和开朗。

发病倾向：平素患病较少。

对外界环境适应能力：对自然环境和社会环境的适应能力较强。

（二）气虚质（B型）

总体特征：元气不足，以疲乏、气短、自汗等气虚表现为主要特征。

形体特征：肌肉松软不实。

常见表现：平素语音低弱，气短懒言，容易疲乏，精神不振，易出汗，舌淡红，舌边有齿痕，脉弱。

心理特征：性格内向，不喜冒险。

发病倾向：易患感冒、内脏下垂等病，病后康复缓慢。

对外界环境适应能力：不耐受风、寒、暑、湿邪。

（三）阳虚质（C型）

总体特征：阳气不足，以畏寒怕冷、手足不温等虚寒表现为主要特征。

形体特征：肌肉松软不实。

常见表现：平素畏冷，手足不温，喜热饮食，精神不振，舌淡胖嫩，脉沉迟。

心理特征：性格多沉静、内向。

发病倾向：易患痰饮、肿胀、泄泻等病，感邪易从寒化。

对外界环境适应能力：耐夏不耐冬，易感风、寒、湿邪。

（四）阴虚质（D 型）

总体特征：阴液亏少，以口燥咽干、手足心热等虚热表现为主要特征。

形体特征：体形偏瘦。

常见表现：手足心热，口燥咽干，鼻微干，喜冷饮，大便干燥，舌红少津，脉细数。

心理特征：性情急躁，外向好动，活泼。

发病倾向：易患虚劳、失精、不寐等病，感邪易从热化。

对外界环境适应能力：耐冬不耐夏，不耐受暑、热、燥邪。

（五）痰湿质（E 型）

总体特征：痰湿凝聚，以形体肥胖、腹部肥满、口黏苔腻等痰湿表现为主要特征。

形体特征：体形肥胖，腹部肥满松软。

常见表现：面部皮肤油脂较多，多汗且黏，胸闷，痰多，口黏腻或甜，喜食肥甘甜黏，苔腻，脉滑。

心理特征：性格偏温和、稳重，多善于忍耐。

发病倾向：易患消渴、中风、胸痹等病。

对外界环境适应能力：对梅雨季节及湿重环境适应能力差。

（六）湿热质（F 型）

总体特征：湿热内蕴，以面垢油光、口苦、苔黄腻等湿热表现为主要特征。

形体特征：形体中等或偏瘦。

常见表现：面垢油光，易生痤疮，口苦口干，身重困倦，大便黏滞不畅或燥结，小便短黄，男性易阴囊潮湿，女性易带下增多，舌质偏红，苔黄腻，脉滑数。

心理特征：容易心烦急躁。

发病倾向：易患疮疖、黄疸、热淋等病。

对外界环境适应能力：对夏末秋初湿热气候，湿重或气温偏高环境较难适应。

（七）血瘀质（G 型）

总体特征：血行不畅，以肤色晦暗、舌质紫黯等血瘀表现为主要特征。

形体特征：胖瘦均见。

常见表现：肤色晦暗，色素沉着，容易出现瘀斑，口唇暗淡，舌暗或有瘀点，舌下络脉紫暗或增粗，脉涩。

心理特征：易烦，健忘。

发病倾向：易患癥瘕及痛证、血证等。

对外界环境适应能力：不耐受寒邪。

（八）气郁质（H型）

总体特征：气机郁滞，以神情抑郁、忧虑脆弱等气郁表现为主要特征。

形体特征：形体瘦者为多。

常见表现：神情抑郁，情感脆弱，烦闷不乐，舌淡红，苔薄白，脉弦。

心理特征：性格内向不稳定，敏感多虑。

发病倾向：易患脏躁、梅核气、百合病及郁证等。

对外界环境适应能力：对精神刺激适应能力较差，不适应阴雨天气。

（九）特禀质（I型）

总体特征：先天失常，以生理缺陷、过敏反应等为主要特征。

形体特征：过敏体质者一般无特殊；先天禀赋异常者或有畸形，或有生理缺陷。

常见表现：过敏体质者常见哮喘、风团、咽痒、鼻塞、喷嚏等；患遗传性疾病者有垂直遗传、先天性、家族性特征；患胎传性疾病者具有母体影响胎儿个体生长发育及相关疾病特征。

心理特征：随禀质不同情况各异。

发病倾向：过敏体质者易患哮喘、荨麻疹、花粉症及药物过敏等；遗传性疾病如血友病、先天愚型等；胎传性疾病如五迟（立迟、行迟、发迟、齿迟和语迟）、五软（头软、项软、手足软、肌肉软、口软）、解颅、胎惊等。

对外界环境适应能力：适应能力差，如过敏体质者对易致过敏季节适应能力差，易引发宿疾。

值得提醒的是，中医体质辨识需注意对体质辨识结果影响因素的排除。体质辨识信息采集量大，填写调查表时，需要被检测者在短时间内快速回答，对一些主观感受在一定程度上可能会把握不准，容易产生误差；被检测者对中医术语理解不够，会做出不准确的选择；被检测者的性格、心理、受教育程度等的不同也会对结果产生一定的影响。因此，进行体质辨识应指定有经验的医生，采集信息，以最大限度减少人为偏差，确保体质辨识结果的准确性。

第三节 亚健康状态评估

对于亚健康状态的评估，目前还没有统一、公认的标准。标准建立的难点主要表现在以下几个方面：一是亚健康机体无明确疾病，常以个人感受为主，而无明显的阳性体征；二是亚健康者，各种实验室检查指标常为阴性；三是亚健康者在躯体、心理方面出现的种种不适应感觉和症状群，存在一定的主观性，缺乏客观有效量化的评价工具；四是亚健康症状信息具有复杂性以及个体差异性，往往难以建立符合症状实际的判别和预测模型；最后，由于亚健康的概念过于宽泛，其范畴界定也不甚清楚，必然导致对其客观评价与量化诊断的标准和方法一时难以确立，也是评估难的根本原因。目前，正在探索的评价方法主要包括以下 4 种。

一、量表问卷评估法

量表问卷评估法，主要是根据事先设计的等级评价量表来对被评价者进行评价的方法，通过设置阈值界定亚健康状态。这种评估方法，事先需要获得较为全面的数据，通过严密的科学统计和临床的反复论证，才能形成可操作性强的判别标准。亚健康状态人群以自觉不适为主，包括躯体症状和心理症状，人的精神、心理、情志等活动状态可以通过量表进行评估，在研究中能够成为客观的证据。因此，将量表评估法引入到亚健康领域，按照一定规则对自觉症状进行量化测量，通过测量的结果来判断严重程度，能够相对客观地体现主观感觉，一定程度上能够对亚健康状态进行评估，从而有效地判断和测量亚健康状态。

目前，国内外已有大量的已开发成形且具备良好信效度的健康测量工具，如症状自评量表（SCL-90）、健康状况调查问卷（SF-36）、世界卫生组织生存质量简表（WHOQOL-BREF）、心理社会应激评定量表（PSAS）、康奈尔医学指数（CMI）、焦虑自评量表（SAS）、抑郁自评量表（SDS）以及康奈尔医学指数（CMI）等。将这些测量工具应用于亚健康研究时，仍有许多关键性的问题亟待解决。由于我国相关研究起步较晚，目前国内采用的量表仍以从国外引入的为主。经过一系列步骤译出量表的中文版后，需要以我国人群状况建立相应的常模数据，才能使之对特定地区、特定人群的相关状况具有判别能力。特别是一些心理、社会适应等方面指标受到文化传统、社会状态以及政治经济情况等多方面影响，量表的"正常值范围"是否适合我国人群，尚需大样本检验。另外，量表评价法由于过于追求量化，要求受试者严格划分等级、程度，操作起来有一定困难。

量表的设计直接引导着评价方向，量表的质量也直接影响着评价的质量。亚健康状态判断的前提是确定并剔除健康与疾病状态，而国内外广泛使用的心理社会应激评定量表（PSAS）、康奈尔医学指数（CMI）、焦虑自评量表（SAS）、抑郁自评量表（SDS）等量表都是针对健康或疾病状态评估而设计的，并非亚健康状态专用量表，很多方面不能满足亚健康状态的临床评估和研究需要。近年来，国内学者在研究过程中，参考以上量表，根据课题需要研制了多种亚健康状态量表，如亚健康疲劳量表、亚健康证候测评量表、亚健康体质量表等测量亚健康状态。如胡先明等参考其他诊断量表，制订出了亚健康症状标准诊断量表，对部分人群进行亚健康状态的评估，并分析了其相关社会心理影响因素。范存欣等在对广东高校教师心理亚健康状态进行研究时，参照了 WHO 生存质量和有关健康的内涵，并结合广东地区高校教师工作、生活、学习等各方面实际情况，自行设计调查问卷，主要包括与亚健康诊断有关的躯体、心理、社会适应等方面的问题、亚健康的各种影响因素、疾病现状以及对亚健康的认知等 54个条目。通过调查问卷评估结果显示，高校教师心理亚健康发生率为 43.90%。庞军等利用症状自评量表 SCL-90 对 482 例亚健康人群进行研究，从反映躯体化、强迫症状、人际关系、抑郁症状、焦虑症状、敌对情绪、恐怖症状、偏执症状、精神病性等方面分析，结果显示亚健康人群存在诸多心理症状和不同程度的心理问题。

从目前的研究来看，由于亚健康本身的定义、范畴等还很不规范，尚未形成统一的判断标准，诸多自制量表虽有一定共性，但具体评定方法、条目等与该课题组研究方向联系密切，可推广性和可重复性欠佳。

二、症状组合诊断法

症状组合诊断法即采用专家咨询法制定亚健康状态相关症状的诊断标准，由医生或研究人员依此标准进行判断。专家咨询法又称德尔菲（Delphi）法，于 1964 年由美国兰德（Land）公司首先将其用于技术预测中，该方法是以专家作为索取信息的对象，由专家通过调查研究做出对问题的判断、评估和预测的一种方法。该方法是在专家个人判断和专家会议方法的基础上发展起来的一种直观预测方法，适用于缺少客观信息资料和历史数据，而又较多地受到社会的、政治的、人为的因素影响的信息分析与预测课题。实践证明，采用 Delphi 法进行信息分析与预测，可以较好地揭示出研究对象本身所固有的规律，并可据此对研究对象的未来发展做出概率估计。由于亚健康状态的研究是在 20 世纪末才发展起来的，其命名亦只有二十多年时间，历史数据严重不足，且目前国内外研究中尚没有公认的统一标准；亚健康的症状以亚健康状态者自觉不适为主，受到社会、政治、心理等多方面因素的影响，缺乏可明确定量的客观信息资料。这种研究现状符合 Delphi 法本身的特点，故而通过 Delphi 法制定的亚健康诊断标准，诊断症状均以躯体症状和心理症状为主。临床实践中，证实该方法具有流行病学的诊断价值，因而在研究中被广泛应用。

三、生理生化指标量化诊断法

随着现代科技的发展和应用，用于疾病诊断的设备、仪器和技术，也逐渐用于亚健康状态的检测和评估。生理生化指标量化诊断法，主要是通过如血液学、免疫功能、尿液、心电图、脑电图（EEQG）、24小时动态血压监测、机体免疫细胞功能检测、超高倍显微诊断仪（MDI）评估法、多媒体显微诊断仪（THMMDI）检测法、活体血液分析（LBA）、血液细胞阻抗测量、福贝斯远程健康检测系统（TDS）、量子共振检测法（QRS）等相关指标界定亚健康。生理生化指标量化检测的特点是直观、准确，最大可能地避免了人为因素的影响，有利于进行数据分析。目前对于健康人群参考值很难界定，处于亚健康状态的人会有诸多自觉不适症状，实验室检查可能有某些指标的变化，但仍处于正常值范围之内。如何通过大样本数据采样确定亚健康人群微观指标的检测值，在正常值范围内划分出健康人群和亚健康人群的参考值，仍是研究人员亟待解决的难题。

四、中医学评估方法

亚健康状态是一种生理功能异常或衰退的状态，而非器质性病变，继续发展就会逐步进入疾病状态。亚健康与中医学的"未病"有很多相似之处，中医学的"治未病"主要包括以下几方面的内容：①未病养生，防病于先；②欲病救萌，防微杜渐；③已病早治，防其传变；④瘥后调摄，防其复发。因此，中医学"未病"的范畴比亚健康的范畴要更加广泛，包括了对健康、亚健康、疾病及病后康复阶段人群的调治，而亚健康状态只是中医"未病学"研究的重要范畴之一，与"未病"中的"欲病"状态较为接近。同时，亚健康状态与中医学的"证"有很多相似之处。中医诊疗过程中重视人体的主观感觉，认为亚健康状态主要是由劳逸过度、起居失常、饮食不节等原因，引起机体阴阳失调，脏腑气血不和所致，出现疲乏无力、精神不振、食欲不振、心烦多梦、睡眠不安、抑郁或焦躁、记忆力减退、性功能减退、工作效率降低等症状。综合分析这些症状，虽然不能达到西医某种疾病的诊断标准，但在中医诊断中可以辨为某类证候，继而可以通过中医辨证立法处方进行调理和治疗。

由此可见，亚健康状态的研究与中医"未病"和"证"的研究密切相关。因此，探索亚健康状态的主要生理指标，进一步建立亚健康状态测评系统，增强人们的自我保健意识，及时纠正生理功能的偏颇，有效地防病于未然对于中医研究人员更是一个值得关注的重要课题。

中华中医药学会于2016年发布了《中医健康管理服务规范》（T/CACM 006—2016），进一步规范了亚健康状态的分类与判定，列举了常见症状的判定、常见证型的判定以及常见亚健康综合征的判定，具体如下。

（一）常见症状与判定

1. 目干涩

目干涩以双目干涩为主要表现，可伴有双目疼痛、视物模糊、畏光、瘙痒等，并持续两周以上，引起明显的苦恼，或精神活动效率下降。注意排除引起双目干涩的疾病，如沙眼、结膜炎、干燥综合征、糖尿病、高血压、肾上腺皮质功能减退症等。

2. 耳鸣

耳鸣以耳鸣为主要症状，可表现为蝉鸣、蚊叫、铃声等，亦可有轰鸣等情况，持续两周以上，对人们的生活质量和心理均有不同程度的影响，会出现明显的烦躁、苦恼、睡眠障碍、精神紧张、生活乐趣缺乏、焦虑、抑郁等。应排除引起耳鸣的全身性疾病或局部病变如高血压、低血压、动脉硬化、高血脂、糖尿病的小血管并发症、微小血栓、颈椎病、神经脱髓鞘病变、听神经瘤、药物中毒、中耳炎等；亦应排除如过量饮咖啡、浓茶、红酒及一些酒精饮料，以及过量进食奶酪、巧克力等引起的耳鸣。

3. 咽干

咽干以咽部干燥为主要不适感，其他不适感均为继发，包括咽痛、咽痒、咳痰黏稠、心烦、恶心等症状，持续3天以上，但不超过半月，会引起明显的苦恼，影响工作和学习，导致生活质量下降。应排除躯体疾病或呼吸、消化系统疾病引起咽干者，以及合并有心血管、肺、肝、肾和造血系统等严重原发性疾病和严重器质性疾病及精神病患者。

4. 头晕

头晕以空间移动或空间迷失的感觉为主要症状，可伴有头痛、失眠、健忘、耳鸣、呕吐、心慌等表现，持续两周以上，会影响人们的生活质量，会出现明显的烦躁、焦虑等。应排除引起头晕的全身性疾病或局部病变如高血压、低血压、冠心病、动脉硬化、颈椎病、急性脑血管意外、药物过敏、贫血、甲亢、鼻窦炎、中耳炎、梅尼埃病、听神经瘤、嗜铬细胞瘤、感染、中毒、脑外伤后神经症反应及精神疾病等疾患。

5. 头痛

头痛以头部疼痛为主要症状，可伴有头闷、颈部僵硬不适感、头部压痛或紧缩感、耳胀、眼部憋胀、恶心、呕吐、畏光、倦怠乏力等表现。症状时轻时重，寒冷、劳累、情绪激动等可加重，休息后可缓解，发作12～180天/年以上，且每次疼痛持续30分钟以上，症状呈反复发作性或持续性，严重影响头痛者的生活质量，并使工作和学习效率明显下降。注意排除引起头痛的各种疾病如严重感染、转移性肿瘤，严重的心、肝、肾等脏器疾病、脑血管意外、眼及耳鼻方面的疾病、颅内占位性病变、颅底发育畸形、脑外伤、精神病等疾患。

6. 健忘

健忘以记忆力减退主要表现，其他不适感均为继发，包括头晕脑胀、神疲乏力、食少腹胀、心悸不寐、腰酸乏力、注意力不集中等，持续两周以上，但不超过两个月，会引起明显的苦恼，导致精神活动效率下降，影响工作学习。注意排除其他躯体和脑部的器质性疾病引起的神经症和精神疾病，排除外界环境干扰因素引起记忆力减退者，排除酗酒或精神活性物质、药物滥用者和依赖者所致健忘者，以及合并有心血管、肺、肝、肾和造血系统等严重原发性疾病者。

7. 失眠

失眠以睡眠减少为主要表现，其他不适感均为继发，包括难以入睡、睡眠不深、易醒、多梦、早醒、醒后不易再睡、醒后感到不适、疲乏或白天困倦等，上述睡眠障碍情况每周发生不超过 3 次，并持续两周以上，会引起明显的苦恼，或精神活动效率下降，或轻微妨碍社会活动。注意排除已诊断为失眠症者或全身性疾病如疼痛、发热、咳嗽、手术和外界环境干扰因素等引起的睡眠减少者，酗酒或精神活性物质、药物滥用者和依赖者（含安眠药物）所致的睡眠减少，以及合并有心血管、肺、肝、肾、造血系统等严重原发性疾病及严重大脑器质性疾病者及精神病患者。

8. 嗜睡

嗜睡是以睡眠过多为主要不适症状，常见症状是白天睡眠过多，不能完全用睡眠时间不足来解释，可兼有精神疲倦，食欲减退，可因此导致肢体协调能力下降，严重者影响工作学习和生活。注意排除确诊的嗜睡症，以及药物不良反应和由其他疾病所致的嗜睡，如睡眠呼吸暂停综合征、发作性睡病、肺心病、肝癌、糖尿病、肾衰竭、颅外伤、中毒、癫痫、痴呆、高血压等。

9. 心悸

心悸以心中悸动不安为主要表现，其他不适感均为继发，包括胸闷、眩晕、气短、不寐、易醒、多梦、疲乏等，上述情况半月内时常发生，会引起明显的苦恼，导致工作、学习效率下降，生活质量下降。注意排除已诊断为心悸症者，排除各种心血管疾病和全身性疾病引起心悸不安者，以及合并有脑、肺、肝、肾和造血系统等严重原发性疾病和器质性疾病及精神病患者。

10. 疲劳

临床表现为不能解释的持续或反复发作的慢性疲劳，该疲劳是近患或有明确开始，不是持续用力的结果，经休息不能明显缓解，会导致工作、社会或个人日常活动水平有明显的下降。

11. 经前乳胀

乳房胀痛伴随月经周期而发，为本症的判断依据。一般发生在临经前 2～7 天，或在经后半个月左右发生，少数人从排卵后即开始乳痛，经前 2～3 日达高峰，至月经来后 1～2 天才消失，以乳胀为其主要表现，经前乳房作胀、疼痛，可兼有灼热感，或胸胁胀闷，或精神抑郁，时时叹息，或烦躁易怒，或小腹胀痛，上述症状会引起明显的苦恼，并不同程度地影响工作和生活。应除外由于乳房疾病引起的经前乳胀，如乳腺炎、乳腺增生、乳腺癌等。

12. 情绪低落

情绪低落以自觉兴趣丧失，情绪低落为主要不适，其他心理和身体不适皆为伴发或继发，包括精力减退、兴趣丧失、联想困难、意志消沉、焦躁不安、食欲降低、体重明显减低等，上述情况时有发生，但持续时间不超过两周，对任何事物的体验，即使是高兴的事物，也感到乏味无聊，对工作、学习、前途悲观失望。注意排除表现为情绪低落症状的心理和身体疾病，如抑郁症、神经官能症、颅内疾病、大脑外伤等。

13. 畏寒

畏寒以畏寒怕冷为主要不适，其他不适感轻微，或伴唇口色紫、腰背四肢发凉等，上述情况经常发生，尤以冬季明显。应排除各种疾病如贫血、低血压病、甲状腺功能减退、内分泌失调，以及感染所导致的畏寒。

14. 夜尿多

夜尿多以夜间尿多为主要症状，尿量＞24小时尿量的35%，或每晚排尿2次以上者，每年出现夜尿增多的时间超过75天，严重影响睡眠、生活质量和身心健康，给生活带来不便。注意排除引起夜尿增多的各种疾病，如泌尿系统疾病（下尿路手术史、膀胱炎症、结石、慢性肾炎）、内分泌及代谢性疾病（尿崩症、前列腺疾病）、心血管系统疾病（充血性心力衰竭），还应排除药物，如利尿药所致的尿频。

15. 便秘

便秘以排便不畅为主要表现，其他不适感均为继发，包括腹痛、腹胀、消化不良、食欲不振、乏力、头晕等，上述排便不畅情况连续发生2次以上，但持续不超过半月，会引起便秘者苦恼，导致工作、学习效率下降，或生活质量下降。注意排除已诊断为便秘症的患者或其他肠道本身病变，如肠道肿瘤、息肉、炎症、结核、巨结肠、憩室病、吻合口狭窄等；肠外疾病，如垂体功能低下、中枢神经病变、脊神经病变、周围神经病变等，以及合并有心血管、肺、肝、肾和造血系统等严重原发性疾病者和器质性疾病及精神病患者。

（二）常见证型与判定

1. 肝气郁结证

表现为胁肋胀痛或窜痛，痛无定处，时作时止，情志抑郁，多疑善虑，易怒，善太息或嗳气；舌淡红，苔薄白，脉弦。或见症，包括嗳气吞酸，不欲饮食，咽中似有物梗阻感，吞之不下吐之不出，胁下痞块胀闷，按之疼痛而质柔软，脘腹胀闷甚则疼痛，小便滞涩或淋沥不爽，女子月经不调，或痛经闭经，经前乳房胀痛。

2. 肝郁脾虚证

表现为胸胁满闷，喜太息，周身窜痛不适，时发时止，情绪低落和（或）急躁易怒，咽喉部有异物感，周身倦怠，神疲乏力，食欲不振，脘腹胀满，便溏不爽，或大便秘结，舌淡红或暗，苍白或腻，脉弦细或弦缓。

3. 心脾两虚证

表现为心悸胸闷，失眠多梦，头晕头昏健忘，面色不华，气短乏力，自汗，食欲不振，脘腹胀满，便溏，月经量少色淡或淋沥不尽，舌淡，脉细弱。因心而影响脾的，以心悸胸闷，失眠多梦，眩晕健忘的心经症状为主；因脾而影响心的则以食欲不振，腹胀便溏，面色萎黄，耐力下降的脾虚症状为主。

4. 肝肾阴虚证

表现为腰膝酸软，胁痛，耳鸣，遗精，眩晕，舌红少苔，脉细而数，咽干口燥，失眠多梦，健忘，五心烦热，盗汗颧红，男子遗精，女子月经量少。

5. 肺脾气虚证

表现为胸闷气短，疲乏无力，自汗畏风，容易感冒，兴趣变淡，欲望骤减，精力下降，懒于交往，情绪低落，常感晨不愿起，昼常打盹，味觉不灵，食欲不振，腹胀便溏，舌淡苔白，脉细弱或脉缓无力。

6. 脾虚湿阻证

表现为面色无华，精神疲惫，疲乏无力，食后欲睡，头重身困，小便短少，甚或浮肿，胸脘痞闷，食少便溏，女子白带量多，舌苔白腻，脉濡缓。

7. 痰热内扰证

表现为心悸心烦，焦虑不安，失眠多梦，便秘，舌红苔黄腻，脉滑数。

8. 心肾不交证

表现为心悸失眠，多梦，遗精，头晕耳鸣，健忘，腰膝酸软，五心烦热，头面烘热，或潮热盗汗，足冷，口咽干燥，舌红少苔或无苔，脉细数。

9. 气血亏虚证

表现为心慌气短，不耐劳作，自行汗出，纳呆便溏，食后脘腹胀满，面色萎黄或苍白少华，或有心悸失眠，面色淡白，头晕目眩，少气懒言，神疲乏力，或自汗，舌质淡嫩，脉细弱。

10. 湿热蕴结证

表现为头身困重，口苦口黏，口干不欲饮，胸闷腹胀，不思饮食，小便色黄而短少，女子带下黄稠，秽浊有味，身热不扬，周身皮肤瘙痒，胃脘痞闷，呕恶，大便溏泄，或黏腻不畅，舌苔黄腻，脉濡数。

（三）常见亚健康状态综合征与判定

1. 考试综合征

考生在考前或考试期间出现紧张、自卑、恐惧等不良情绪，可伴面色潮红、全身汗出、两手发抖、失眠、食欲不振、心悸胸闷、恶心呕吐、腹痛腹泻、头晕头胀、尿频尿急、注意力涣散、记忆力下降等不适感觉，上述情况在考试结束后会逐步好转甚至消失。注意排除可能会引起上述不适感的任何躯体疾病或精神疾患。

2. 都市孤独综合征

都市孤独综合征多为身处竞争激烈的环境和工作、生活压力过大的都市人群。有一系列心理反应，如孤僻、消极、烦躁、自我封闭、情绪低落、焦虑、抑郁、刻板等；可无身体上的不适，也可有失眠、胸闷、神疲乏力、理解能力下降、对外界反应迟钝、自言自语、注意力不集中等症状。注意排除自闭症、精神分裂症、抑郁症等精神和心理疾患。

3. 假日综合征

假日综合征可表现为头晕、疲惫、精神状态低靡、易激动、食欲下降、消化不良、难以入睡、注意力不集中等症状，该情况常在假日前后发生且超过3次，常引起焦虑感，精神活动能力下降，或轻微妨碍到生活和工作。注意排除胃肠功能疾病、失眠症、或酒、精神活性物质、药物滥用者和依赖者出现的胃肠功能紊乱、失眠、抑郁、焦虑等。

4. 离退休综合征

一般多为事业心强，好胜而善争辩，偏激而固执者，且处于离休或退休后不久，在生活内容、生活节奏、社会地位、人际交往等各个方面发生了很大变化，由于当事者不能适应环境的突然改变而引起心理和生理上的不适应，出现焦虑、抑郁、悲哀、恐惧、多怒、善疑等不良情绪，或出现失眠、多梦、心悸、阵发性全身燥热等不适表现，或初选偏离常态的行为。注意排除抑郁症、精神分裂症等精神或心理疾患。

5. 手机综合征

不适感的产生与长期接触和使用手机有关，当事人对手机有一种难以摆脱的迷恋，常有手机铃声响了的幻觉，常害怕手机自动关，当手机连不上网络、收不到信号时，会对工作产生强烈的无力感，常有手臂麻木、腕关节肿胀、手部动作不灵活、视力下降、紧张性头痛、焦虑、忧郁、心悸、头晕、汗出、肠胃功能失调等症状出现。

第四章 健康风险因素与评估

第一节 健康风险因素

健康受到多种因素的影响，世界卫生组织（WHO）研究表明，影响健康和疾病的因素主要有行为和生活方式、遗传、心理、医疗服务、环境等。传统研究多集中于某个单独因素，而较少关注多个因素之间的相互影响，20 世纪 90 年代以来，逐渐重视多种因素间互为因果、互相叠加的作用。

一、对健康风险因素的认识

（一）中医学对健康风险因素的认识

中医学认为，凡是能够导致人体阴阳失衡，气血失调的各种因素，都可看作影响健康的风险因素。

人体的正气始终在与自然界、人类社会以及人体本身等内外环境中的邪气作斗争。大多数时候，机体具备"阴阳自和"的能力，使正气能够战胜邪气而处于未病状态或欲病状态。在风险因素的作用下，机体的正常生理状态被破坏，可导致形态损害、功能障碍、代谢失调等。从中医学角度认识，风险因素就是疾病的易患因素，易患因素与疾病之间多为间接因果关系，而与疾病之间存在直接因果关系时疾病的易患因素就是该疾病的病因，即是能破坏人体生理动态平衡而引起疾病的特定因素。中医学将病因归纳为三个方面，即外因、内因、不内外因。

1. 外因

外因主要指外感邪气，包括外感六淫与疠气。其中，外感六淫是中医学对于外界气候环境中的六气在一定情况下导致人体发病的外感病邪统称，包括风、暑、湿、燥、寒、火（热）；疠气为外感病邪的一种，但又有别于六淫，具有强烈的传染性、致病性。

2. 内因

内因，包括七情内伤、饮食失宜、劳逸失度以及一些病理产物。其中，七情内伤包括怒、喜、思、悲、恐、惊、忧等七种引起脏腑精气功能紊乱而引发或诱发疾病的一类病因；饮食失宜包括饮食不洁、饮食偏嗜与饮食不节；劳逸失度包括过劳与过逸；常见病理产物为痰饮、瘀血和结石等。

3. 不内外因

不内外因，泛指除了内因与外因的其他所有病因，如外伤、诸虫、药邪和先天因素等。其中，外伤有外力损伤、虫兽所伤、烧烫伤及冻伤之分；诸虫主要指多种动物性寄生虫；先天因素，是指人出生之前已经潜伏的可以致病的因素，包括因各类遗传性疾病或先天禀赋虚弱导致的胎弱与胎毒两个方面。

（二）西医学对健康风险因素的认识

西医学认为，健康风险因素是指存在于机体内外环境中，与疾病发生、发展甚或死亡有关的因素，即导致疾病或死亡可能性增加的因素。健康风险因素概念的产生和应用，使人们对病因的认识更加深入和全面。

影响健康的因素种类很多，为便于科学分析健康风险因素，并对其进行有效的干预，西医学根据生物－心理－社会－环境医学模式，将其分为行为风险因素、生物遗传风险因素、环境风险因素和医疗卫生服务的风险因素四类。

二、主要的健康风险因素

（一）生活方式与行为习惯

随着社会生产力的发展、物质生活条件的改善以及医疗保障水平的提高，人类的疾病谱发生了很大变化，威胁人类健康的主要疾病已由以往的传染性疾病转变为慢性非传染性疾病和意外伤亡。促使人类疾病谱发生改变的最主要原因，正是人类生活方式的改变，突出表现在人与自然的疏离、物质与精神的失衡、社会竞争的激烈化等，也包括起居方式、生活方式等方面。

生活方式，广义指人们一切生活活动的典型方式和个人活动特征的总和，是人类生命活动中所特有的，包括劳动生活、消费生活和精神生活，如政治生活、文化生活、宗教生活等活动方式。生活方式由生产方式所决定，在一定程度上是指个人一定的活动方式，如果生活方式运用不当，将会影响人的健康，如"饮食自倍，肠胃乃伤""久视伤血，久卧伤气……久行伤筋"（《素问·宣明五气》）。过于富裕或贫穷的生活都是影响健康的重要因素，物质上过于富裕可能引起的精神空虚等病理状态，以及高血压、糖尿病、冠心病、脑卒中等疾病的发生；而物质条件过于贫穷，也会导致情志的过激，导致脏腑精气的变动，进而影响人体的健康状态。

行为习惯，是行为和习惯的总称，不仅仅是动作或行为，也包括思维、情感等内容。行为习惯对人的健康可以起到积极和消极的双重作用，良好的习惯有利于身心健康；而作息紊乱、吸烟、嗜酒、毒物滥用、偏食等不良的生活习惯，会使人体正气减弱而影响健康，如《素问·上古天真论》所言，"今时之人不然也，以酒为浆，以妄为常，醉以入房，以欲竭其精，以耗散其真，不知持满，不时御神，务快其心，逆于生乐，起居无节，故半百而衰也"。据 WTO 统计，不良的生活方式已经成为威胁人类健康的主要风险因素。

（二）社会环境

人类生活在复杂变化的社会环境之中，其生命活动受到各种社会因素的影响和制约。同时，人类也在认识世界、改造世界的过程中维持着生命活动的稳定协调，即人与社会环境的统一性。社会环境的不同，人们的身心机能和体质也会有差异。社会安定则民众安康，而社会动荡，可导致的物质匮乏促使疾病的流行和生存压力增大，造成人群整体的健康状态下降，如战争爆发会直接造成个体致伤或致命。

因此，在总结健康相关风险因素时，必须充分考虑社会环境对人体身心的影响，关注包含政治、经济、风俗文化、宗教信仰以及人际关系等社会环境因素。

（三）自然环境

人类生活于自然界之中，人体的健康状态与地理环境、气候、饮食习俗等自然因素息息相关。自然界存在着人类赖以生存的必要条件，天地阴阳二气交感，万物化生，如《周易·系辞上》所言"天地氤氲，万物化醇"，《素问·宝命全形论》亦称"人以天地之气生，四时之法成"。自然环境的变化可直接或间接影响人体的生命活动，人体生理活动受天地之气的影响会发生相应的变化，正如《灵枢·邪客》所言"人与天地相应"，即人与自然环境休戚相关，亦体现了"天人一体"的整体观。

自然环境因素主要包括自然气候和地理环境。中医学把自然界的气候变化概括为"六气"，即风、寒、暑、湿、燥、热，而六气太过或非时而至则容易伤人而成为致病因素，即"六淫"。六气和六淫两者界定的唯一标准是能否引起人体发病。六淫作为自然环境因素能够改变健康状态，是产生疾病或诱发、加重旧疾的主要因素之一。

因此，在进行健康信息收集时，要综合考虑自然环境中自然气候和地理环境的影响。其中，自然气候主要包括四季与昼夜的寒冷温热、风力、湿度、空气清洁度与污染、天气的阴晴雨雪以及其中的动态变化等；地理环境涉及地势的高低、地域性气候、水土、物产及人文地理、风俗习惯等。

三、健康风险因素的分级

根据健康风险因素的可改变程度,分为可改变、可调控、不可改变三种情况。如生活方式、精神因素等属于可改变因素;不可改变的风险因素包括遗传、性别和年龄等因素,这些风险因素虽然无法改变,但对疾病风险预测和提前干预有很大的参考意义;而可调控因素多为自然因素、社会环境因素、卫生服务中风险因素等。

基于因果链上与不良健康后果的远近关系,分为直接健康风险因素与间接健康风险因素。依据风险因素的暴露水平,又可将健康风险因素分为个体健康危险因素与群体健康危险因素。

第二节 健康风险因素评估技术与方法

一、健康风险因素评估概况

健康风险因素评估多是指探求风险因素与疾病发病率或死亡率之间的数量依存关系与规律性的一种方法。

近年来,国内学者多从患某种疾病的风险因素角度去进行评估。陈玲仁等针对糖尿病患者及其高危人群,分别从糖尿病发生的风险评估、心血管疾病并发症发生的危险性评估、微血管并发症发生的危险性评估等方面做了临床经验总结与建议。王浩彦通过列举国外运用动态无创体检技术,对高血压、冠心病、心肺功能不全及其在慢病管理中的风险预测案例,较为系统地阐述了动态体检在健康风险评估与健康管理中的重要价值。

二、主要健康风险因素评估

(一)生活方式与行为因素评估

生活方式涉及面广泛,涵盖的信息较为复杂,并且大多数内容仍未得到足够的重视。因此,信息收集时要全面,而分析评估时需综合。目前,常通过问卷、咨询等方式收集信息,进行简要评估后,借助数据挖掘技术进行分析。评估时,需根据中医学和西医学的理论进行综合评估,如评估饮食时,从食物的性味适宜、营养元素的全面足量等方面进行综合测评。评估结果应根据个人或人群的健康状态、社会风俗习惯、经济水平、职业环境等进行综合判断,通过对流行病学文献调研和临床数据采集,找到不同的生活、工作、家庭及社会环境与疾病的相关性,从而有利于进一步的干预。

（二）社会环境因素评估

社会环境主要影响人的精神心理，若影响时间较长或程度较为激烈，会导致复杂的身心疾患，或诱发或加重其他旧疾。因此，对社会环境因素应进行详细评估，不同的职业、工作环境、劳动程度、经济收入、社会地位和经济地位等，会影响一个人的健康状态，如渔民长期的水上工作易感湿邪，长期生活在空气污染严重的环境易患矽肺病。另外，由于各种原因导致社会地位的变化，会明显地影响一个人的健康状态。一般而言，优越的社会地位、良好的社会福利及卫生条件，可有效地减少疾病状态；而丧失原来较高社会地位如失业、破产等，导致心理落差较大，容易进入疾病状态，从身心两个方面影响着人类的健康。

（三）自然环境因素评估

自然环境的变化，不可避免地影响着人的健康，故需对其综合做出评估。自然环境因素的评估，主要是研究自然环境、个体易感性以及机体反应之间的交互作用。中医学对于自然环境的认识，综合了气候环境和地域环境两大方面，主要体现于外感淫邪的病因学部分，其中的特色是中医运气学中关于气候变化和人体关系的研究与评测。

1. 运气学与气候评估

"运气"即"五运六气"的简称，是在中医学整体观念的指导下，将自然现象、生物现象与人体发病统一起来，以探求自然界气候变化对人体的影响规律及相应的防治规律，并具有一定的提前预测功能。在理解人体的生命活动节律及人体的生理病理特点的基础上，掌握并灵活运用五运六气理论体系，能够在一定程度上提前预知个人或人群的健康状态变化趋势，从而提前采取措施规避预防，体现了健康管理的"前瞻性"原则。

2. 自然环境因素

人类健康与其所处的环境息息相关，中医学在探讨人体生理病理变化规律的过程中，充分认识到人与自然环境之间的这种依赖关系，将人体生理、病理与自然环境紧密联系起来。随着人们生活水平的不断提高，生活环境大为改善，现如今的自然环境具有鲜明的时代特点，生活环境对人们的影响逐步从由于卫生恶劣，蚊蝇鼠蟑增多，导致的各种传染病，转变为因夜生活丰富，光、声、电磁侵扰所致的慢病。自然环境因素所引起的健康问题更加复杂多样，自然环境对健康的影响日趋明显，现代城市环境问题日渐突出，而这些问题对健康的影响均需要相应的新技术、新方法对其进行监测、评估。

三、中医健康风险因素评估

中医健康风险因素评估，是研究评估对人体健康产生影响的风险因素，包括对常见急性病的发病，或对于原有疾病的诱发或促进情况以及对于健康状态的影响。中医学认为，健康风险因素对人体的影响由人体正气的充实状况与病邪的强弱情况两方面决定。健康状态的保持是在"天人相应"理论的指导下，通过中医诊断学"司外揣内""见微知著""以常衡变""因发知受"等理念来见病知源，以辨别表征参数，并在掌握了四时变化和人体生长发育规律的基础上调整阴阳偏颇，促使"阴阳自和"，通过对状态的核心把握来维护健康。建立以中医健康状态为主的风险评估体系，符合"健康医学"的潮流趋势。人的状态有因人、因时、因地的差异，在内外因素的作用下，人体脏腑、经络、气血做出与之相适应的调整过程而形成的生命态，是生命时序连续过程的体现。古人对于疾病风险的判断在古籍中多有体现，如因人而异，有"肥人多痰，易患中风""瘦人多火，易患痨瘵"之论；因时而异，有"冬伤于寒，春必病温，夏生飧泄；夏伤于暑，秋必痎疟；秋伤于湿，冬生咳嗽"之说；因地而异，有"西北之人，阳气易于降；东南之人，阴火易于升"之言。因此，对于健康风险因素的评估结果需因人而异，有较大的主观性和不确定性。而西医学多侧重量化评估，运用评估模型，注重公式化、精细化、客观化评估，尤其是对于当前因科技发展造成的环境因素评估和医疗因素等评估具有不可替代的作用。因此，需结合西医学对健康影响因素的评估方法进行综合评估。

中医健康风险评估的过程中，涉及的内容很多，主要包括中医健康档案建立、健康信息采集、状态辨识、调理干预、效果评价、反馈优化等方面。中医健康风险评估是在"未病先防、既病防变、瘥后防复"指导思想下，进行健康状态风险指标的采集，通过对疾病易患因素全面地采集、监测和分析，便可以准确把握健康管理对象当前的状态，从体质、症状，到证候、疾病，由专业人员进行全方位健康状态风险评估。采集的内容包括宏观、中观、微观等三观信息，即宏观的气象、节气、地理环境等自然因素信息；中观的生理病理特点、心理特点、家庭背景等人体与社会环境因素信息；微观的影像学、实验室检查信息等人体自身信息。健康状态风险因素信息采集手段，包括万年历结合电子钟定时间（甲子、年、四季、节气等），五运六气推算各年集常住地的地理环境、物候风俗等，利用望、闻、问、切四诊等手段采集中观参数，结合体检中心数据以及健康管理对象的体检报告获取微观参数。

中医健康评估的重点在于评估标准的确立。首先应该建立基本的专业共识，确定不同体质、症状、证候、慢病患者群的分级分类标准，如不同体质的分类标准及细分、亚健康症状的定量定性分级、不同证候的诊断标准、常见慢性病的发展路径归纳等。针对这些内容应进行充分的实验研究、统计分析及专家讨论，最后形成共识，建立中医健康管理数据中心，形成中医证候数据模块、中医体质数据模块、中医经络腧穴数据模块以及理化检查数据模块等。通过对中医证候信息、体质信息、经络腧穴信息以及理化检查指标等进行大数据分析，评估群体健康和疾病风险，研究不同群体的健康影响因素，探索中医证候指标与机体生理病理指标及社会适应性和心理之间的关联规则，建立健康状态与疾病的网络图谱，得出患者患某些疾病的危险系数，并进行危险因素分析，再对服务人群的健康情况进行分级评估，进行分级管理，进而确定以后健康监测的重点和健康干预的形式。

中医健康风险评估的环节可分为一般风险评估、疾病风险评估和状态风险评估。一般风险评估研究具有普遍性的因素，包括生活方式与行为习惯危险因素、生理指标危险因素、环境因素、生物遗传因素、医疗卫生服务、个人疾病史等；疾病风险评估则根据所选择的疾病建立不同的模型，并不断发现和验证与其相关的危险因素；状态风险评估对状态要素和体质因素信息进行采集与分析，并明确其转归变化的发展趋势。

中医健康风险评估的初衷是进行健康教育，提高被评估人的健康素养，帮助被评估人了解健康的生活方式与行为是决定个人健康、寿命的要素。中医健康风险评估能够指导个人与群体选择并保持健康的生活方式与行为，提高身心健康，改进生活质量，为被评估个人与群体提供预防疾病与开展健康干预的资源与渠道，指导人们充分利用现有的资源，开展健康管理，提高与健康有关的生活质量、身心健康与生存率。

第三节　中医健康状态风险管理

中医健康状态风险管理是以状态为中心的健康认知理论和系统过程原理的应用，能够为中医健康状态风险管理提供技术方法支撑。中医健康状态风险管理是长期、全程和连续的健康服务，体现了中医学整体观念的思维特点和全方位、生命全周期的健康服务目标，代表了 21 世纪医学发展的趋势。

一、风险因素的干预管理

影响健康的风险因素非常广泛，所导致的健康问题通常为多因素、多介质和混合暴露的作用结果，决定了针对其的干预管理必然是多方面、多层次、多途径的。根据健康风险因素的评估结果，对不可改变者避免或减少影响，对可调控者尽可能进行改造，对可改变者尽力消除。实际生活中，这三种情况的划分并非绝对，随个人或社会的不断进步或变化，也会有一定的变动。

（一）避免不可改变因素

不可改变因素可分为针对个人与针对社会两种情形，"不可改变"也是相对的，大多数情况下是绝对的不可改变，有时也指所处目前条件下很难改变。如个人的年龄不可改变，生长壮老已规律不可避免，但可提前预防，减缓衰老；个人无法改变社会大环境，但可以尽量避免或通过自身调节适应。大自然的恶劣气候与地震、火山等自然灾害，人类无法改变，但可尽力预防，提前采取措施，避免可能受到的损害，如中医运气学说对于气候及疾病的提前预测。对于不可改变因素，我们应尽可能找到其规律和避免方法，重在积极预防。

（二）改造能够调控因素

针对个人、群体工作或生活环境等可以调控的危险因素，可以进行部分改造，如综合企业工作环境和工作流程，通过对外界自然环境进行综合治理，改善工作环境，建立有利于的健康工作方式，提前采取防护设施以预防相关职业性疾病。环境改造是一项系统工程，需要宏观健康管理干预，即多部门广泛参与、多学科积极支持、多方面协调配合，重在主动防范。

（三）消除可以改变因素

针对个人不良生活和行为习惯等可改变的健康风险因素，采取综合措施进行干预管理，如通过健康教育使其认识到不良习惯的危害性和养成良好习惯的重要性。通过正反经典案例加深其印象和内心认知，指导制订适宜的综合实施策略并加以监督与评估，使其消除不良风险因素并养成健康的生活行为习惯，重在去故就新。

二、中医健康干预方法

中医健康管理针对状态辨识的结果，对出现阴阳失衡的状态提出相应的调整方案，以期恢复阴平阳秘的正常状态，称为健康干预。健康状态干预技术在国内健康管理领域的研究尚处于起步阶段，目前对健康管理的对象大多采取对症处理的干预方式，文献研究主要集中在对干预模式的理论探讨。健康评估的结果，决定了相应的健康干预手段，包括健康教育、养生保健干预、医疗建议等。中医健康干预的手段有多种，包括精神、饮食、功法养生等日常保健养生方法和各种汤药、针刺、推拿、艾灸、膏方等特色疗法。中医健康干预应该对所有的服务对象遵循"治未病"思想，一旦发现危险因素，应立即提供专业精准的医疗建议，管控风险，预防疾病的发生。健康干预并不是健康管理的终点，进行健康干预后，要进行干预效果的评估，然后重新进行健康监测、评估、干预的循环。

中医健康管理服务的对象包括健康者、存在危险因素的无症状者和已患有某些慢性疾病的患者，而传统医疗服务对象一般仅涉及其中一类。中医健康管理与中医体质学、中医养生康复学、中医预防医学以及未病学、中医预测医学等学科存在交集，吸取其中的某些理论以充实自身理论体系，从而指导实践。

中医健康干预是健康管理的关键步骤，中医学有着丰富的健康管理思想和干预理论，通过分析挖掘中医干预理论与方法，根据患者健康评估结果，制定针对性的健康指导建议和中医调护方案，并持续调整完善，形成全生命周期的中医健康管理方案，确定干预目标，定期评估健康管理效果，最终减少重大疾病的发病率、终点事件的发生率。目前，中医健康管理干预体系主要由饮食干预、起居干预、情志干预、中药干预、健康教育等组成，这些干预措施都可以通过大数据技术转换成可操作系统，实现对上线用户进行日常健康行为的干预。

中医健康干预体现了整体、动态、个性化的特点。人体状态从整体水平上可分为未病态、欲病态、已病态、病后康复态，根据不同年龄、性别、体质的特点，制定相应的干预方案，包括自助方案与他助方案。自助方案包含起居调摄、饮食调养、情志调摄、运动保健、经络穴位保健、音乐疗法等；他助方案主要是在医生的帮助下，树立正确的健康观念，培养自身的健康意识和良好的生活习惯，并选择相应的方法进行调理和干预。

（一）未病态的健康干预

未病态属于无病状态、健康状态。未病态指的是人体对于各种刺激都能自我调节，从而"阴阳自和"，达到阴阳平衡的状态。这种状态下的健康干预应遵循精气神三位一体、预防为主、动静相成的养生原则，并戒除不良的生活习惯，如《素问·上古天真论》所云："法于阴阳，和于术数，食饮有节，起居有常，不妄作劳。"针对"未病"人群，更应注重日常养生保健方法的教育，包括针对不同体质的饮食指导、作息安排等，指导健康管理对象顺四时而适寒暑、和喜怒而安居处、调阴阳而节刚柔、形神俱兼动静济、修德道并身心养等。

（二）欲病态的健康干预

欲病态介于未病和已病之间，是体内阴阳平衡被打破后，人体自我调节及平衡这一动态过程中的状态。这个状态和未病态的健康干预均以自助为主，其原则是趋利避害、整体和个体结合、内外兼顾。具体干预时，应在未病态的基础上，加强高风险人群以及特定人群高风险疾病的监控和干预，从而去除影响阴阳平衡的因素，促进阴阳恢复平衡，并定期回访。

（三）已病态的健康干预

已病态的健康干预是极其重要的环节，随着社会的发展，疾病谱发生了巨大的变化，慢性病已成为现代社会最常见的疾病类型，且多与生活方式密切相关，是中医健康管理的重要组成部分，也是医改服务的重心之一。对"已病"人群，根据不同病种的特点，结合个人的健康监测和评估结果，在常规治疗的基础上，配备专业人员为其制定日常的饮食安排、运动指导、就医计划等方案，充分利用中医药膳、运动、推拿等方法进行综合干预，以达到真正的健康管理。已病态的干预要遵循标本同治、身心并重、调治并用以及整体调整等原则。

（四）病后态的健康干预

病后态的干预，主要是为一些临床能够治愈的疾病提供能尽快促进康复，减少疾病迁延或者出现并发症，防止愈后复发的干预。把握"正盛邪去"的状态，重视"天人合一"思想，以自助为主，规避虚邪贼风，通过饮食起居情志调摄、运动保健、经络穴位保健、音乐疗法等方法，辅以他助，如药物、针灸、推拿等，全方位地对病后状态进行干预。同时，应重视回访及健康宣教，以巩固疗效，提高生活质量。

中医健康状态风险管理的建立与实施借鉴西医健康管理经验，将中医学对疾病状态要素的认识进行梳理，并与西医流行病学研究相结合，在已建立的"中医状态辨识系统"研究基础上，研发一套具有中医学特点的，以中医为主体，以现代技术手段为运用，来满足人们的健康需求。明确中医在中医健康管理中的位置，关系着中医健康管理的大方向，坚持中医状态风险管理体系内中医的主体性是传承并发扬中医优势与特色的原则和基础，将促使中医健康管理成为中医更好服务于人类健康的一种创新手段与医学模式转变。

第五章 中医健康状态调理

第一节 中医健康状态调理原则

中医学对健康有着独到的认识，对健康管理有着独到的理念，在健康管理中遵循中医学基本理论，如《素问·上古天真论》强调的"法于阴阳，和于术数，食饮有节，起居有常，不妄作劳"的总原则。中医学认为，人是以五脏为中心，通过经络沟通四肢百骸、表里内外，由于人体受到自然与社会环境等多重因素影响，所以不同阶段的人会呈现不同的状态。人的整个生命过程都处在维持自身以及自身与外部环境的协调统一与动态平衡中，中医健康管理在总原则的指导下，还应当遵循顺应自然、预防为主、以人为本、全程管理、综合调治等基本原则。

一、顺应自然

中医学认为人体本身就是一个有机的整体，以五脏为中心，通过经络、气、血、精、津液的相互作用，使各个脏腑、体、华、窍、四肢百骸等形体组织相互联系。脏腑、组织、官窍在结构上不可分割，功能上彼此为用，病理上相互影响，形成一个有机整体。中医学特别重视人与外界环境的相互联系，人生活在自热环境和社会环境中，身体不断与外界进行信息交换，受外界的影响。人体在内外环境的影响下，为了保持健康状态，不断自我调节，不断适应环境，在这个动态调整的过程中，机体因自身调节功能有限，或外界环境变化太大，会出现欲病、已病的状态。

《灵枢·本神》曰："智者之养生也，必顺四时而适寒暑。"《素问·四气调神大论》言"虚邪贼风，避之有时，恬淡虚无，真气从之，精神内守""春夏养阳，秋冬养阴，以从其根""故阴阳四时者，万物之终始也，死生之本也，逆之则灾害生，从之则苛疾不起，是谓得道"。古代医家强调，"顺四时则生，逆四时则亡"。古代劳动人民，很早便认识到了人的起居生活和养生保健要与四时相参的重要性，认为人体的生理活动要顺应自然，做好养生调护，符合春生、夏长、秋收、冬藏的规律，使人与自然阴阳消长平衡保持协调一致，始终顺应四时养生的法度，达到益寿延年的目的。

二、预防为主

预防是指采取一定的措施，防止疾病的发生与发展，对于维护人类的身心健康，具有重要的意义。疾病的发生发展与"正气""邪气"的关系十分密切。正气是指人体正常的生理活动和抗病康复能力，邪气是指引起疾病的各种原因。正气不足是疾病发生的根本原因，《黄帝内经》中指出"正气存内，邪不可干""邪之所凑，其气必虚"，说明人体正气充足，则抗病能力强，不会受到邪气的侵害，受到邪气侵犯时，也能抗邪外出，而不致发病。邪气是引起疾病发生的条件，在特殊情况下，邪气常常会成为疾病发生的决定性因素。所以，预防疾病既要提高正气，增强机体的抗病能力，又要避免邪气的侵害。

中医学非常重视预防，早在《黄帝内经》中就提出了"治未病"的预防思想，曰："圣人不治已病治未病，不治已乱治未乱……夫病已成而后药之，乱已成而后治之，譬犹渴而穿井，斗而铸锥，不亦晚乎！"《淮南子》也载有"良医者，常见无病之病，故无病；圣人者，常治无患之患，故无患也"。中医健康管理的预防内容，主要包括未病先防、既病防变和瘥后防复几个方面。

（一）未病先防

未病先防又称无病防病，无病先防是指在人体未发生疾病之前，充分调动人的主观能动性增强体质，颐养正气，提高机体抗病能力，同时能动地适应客观环境，采取各种有效措施，做好预防工作，避免致病因素的侵害，以防止疾病的发生。《丹溪心法》有言："是故已病而后治，所以为医家之法；未病而先治，所以明摄生之理。"

（二）既病防变

既病防变是指如果疾病已经发生，应争取早期诊断，早期治疗，防止疾病的发展与传变，以达到早日治愈的目的。

《素问·阴阳应象大论》曰："故邪风之至，疾如风雨，故善治者治皮毛，其次治肌肤，其次治筋脉，其次治六腑，其次治五脏。治五脏者，半死半生也。"说明早期诊治是防微杜渐的有效方法，因早期邪气侵犯的部位较浅，对正气的损害较小，病情较轻，而机体抗御邪气、抗损伤及康复的能力相对较强，故此时及时治疗，疾病易治且疗效明显，有利于机体早日痊愈。但若未及时诊断治疗，病邪就可能逐渐深入，侵犯内脏，进一步损耗正气，使病情越来越复杂，使得治疗愈加困难。

在临床诊疗的过程中，不仅要熟悉早期诊治的重要原则，针对疾病本身进行治疗，还必须掌握病情的发展趋势。人体是一个有机的整体，五脏六腑之间在生理上相互协调，在病理上互相影响互相传变。医圣张仲景在《金匮要略·脏腑经络先后病脉证》中曰："见肝之病，知肝传脾，当先实脾。"指的是在临床上治疗肝病时，可配合健脾和胃之法，使脾气旺盛而不致受邪。临床诊疗中，应掌握疾病的传变规律，及时地给予相应的防治措施，以截断病邪蔓延的途径。任何疾病的发展都有一定的规律，如外感病之六经传变、卫气营血传变、三焦传变以及内伤病之五脏传变、脏与腑的表里传变、经络传变等，只要掌握了疾病的传变规律，针对即将要发生的某种病理变化，适时地进行预防性的治疗，"先安未受邪之地"，就可主动有效地控制住病情的发展。

（三）瘥后防复

瘥后防复，是指疾病治愈后，应当注意病后调摄，采取各种措施，防止疾病复发。疾病初愈，虽然症状消失，但人体的气血未定，阴阳未平，脏腑功能、正气尚未复原，余邪亦可能未清，若调摄不当，则可能导致疾病复发。历代医家对于预防疾病瘥后复发早已有论述，认为导致疾病复发的因素主要包括以下几个方面。

1. 食复

食复，指疾病初愈，由于进食过多，或进食不易消化的食物，不利于正气恢复，也可因宿食、酒热等而助余邪之势，以致疾病复发，或致疾病日久难愈。在《素问·热论》中，曰："食肉则复，多食则遗。"

2. 劳复

劳复，指疾病初愈，由于未充分休息、调养，过早操劳，耗伤正气，余邪再度猖獗而致疾病复发。如《医学入门·伤寒瘥后》言："伤寒新瘥，津液未复，血气尚虚……盖劳则生热，热气乘虚还入经络，未免再复。"

3. 药复

药复，指疾病将愈，辅以药物调理，使用得当，则是促进正气恢复的重要手段，但药物使用过早、过急，则易导致邪留不去，引起疾病复发。在《温热论》中，言："不可就云虚寒而投补剂，恐炉烟虽熄，灰中有火也。"

4. 重感致复

重感致复，指疾病将愈而未愈，复感外邪，此时正气损伤未复，邪气残留，抗邪能力不足，此时最易复感新邪而诱使原病复发。此时，疾病可出现新病邪的症状与原病邪的症状并见的情况。在《重订通俗伤寒论·伤寒复证》中，曰："瘥后伏热未尽，复感新邪，其病多作。"

5. 其他因素致复

疾病的复发与多种因素密切相关，如精神因素、地域环境、护理不当等。若情绪波动过大，可使人体气血逆乱，影响正气的恢复，导致原病复发。如温热病初愈之时，因触怒伤肝，易致肝火内炽，引动余热而使热势再燃。

6. 自复

自复，指疾病初愈，不因劳损、饮食、药物、情志所致复发，亦不因外感新邪引发，而自行复发者，多由余邪在里，正气亏虚，无力驱邪，致使邪气暗长，旧病复发。

三、以人为本

人是中医健康管理的对象，如《素问·宝命全形论》言"天覆地载，万物悉备，莫贵于人"，强调了人的重要地位。中医学在生命观、健康观、医德观等方面都体现出"以人为本"的思想。制定中医健康管理方案应当遵循以人为本的基本原则，把人放在天地之间和社会之中，从整体动态变化的角度综合考虑，根据不同个体的实际健康水平、经济状况、生活状态等进行个性化定制。具体而言，在健康养生和疾病管理中要遵循"三因制宜"的原则。

三因制宜，是因时、因地、因人制宜，是指在健康养生和疾病管理过程中，根据季节、地区，以及人的体质、性别、年龄等不同而采取不同的调治方法。这是因为疾病的发生、发展和转归受到多种因素的影响，比如时令气候、地域环境，以及个人的年龄、性别、体质等，对疾病的变化都有影响。因此，调治过程中，必须把多方面因素考虑进去，选择不同的调养方案。正如《王氏医存·卷四·古法活用之宜》所言："古今论病、临证、选药、立方，大同小异。其大同者，人身脏腑躯肢同，外感内伤为病因，医人读其书，仿以治病，毫不敢背也。其小异者，人之身家异，老幼强弱异，八方水土异，专病兼病异。"

（一）因时制宜

因时制宜，是指根据不同季节的气候和时间的节律特点，制订适宜的治法，选用适宜的方药。时包括四季更替、月满盈亏、昼夜更替。四季和时间节律的变化，对人体的生理、病理变化都会产生一定的影响，所以在临床诊疗的过程中必须将四季、时间的节律变化考虑进去。

四季的节律变化是由于地球的公转而产生的，因太阳的直射点的变化而产生了不同的气候变化。气候的变化对人的生理和病理会产生一定的影响，因此不同季节有不同的治疗忌宜。《素问·六元正纪大论》指出，"用寒远寒，用凉远凉，用温远温，用热远热，食宜同法"，是指在寒凉的季节，人体阴盛阳衰，腠理致密，若不是大热之病，应避免使用寒性的药物，以免损伤阳气；在炎热的季节，人体阳气生发，腠理疏松开泄，应避免过多使用辛温发散之品，避免开泄太过，耗伤气阴。"用凉远凉""用温远温""用热远热"也是类似之意，饮食的方法相同。在不同的季节，不仅要注意用药的不同，还需要关注气候变化对身体的影响，如在酷暑季节，暑邪常夹杂湿邪侵袭人体，故在酷暑季节应适当运用芳香化湿之品，慎用滋腻助湿之药；秋天燥邪易侵犯人体而致病，故秋季应适当运用滋润生津之品，避免使用辛燥劫津之品。四季不同，其外邪盛衰不同，多发病和流行病也不同，如《素问·金匮真言论》所言："春善病鼽衄，仲夏善病胸胁，长夏善病洞泄寒中，秋善病风疟，冬善病痹厥。"所以，在不同的气候环境下应当选择适宜的治疗方法，以利于疾病的痊愈。

对于月节律的应用，在《素问·八正神明论》中有言"月始生，则血气始精，卫气始行月郭满，则血气实，肌肉坚；月郭空，则肌肉减，经络虚，月生无泻，月满无补，月郭空无治，是谓得时而调之"，这是指女性的月经、气血规律与月节律变化相似，临床诊疗中可以参照月节律的变化，来治疗女性月经、气血盛衰。

人的气血阴阳与自然规律相似，且自然界的昼夜交替变化对人体的气血阴阳变化也有一定的影响。在生理上，人体的阳气与自然界阴阳消长的变化密切相关。《素问·生气通天论》指出，"故阳气者，一日而主外，平旦人气生，日中而阳气隆，日西而阳气已虚，气门乃闭"，是指阳气在白天逐渐趋于体表，处于积极活动状态，一天之中，早晨阳气开始生发，中午阳气到达隆盛，太阳西下时阳气逐渐潜藏于里，处于相对抑制状态，汗孔也随之关闭。在探讨疾病的发生发展情况时，《灵枢·顺气一日分四时》指出，"旦慧、昼安、夕加、夜甚"，这是人体正气随一日四时的阴阳变化而变化的结果。临床上，大多数疾病确实存在着清晨至中午比较好、下午至晚上逐渐加重的规律，所谓"朝则人气始生，病气衰，故旦慧；日中人气长，长则胜邪，故安；夕则人气始衰，邪气始生，故加；夜半人气入藏，邪气独居于身，故甚也"。

（二）因地制宜

因地制宜，是指根据地理环境特点，制定适宜的治法，选用适宜的方药。我国地域辽阔，跨纬度、跨经度大，气候类型多，因而在自然环境方面有着明显的差异。不同的地区，气候、水土、人们的生活习惯、物产等亦各不相同。俗话说"一方水土养一方人"，人们长期在某一环境中生活，一方面通过生理上的不断调节来适应地理环境特点的影响，形成了某种特殊体质；另一方面，如果环境因素的影响超过了人体的适应能力，尤其是其中不利因素对人体产生的伤害性作用，会导致人体因脏腑功能失调而致病，显现出病理变化的地域性特点。例如，我国西北地区，地处高原，气候寒冷少雨，人们多食面粉乳肉，一般体质较壮，脾胃消化功能和卫外功能较强，往往耐风寒而不胜暑热，病多内伤或外寒内热；而东南地区，地势低下，气候温暖潮湿，人们多食大米鱼虾，一般体质较弱，脾胃消化功能和卫外功能也较弱，多耐暑热而不胜风寒，病多外感或生内寒。

正如《王氏医存》所言："五方水土、饮食，各能移人肠胃。凡故土生长，则习与性成；若久客他方，水土不同，肠胃岂无少改？特改而致病者，在东南方，常是湿热、痰燥；在西北方，常是寒泻、疼麻。亦有水土性烈者，偏生异病。"在治疗上，《医学源流论》曰："人禀天地之气以生，故其气体随地不同。西北之人，气深而厚，凡受风寒，难于透出，宜用疏通重剂；东南之人，气浮而薄，凡遇风寒，易于疏泄，宜用疏通轻剂。"《医学衷中参西录》曰："如大江以南之人，其地气候温暖，人之生于其地者，其肌肤浅薄，麻黄至一钱即可出汗，故南方所出医书有麻黄不过一钱之语；至黄河南北，用麻黄约可以三钱为率；至东北三省人，因生长于严寒之地，其肌肤颇强厚，须于三钱之外再将麻黄加重，始能得汗，此因地也。"临床上，对于外感风寒表证，因西北地区气候严寒，人们的腠理多致密，故多重用辛温解表药，常选麻黄、桂枝等；而东南地区气候温热，人们的腠理多疏松，故用辛温解表药不可太重，常选荆芥、防风等。

"一方水土养一方人"，不同的地质情况影响着当地的人们，若水土存在损害身体健康的物质时，会导致地方性疾病。例如，我国某些山区易发地方性甲状腺肿，就与水中缺碘有关，而大骨节病、克山病等，与地域性水土品质的特殊性有关。对地方性疾病发生的地域性病因采取针对性的治疗措施，是因地制宜的重要内容之一。随着人类对自然资源的开发利用，许多人为的因素影响了地质情况，改变了原始地壳表面水土的组成，特别是汞、镉、铝、砷等有害元素污染了土壤和水源，造成了某些特定的地区性疾病，如水俣病、骨痛病、氟骨病等。这些都应该引起人们的重视，应在治疗疾病的同时，分析地理环境中这些特殊的致病因素，采取相应的治理措施，以杜绝此类疾病的发生。

此外，研究者认为，如今的城市发展也可以算得上是一个特定的地理环境因素。伴随着城市的快速发展，20世纪末，城市人口已占据世界总人口的50%，从城市给人类提供的外环境看，空间狭小、交通堵塞、空气污染、噪声污染、水源污染、光污染等；从城市提供的内环境看，因人口密集，工作节奏快，人们的心理紧张程度明显高于边缘地区。与上述因素相应，一方面包括恶性肿瘤在内的诸多慢性病在大都市中的危害日益严重；另一方面，城市特有的一些不明病因的综合征，如慢性疲劳综合征、公共交通综合征等，实质是"都市化综合征"，其发病率在发达国家（城市化程度高）日趋增长，西医学尚缺乏切实有效治疗。

（三）因人制宜

因人制宜，是指根据患者的年龄、性别和体质等方面的特点来制定适宜的治法和方药。疾病的发生与发展，与患者的年龄、性别、体质等因素有密切关系，常常影响着疾病的发生和发展方向，甚至决定着疾病的预后转归。因此，在临床诊疗过程中，要关注患者的年龄、性别、体质等差异对疾病产生的影响。正如《医学源流论》所言："夫七情、六淫之感不殊，而感受之人各殊，或气体有强弱，质性有阴阳，生长有南北，性情有刚柔，筋骨有坚脆，肢体有劳逸，年力有老少，奉养有膏粱藜藿之殊，心境有忧劳和乐之别，更加天时有寒暖之不同，受病有深浅之各异，一概施治，则病情虽中，而于人之气体迥乎相反，则利害亦相反矣。"人的年龄、性别、体质不同，其生理状况和气血盈亏也不同，故治疗、用药也不同。

1. 年龄因素

小儿的生理特点为脏腑娇嫩，形气未充；生机蓬勃，发育迅速；"纯阳"与"稚阴稚阳"。脏腑娇嫩是指机体各系统和器官的发育不全和脆弱，形气未充是指小儿形态和功能均未臻完善；生机蓬勃，发育迅速是指小儿时期在生长发育过程中，无论是机体的形态结构，还是各种生理功能活动，都在迅速地、不断地向着成熟、完善的方面发展，年龄越小，发育的速度越快，且遵循着一定的规律；纯阳是指小儿生机蓬勃，发育迅速，稚阴稚阳是指小儿脏腑娇嫩，形气未充，骨骼肌肉、筋骨皮毛以及精神意识等与成人相比均属不足。小儿脏腑娇嫩，对疾病的抵抗力较差，加之幼儿寒暖不能自调，乳食不会自节，故在外易为六淫所侵，在内易为饮食所伤。此外，小儿在疾病过程中容易发生转化，变化多端，即发病容易，传变迅速，主要表现为"易虚易实""易寒易热"，但小儿生机旺盛，活力充沛，再生修复过程较快，即脏气清灵，易趋康复。所以，治疗小儿疾患，既要少用补益，亦应忌投峻攻之剂，用药量宜轻，疗程宜短，并随病情变化而及时调整治疗方案。

中年人处于生理功能由盛渐衰的转折时期，其精血暗耗，阴阳渐亏，容易出现脏腑功能失调的病理特点。治疗中年疾患，要以补益精血阴阳为主，调理脏腑功能。

老人生理功能逐渐减退，气血阴阳亏虚，脏腑功能衰弱，发病多为虚证或虚实夹杂证。治疗上，对虚证宜用补法；对实证以攻法祛邪时，要考虑老人衰退、虚弱的生理特点，注意用药量应比青壮年小，且中病即止防止攻邪过度而损伤原已亏虚的正气。

2. 性别因素

性别上，男女的生理病理各有特点，疾病谱也有所不同。女性一生要经历经、带、胎、产，故有经、带、胎、产方面的疾病；男性则会患精室以及性功能障碍等病证，如阳痿、早泄、遗精等。女性特殊的生理阶段，需要注意用药的宜忌，如月经期，应慎用破血逐瘀之品；妊娠期间，当禁用或慎用峻下、破血、滑利、走窜及有毒的药物，以防伤胎；产褥期，应考虑气血亏虚、恶露留存的特殊情况，在治疗时兼顾补益、化瘀等。

3. 体质因素

每个人因其先天禀赋不同与后天环境的影响，形成了不同的体质。体质的不同，会进而导致病理变化上和治疗上的不同。早在两千多年前成书的《黄帝内经》里，就对体质学说进行了多方面的探讨。体质是指个体禀赋由于先天、后天多种因素影响，在其生长发育和衰老过程中，所形成的结构上和功能上相对稳定的特殊状态，这种特殊状态往往决定其生理反应的特异性，对某些致病因素的易感性和病变过程的倾向性。朱丹溪

《格致余论》曰："凡人之形，长不及短，大不及小，肥不及瘦，人之色，白不及黑，嫩不及苍，薄不及厚。而况肥人多湿，瘦人多火；白者肺气虚，黑者肾不足。形色既殊，脏腑亦异，外证虽同，治法迥别也。"《外感湿热篇》中言："吾吴湿邪害人最广，如面色白者，须要顾其阳气……面色苍者，须要顾其津液……"《医理辑要》亦曰："要知易风为病者，表气素虚；易寒为病者，阳气素弱；易热为病者，阴气素衰；易伤食者，脾胃必亏；易劳伤者，中气必损。"以上这些，均说明了体质对病邪的易感性，即不同体质的人容易感受的致病因素或好发的疾病各不相同。由于体质不同，对药物的耐受性也各不相同。因此，治疗疾病必须考虑体质的偏颇，选择适宜的治法，注意用药的宜忌。正如《景岳全书》所言："禀有阴阳，则或以阴脏喜温暖，而宜姜、桂之辛热；或以阳脏喜生冷，而宜芩、连之苦寒；或以平脏，热之则可阳，寒之则可阴也。"因人制宜是中医辨证论治的精髓所在，应当把握不同个体体质的特异性，使治疗个体化。

四、全程管理

中医健康管理关注人的生、长、壮、老、已生命全过程。在中医状态学理论指导下，依据疾病发生、发展的不同阶段，将人的状态分为未病状态、欲病状态、已病状态与病后状态，四种状态涵盖临床前、临床中、临床后，充分发挥"上工治未病"的作用，有助于实现对每一个时期的监管，是维护生命全周期的基本体现。随着大数据与智能互联时代序幕的拉开，中医健康管理充分利用物联网、云计算、移动互联网等信息技术手段，使健康管理师与被管理者之间没有界限，让全程管理得以实现。从孕育胎儿开始，通过中医健康管理系统可以建立档案，帮助预产期准备接生事宜，并对婴幼儿时期、青少年时期、中老年时期，进行全程式的、连续的健康监测与维护。

五、综合调治

中医在治疗手段上具有综合性的特点，能够集医、针、药等各种途径为一体，除有药物的内服、外用外，还有针刺、艾灸、按摩、推拿、正骨、食疗等多种预防和治疗手段。综合治疗自古就被广大中医所认识、重视与运用，尤其在中医健康管理中，注重综合运用简便易行的多种调理方法和技术，达到身体和心理的健康状态。

第二节 中医健康管理调理方法

一、情志调理

随着生活方式的改变、科技的变化、竞争的加剧……疾病谱也发生了变化，心理疾病已成为人们关注的一个方面。不同职业、身份的人，所面对的压力也不同，如升学的压力、工作压力、升职压力等。心理问题不仅影响了正常的学习和工作的质量和效率，也会滋生各类恶性事件，人们的心理健康是社会安定的保证。运动是中医学预防心理疾病的重要内容，运动保健与强身健体方法有很多，比如武术、导引、气功、太极拳、五禽戏、八段锦等，这些方法对于提高身体素质，改善身心状态及预防疾病具有显著效果。相关研究指出，经常练太极拳的大学生心理健康表现出较高的水平，且与练太极拳的时间成正比。

此外，对于一些特殊人群，因其生理、环境发生变化，而容易产生心理问题。比如产后抑郁是常见的分娩并发症之一，一般发生在产后 6 周内，主要表现为情绪失常、抑郁、焦虑、失眠、思想消极等，严重时甚至会出现幻觉、自杀等。《万氏妇人》提到，"心主血，血去太多，心神恍惚，睡眠不安，言语失多"。《陈素庵妇科补解》载有，"常症惊悸，虽属心血虚衰，不过忧思郁结所致"。《医宗金鉴·妇科心法要诀》记有，"产后血虚，心气不守，神志怯懦，故令人惊悸，恍惚不宁也"。以上内容，说明因产后血虚，汗出津伤，气随津脱，心气怯弱，心营不足，心神失养，而导致心神不宁，忧思郁结，出现恍惚、多梦、忧虑、悲伤等症。《产科经验宝庆集》亦言，"产后虚弱，多致败血停蓄，上干于心，心窍闭塞"，指出产后血虚气弱，气虚无以运血而致血滞成瘀，或产后胎盘、胞衣残留子宫而使瘀血，冲而上攻，蒙蔽心窍，导致心神失明而不喜言语，昏困呆滞。同时，产妇因产后身份角色发生改变，喂养幼儿或因生男生女与家庭的矛盾等困扰而导致思虑太过，情志不遂。思虑伤脾暗耗心血，加之本身的气血亏虚，导致气结于内，心脾失养，气机郁滞，而出现焦虑、抑郁等。对于产后抑郁者，应进行产前宣教以减少产妇的恐惧，增加产妇对角色变化的认同感，以预防产后抑郁症的发生，常通过沟通交流来帮助产妇保持心情的愉悦。注意保证产妇有充足的睡眠，产褥期应尽量减少亲朋好友的探视，为产妇营造一个安心舒适的环境；保证合理的营养供应，营养的失衡也会使产妇出现抑郁情绪。此外，产妇也需要进行适度的锻炼，如散步、简单的瑜伽等，以转移对婴儿哭闹引起的烦躁情绪的注意力，调节心情。同时，鼓励产妇加强学习心理健康知识和育儿经验，以减少因育儿不当而导致的情绪紧张，保持良好的心情。因产后抑郁的主要为气机失调，情志抑郁，中医可予以耳穴、穴位按摩等方法，选用疏肝解郁、养血健脾、镇静安神、行气解郁等中药，并配合音乐以舒缓情绪，对促进产妇心理健康、婴儿快乐成长和家庭幸福都有着积极的意义。

相关研究表明，刺激人体的双侧太冲、合谷，具有平抑肝阳，疏通经络，调和气血的功效，与人中穴合用，可以起到调节阴阳与疏通气机的作用，改善抑郁状态；针刺百会、神门等对中风后抑郁症疗效显著；针刺百会、风府、神门等穴可以改善抑郁状态；心俞、肝俞可宁心安神，疏肝理气；电针百会、三阴交能增强神经营养，增加神经元数目，促进神经功能恢复，亦可发挥抗抑郁作用。

二、运动健身

生命在于运动，运动可以促进血液循环，提高新陈代谢，强身健体，调节心理状态，增强社会适应能力。中医学传统功法，是一种重要治疗保健方法。《素问·异法方宜论》中就有，"中央者，其地平以湿……其治宜导引按蹻"的说法，常见功法如八段锦、太极拳等，都具有动作和缓、意息相随等特点，具有强身健体，防病治病，延年益寿的功效。

（一）太极拳

太极拳是以中医阴阳学说、经络理论为基础，综合古代哲学、中医学、吐纳导引、武术等，形成的一套健身方法。动静结合，刚柔相济，讲究意识、呼吸与动作的紧密配合，以达到强身健体的效果。在练习太极拳的过程中，需要呼吸与动作协调配合，身形到位，柔软有力，聚精会神，心无杂念，身体充分放松，动作缓慢柔和，做到形神兼备。

相关研究表明，通过练习太极拳，·在运动系统方面，可以增加骨密度，防止骨量丢失，提高肌肉的协调性，增强全身肌肉力量，能使关节的空隙增大，松弛关节，提高关节活动范围和关节灵活度；神经系统方面，可调节神经系统的兴奋和抑制，提高中枢神经系统的紧张度，增强大脑的调节作用，能够对大脑起到良好的锻炼和保健作用；心血管系统方面，可使动脉壁增厚，增加血管平滑肌细胞数目，血管弹性增强，改善心脏冠状动脉供血，对预防心脏疾病及动脉硬化有积极的保健作用；呼吸系统方面，因练习太极拳采用腹式呼吸，利用横膈肌来进行呼吸运动，能够改善呼吸肌功能，加强腹部肌肉活动，增大肺活量，改善呼吸道的通畅性，增加肺的通气量，促进肺的通气功能和换气功能，改善心肺功能；消化系统方面，可改善消化功能，对消化不良、大小便失常等起到良好的疗效；免疫系统方面，可以提高 T、B、N 淋巴细胞功能，增强机体免疫力，提高机体免疫功能，促进正向免疫系统平衡。

（二）八段锦

八段锦是我国的传统健身功法，历史悠久，以"柔和缓慢，圆活连贯；松紧结合，动静相兼；神与形合，气寓其中"为特点。相关研究表明，八段锦可以改善膈肌功能，增加呼吸肌强度，增加肺活量，降低残气容积，改善血管内皮的功能，改善血管的弹性，提高心泵力及心肌收缩力，缓解心脏压力，预防动脉硬化，促进局部血液循环和淋巴回流，使纤维蛋白浓度、全血黏度和还原全血黏度下降，增强红细胞抵御超氧自由基损伤的能力，促进血液流变性，降低循环阻力和心脏负担。此外，段锦还可以缓解患者精神紧张，减轻心理压力，保持健康的心理状态，缓解大脑疲劳，调节情绪，改善神经系统功能，使大脑各区域脑电波取相同步、脑细胞电磁活动高度有序化。对于糖尿病患者，可降低糖化血红蛋白浓度，改善胰岛素抵抗，并对骨骼、肌肉均有改善作用，可以缓解骨骼肌功能障碍导致的各种症状。

（三）五禽戏

五禽戏是中医仿生导引法的一种，其通过模仿虎、熊、鹿、猿、鸟五种动物的动作，可以活动筋骨，疏通气血，防病治病，养生延年。长期规律地练习五禽戏，可以使心肌收缩力增强，泵血功能增强，心率减慢，增加心率储备，改善心血管功能；对于血脂异常患者，长期练习五禽戏可调节调脂；在免疫系统方面，能够提高人的免疫机能，提高机体的抗氧化能力；能够使精神意识得到放松，大脑皮层细胞得到休息，从而提高脑细胞的活动效率。

传统功法不仅有太极拳、八段锦、五禽戏，还有其他保健功法如易筋经、长拳等，这些传统保健功法不仅能改善心功能，调节代谢，提高机体免疫力，还能缓解精神紧张，减轻心理压力。

三、饮食调养

孙思邈在《备急千金要方》中提到"夫为医者，当须先洞晓病源，知其所犯，以食治之，食疗不愈，然后命药"，说明了饮食养生的重要性。《素问·五常政大论》记载"谷肉果菜，食养尽之，无使过之，伤其正也"。医圣张仲景在《伤寒杂病论》中，强调了饮食与养生的关系，指出"凡饮食滋味，以养于身，食之有妨，反能为害"，即食物食用得宜则有利于身体，若食用不当则无益而有害。《金匮要略》指出"服食节其冷热、苦酸辛甘"，即饮食冷热适宜、五味的适度，可起到养生作用。反之，则于身体有害。张学梓等主编的《中医养生学》认为："饮食养生，是在中医理论指导下，研究食物的性能，利用食物维护健康，延年益寿，或辅助药物防治疾病，预防疾病复发的养生方法。"

《神农本草经》将365种中药，分为上、中、下三品，"上药120种为君，主养命，以应天，中药120种为臣，主养性，以应人，下药125种，主治病，以应地"，上药多为补养类药物可久服，中药多为补养而兼有治疗疾病作用的药物，下药多有毒。如今，饮食调养的理念已经走入大多数人的日常，所用中药主要以上品为主。

饮食调养时，应做到饮食有节，寒热适度，五味调和，口味清淡。饮食有节，包括饮食定时与饮食定量。饮不可过，过则容易导致痰饮湿邪滞留脾胃而阻碍脾胃的健运；食不可过，过则容易导致饮食壅滞于脾胃而难以运化。过多的饮食将会给脾胃带来负担，影响食物的消化吸收，长期如此，会导致脾胃甚至五脏出现损伤，影响机体的正常功能。《备急千金要方》指出，"食欲数而少，不欲顿而多"，应根据个体的实际情况，来调整饮食摄入量，避免暴饮暴食。

（一）饮食有节

1. 饮食定时

饮食定时，可以保证消化、吸收功能正常进行，脾胃功能协调，有张有弛。《灵枢·平人绝谷》记有"胃满则肠虚，肠满则胃虚，更虚更满，故气得上下，五藏安定，血脉和利，精神乃居，故神者，水之精气也"，指定时进食才能使胃、肠功能维持正常，有利于营养物质的吸收和输布。若能长期保持按时进餐，养成良好的饮食习惯，则消化功能健旺，有利于身体健康。反之，如果饮食不定时或随意进食，则会打乱胃肠的正常消化规律，使脾胃消化能力减弱，有损健康。

2. 饮食定量

饮食定量，饥饱适中，则脾胃运化功能正常，精微物质得以消化、吸收、输布，五脏六腑便可及时得到营养，以保证其正常的生理活动。一日之内，人体的阴阳气血盛衰随昼夜的变化而变化，白天阳气盛，新陈代谢旺盛，所需的营养供给多，故饮食量可略大；夜晚阳衰阴盛，为静息入寝，应适当减少饮食量。《素问·痹论》中言，"饮食自倍，肠胃乃伤"，指出暴饮暴食会增加脾胃的负担，使食物停滞于肠胃，不能及时消化，导致脾胃损伤。《备急千金要方》言："不欲极饥而食，食不可过饱；不欲极渴而饮，饮不可过多，饮食过多，则结积聚，渴饮过多，则成痰澼。"《寿世青编》指出，"日食须当去油腻，太饱伤神饥伤胃，太渴伤血并伤气，饥餐渴饮勿太过，免致膨脬伤心肺"，即饮食应避免太过油腻、太饥、太渴，即使在饥饿和干渴的时候，也要缓慢进食，给予脾胃适应的时间。

（二）寒热适度

寒热适度，是指在饮食过程中应避免食用过冷或过热的食物，过寒或过热将会损伤脏腑。《千金翼方》言"热食伤骨，冷食伤肺，热无灼唇，冷无冰齿"，《寿亲养老新书》中有"饮食太冷热，皆伤阴阳之和"的记载。说明寒冷饮食容易损伤胃的阳气，使胃阳不足，而过热饮食易损伤胃的阴气，使胃阴亏耗，且入口食物温度不当，除损伤胃之阴阳外，也会伤及其他脏器，故饮食讲究不可过寒与不可过热。

1. 不可过寒

《食治》记载"夫在身所以多疾者，皆由春夏取冷太过，饮食不节故也，又鱼鲙诸腥冷之物，多损于人，断之益善"，指出春夏季节气候虽然温热，但也不可大量食用生冷食物，否则容易患病，比如鱼、肉等蛋白、脂肪含量高的食物，忌冷食，因其损伤胃阳，不利于消化，易引发胃肠道的疾病。古代有许多关于因食用过寒之品而导致疾病的记载，如"形寒，寒饮则伤肺"，故患有肺部疾病的患者，如哮喘、肺炎等，应避免食用生冷之品。对于老年人更应注意食物的冷热，因老年人的脏腑功能逐渐减退，代谢缓慢，食用生冷之品将会损伤机体阳气，脾阳受损，导致脾失运化，胃失和降。随着运动健康教育的普及，运动后的饮食也应符合健康要求。运动后常因出汗、气温高而导致口渴，此时应"大渴而饮宜温"，如果大渴时突然饮入大量冷饮，会造成胃肠道内血管急剧收缩，引起胃肠功能紊乱；且口渴时咽喉的津液缺少，咽部、声带充血，如果突然受到冷饮刺激，往往会诱发咽炎、失音等疾患，甚至贻患终生。

2. 不可过热

长期食用过热的食物，会导致消化道的损伤，如发生噎膈。古代关于噎膈的论述中，如《医碥·反胃噎膈》中记载"酒客多噎膈，饮热酒者尤多，以热伤津液，咽管干涩，食不得入也"，而在《济生方·咽喉门》中记载"多食炙煿，过饮热酒，致胸壅滞，热毒之气，不得宣泄，咽喉为之病焉"，说明常吃过热食物，常饮用热酒，一方面能产生热毒，另一方面又能耗伤津液，从而导致咽喉疾病和噎膈。相关研究表明，食物在经过高温烹饪的过程中，会产生有害物质，如致癌物质等，

四、四时养生

天有四季，而"天人合一"，故人的养生应四季有别。《素问·四气调神大论》中记载，"故阴阳四时者，万物之终始也，死生之本也，逆之则灾害生，从之则苛疾不起，是谓得道"，强调了人的养生应与四季相符。

（一）春季

春季万物复苏，阳气开始生长，向上向外舒发，万物充满生机。此时宜晚睡早起，选择柔和的运动项目，比如太极拳，或外出郊游感受大自然的清新的空气，闻鸟语花香。春季虽然阳气开始生长，但阴寒之气仍重，衣着应宽松、保暖，正如俗语所说的"春捂"，若过早脱下御寒的衣服，寒邪会从肌腠而入，损伤人体阳气。春季多风，风邪为六淫之首，易袭皮肤，使肌腠开泄，阳气外泄而发病。春季天气变化无常，容易出现呼吸系统疾病的流行，如感冒、流感、哮喘等，应注重衣服的及时增减。衣着的选择上，孙思邈的《备急千金要方》指出，应当"下厚上薄"；饮食上，由于阳气上升容易伤阴，因此要特别注重养阴，可以选用百合、山药、莲子等食物，如《风土论记》中所言"以葱、蒜、韭、蓼、蒿、芥等辛嫩之菜，杂和而食"，故饮食上宜多食生发之品，不宜多食大辛大热大寒之品。情志上，春气通肝，肝喜条达而恶抑郁，肝的生理特点是喜舒展、条畅，而不喜抑郁、烦闷，肝气旺盛而升发，可使精神焕发，但若肝气升发太过或是肝气郁结，都会损伤肝脏，而到夏季容易发生寒性病变，故春季应保持心情愉悦，不着急、不大喜、不大怒。

（二）夏季

此时应当晚睡早起，进行适当强度的运动，使人体阳气得以舒展，但又不可太过，太过则阳气亢盛无制，伤及人体。如丘处机言"夏三月，欲安其神者，应澄和心神，外绝声色，内薄滋味，可以居高，朗远眺望，早卧早起，无厌于日，顺于心阳，以消暑气"。夏季阳气渐盛，阴气逐渐衰退，万物欣欣向荣，万物长极。故《素问·四气调神大论》曰："夏三月，此谓善秀，天地气交，万物华实，夜卧早起，无厌于日，使志无怒，使华英成秀，使气得泄，若所爱在外，此夏气之应，养长之道也，逆之则伤心，秋为痎疟，奉收者少。"夏季，为了使阳气虽盛而有所制，人们通常会选择避暑，但是过度贪凉，也会因损伤阳气而致病。虽然夏季万物皆盛至极致，在衣着上应当以轻便透气为佳，适量食用甘凉消暑之品，如西瓜、苦瓜等。夏季属心火，入通于心，故在情志上应当保持宣畅通泻，在饮食的搭配上宜清淡，不可偏嗜，避免过多食用辛辣和寒凉之品。

（三）秋季

秋季是指立秋至立冬前一天的三个月时间，此时阴气逐渐生长，阳气逐渐衰退，天气也由暖转寒，万事万物也逐渐凋零。《素问·四气调神大论》指出，"秋三月，此谓容平，天气以急，地气以明，早卧早起，与鸡俱兴，使志安宁，以缓秋刑，收敛神气，使秋气平，无外其志，使肺气清，此秋气之应，养收之道也，逆之则伤肺，冬为飧泄，奉藏者少"。故夏季应早睡早起，心思保持平静，不要有过多的欲望，精神内敛，使人体之阴阳与自然之阴阳变化能相同。秋季阴气生长，但仍以阳气为重，故调养应当注重养阴护阴。秋季燥邪盛行，燥易伤阴，肺为娇脏，易受燥邪所伤，故秋季应注重养阴，故衣着上应当迟添衣物，也就是俗语说的"秋冻"。衣着太多会使阳气得以护而阴气难以长，且衣着太多易使汗出过多而伤阴。此外，秋季也不可进行剧烈运动，因大汗会伤其津液，加重燥邪伤阴。饮食上，宜适量增加滋润养阴之品，如甘蔗、梨、莲藕等。

（四）冬季

冬季是一年中最冷的时节，在这三个月里，随着阴气逐渐增长，阳气渐渐衰退，当阴气到极致的时候，阳气也开始生长。在阴寒逐渐增长至鼎盛的过程里，应保护人体的阳气，避免使身体长时间或频繁暴露在寒冷的环境之中，避免阳气消耗过多，应适当接触阳气较盛之物体或环境，如适当进行艾灸。正如《素问·四气调神大论》所言："冬三月，此谓闭藏，水冰地坼，无扰乎阳，早卧晚起，必待日光，使志若伏若匿，若有私意，若已有得，去寒就温，无泄皮肤，使气亟夺，此冬气之应，养藏之道也，逆之则伤肾，春为痿厥，奉生者少。"同时，男女应当节制房事，勿使精气耗泄；衣着上应注意防寒保暖，避免身体被寒邪所伤；饮食上，可以适当进补温热之品，如羊肉、牛肉、狗肉等；运动方面，在防寒得当的情况下应进行适当的体育锻炼。

四季养生方法，应与自然的变化基本保持一致。自然的变化是动态的，阴中有阳，阳中有阴，不能只关注一面，而应尽可能面面俱到，使身体在面对自然界变化时能及时做出调整，适应新的环境，也使身体达到阴阳平和，避免疾病的产生。

五、起居调护

起居调护，是指遵循起居有常、劳逸结合、动静相宜等一系列顺应自然变化规律的养生措施，规律的作息和适当的锻炼是养生的基本要求。昼夜节律对人体有着重要的影响，如早晨阳气生发趋于体表，适合进行一些运动，如太极、晨跑等。同时，在锻炼时应根据天气、自身情况选择合适的项目，避免损伤机体。

"养生之诀当以睡眠居先"，睡觉不仅是人的生理需求，也是健康的保证、养生的途径。睡眠的质量会影响人一天的工作和生活状态，应当采取合理的睡眠方法和措施，以保证睡眠质量，恢复体力精力，达到防病强身、延年益寿的目的。午睡是人体恢复活力的重要方式，每天坚持午睡半小时左右，可以消除疲劳，提高下午的工作效率，有助于减少心脑血管疾病的发生。但正确的午睡方式才能发挥其作用，不合理的午睡方式反而无益，如对于午睡的时间，最佳为半小时左右，半小时左右的午睡为浅度睡眠，能让大脑和身体各系统得到放松和休息。时间太短无法起到恢复活力的作用，反而会使人感觉不适，而时间超过1小时，容易使人进入深睡眠阶段，若在此阶段突然醒来，人会感觉非常难受，这种不适感觉大约要持续30分钟左右才会逐渐消失。午睡的质量除了与时间的长短有关，还与姿势、环境等有关，如宜选择右侧卧位，以减轻心脏负担，增加肝血流量，也利于食物的消化，避免直接坐在椅子上或趴在桌上睡觉，这样会加重大脑的缺氧；环境应选择温暖舒适的环境，做好防寒工作。睡眠的质量与生长激素、免疫因子的分泌与形成有着密切关系，睡眠的最佳时间为晚上11点至第二天上午6点。相关研究证明，经常刺激脚掌能调节植物神经和内分泌功能，防治心脑血管疾病。睡眠前，可以通过泡脚疏通经脉，促进血行，消除疲劳，提高睡眠质量。《黄帝内经》有"胃不和则卧不安"的理论，强调睡前不可进食，容易增加胃肠道负担，引起胃肠疾病，影响睡眠质量，若明显饥饿，建议少量饮食休息片刻后再睡。睡前也不宜大量饮茶水，茶叶中含有的咖啡因能兴奋中枢神经，使人难以入睡；同时，饮水过多会使膀胱充盈，排尿频繁，特别是老年人，肾气易虚，固摄功能减退，过多饮水会增加夜尿而影响休息。

对于慢性病的患者，应该更加注重生活起居，避免疾病的进展，促进疾病的恢复。如慢阻肺的患者，在平常生活中可以参加一些有益于身心健康的活动，比如唱歌。相关研究发现，经常唱歌能够帮助人们以轻松的方式吸气和深呼吸，有助于清除肺泡内的残余气体，增加肺活量，缓解慢阻肺的症状，改善患者呼吸受阻的情况。对于类风湿性关节炎的患者，应该适当地推迟开始锻炼的时间，避免清晨因气温过低而受寒，通过适当地身体锻炼，能够使患者经络疏通，气血调畅，有助于患者关节功能的恢复，增强其抵抗力，如散步、捶背、甩手以及太极拳等舒缓的锻炼方式。此外，对关节部位采取揉搓按摩不仅能够活动关节，也有助于患者畅通气血，防寒保暖。值得注意的是，要避免过于剧烈的运动，剧烈运动不利于患者的健康，还会加重病情。

在日常生活中，排便不畅可能会诱发心脑血管疾病、痔疮、大肠炎、阑尾炎和结肠癌等疾病的风险。拥有良好的生活习惯，有助于避免便秘的发生。预防便秘，应做到以下几个方面：一是建立良好的排便习惯，固定排便时间，选择早晨起床后，即使无便意也按时排便，训练排便反射，排便时注意力集中，不听音乐或看报纸杂志，蹲厕时间越短越好，一般不超过 10 分钟；二是适当多饮水，清晨通过饮水刺激胃－结肠反射，达到促进排便的作用，对于习惯性便秘患者可以饮用温淡盐水，切忌憋大便，一旦有便意应及时如厕排便；三是饮食合理，多吃富含粗纤维的食物，如粗粮、蔬菜、水果等，粗纤维可增加食物残渣，刺激肠壁，促进肠蠕动，使粪便易于排出，也可多吃产气的食物，如豆类、薯类、萝卜、洋葱、豆芽、韭菜等食物，以刺激肠蠕动，缩短食物通过肠道的时间，促进排便，但应考虑工作场所，避免产气过多，影响社交，同时可多食用富含油脂的食物，如芝麻、核桃、花生等；四是适当运动，运动可促进肠道血液供应，有利于排便，适合便秘患者的运动有散步、慢跑、健身操、太极拳，以及下蹲、踢腿、弯腰等，可促进胃肠蠕动。当便秘时，可取仰卧位或半卧位，双腿稍屈曲，腹部放松，自己用手的大小鱼际按胃肠蠕动方向对脐周进行顺时针按摩，手法由轻至重，由慢至快，再由快至慢，由重至轻，每次按摩 10 ～ 15 分钟或每次按摩 200 圈，早晚各 1 次，也可便前 20 分钟或餐后 2 小时进行。

现如今，人们的生活节奏快，工作压力大，想要保持良好的生活作息确实有点困难，但身体是革命的本钱，要尽量克服困难，保证基本的生活作息规律。养成良好的生活起居习惯，有助于身心健康，延年益寿。

六、针灸推拿

（一）针灸

针灸是中医学特有的一种治疗疾病的手段，是"内病外治"的医术，通过经络、腧穴的传导作用，以及一定的操作方法，来治疗疾病，包括针法与灸法。针灸具有广泛的适应证，治疗疾病的效果比较迅速和显著，能够起到兴奋身体机能、镇静、镇痛等作用，其操作方法简便易行，相对安全可靠，还可协同其他疗法进行综合治疗。

三伏贴，属于灸法的一种，是根据"冬病夏治""天人合一""春夏养阳，秋冬养阴"和"以夏之阳盛之时，助素体阳虚之体"等中医学理论，主要用于治疗好发于冬季，或在冬季加重的疾病，利用夏季气温高，机体阳气充盛，有利于疾病缓解的时机，选择"夏之阳盛之时"的三伏辨证施治，进行扶正培本的治疗，以达到增强机体抗病能力、治疗疾病、预防冬季发病等目的。正是《素问·四气调神大论》中提出的"不治已病治未病"养生思想的临床应用，是"冬病夏治"这种传统特色疗法的代表性治疗措施。三伏贴主要采用辛香、逐痰、通经之药，如白芥子、细辛、肉桂等药物，用姜汁调和，选用大椎、天突、肺俞、膏肓、定喘等穴位进行贴敷，能温阳益气，祛散寒邪，增强人体免疫力，从而达到治病养生的目的。三伏贴主要针对阳虚、寒湿性的疾病，如呼吸系统疾病，如慢性咽炎、慢性支气管炎、哮喘、过敏性咳嗽、反复感冒等。三伏贴并不是所有人都能使用，以下人群不适用：一是湿热质、阴虚质患者，以及严重心肺疾病、糖尿病患者；二是对敷贴药物或敷料成分过敏者；三是瘢痕体质者，严重的皮肤病或敷贴局部有皮肤创伤、溃疡、感染者；四是孕产妇及 3 岁以下婴幼儿；五是肺结核活动期患者或感染性疾病患者；六是先天性心脏病、老年人戴有心脏起搏器者等。

（二）拔罐

拔罐是一种常用的中医外治方法。拔罐法，古称"角法"，也称"吸筒法"，是以罐为器具，利用燃烧、抽吸、蒸汽等方法造成罐内负压，使罐吸附于穴位或体表的一定部位，使局部皮肤充血、瘀血，产生良性刺激，达到调整机体功能、防治疾病的目的。中医学认为，拔罐有温通经络、行气活血、消肿止痛、祛风散寒、吸毒拔脓等作用。温热刺激能使局部血管扩张，促进血液循环，减轻充血状态，加强新陈代谢，促进体内的废物、毒素加速排出，改变局部组织的营养状态，使血管壁通透性增强，增强白细胞和网状细胞的吞噬能力，增强局部耐受性和机体的抵抗力，从而达到促使疾病好转的目的。在古代，对于拔罐的记载颇多，如《外台秘要》中记载"患瘰疬等病……即以墨点上记之，取三指大青竹筒，长半寸，一头留节，无节头削令薄似剑，煮此筒数沸，及热出筒，笼墨处按之良久，以刀弹破所角处，又煮筒重角之，当出黄白赤水，次有脓出，亦有虫出者，数数如此角之，令恶物出尽，及除，当目明身轻也"。拔罐，既是一种治病手段，也是一种常用的养生保健方法，通过对局部皮肤的温热刺激，能够调节机体微循环，提高新陈代谢，促使机体功能恢复。其中，走罐法具有与按摩疗法、刮痧疗法相似的疗效，可以改善皮肤的呼吸和营养，有利于汗腺和皮脂腺的分泌，对关节、肌腱可增强弹性和活动性，促进周围血液循环。

（三）推拿

日常生活中，可以对一些常用保健穴位，采取推拿疗法，比如足三里、涌泉、三阴交等。足三里是人体保健穴位之一，又称为"长寿穴"，位于外膝眼下 3 寸，胫骨前嵴外 1 横指，对神经系统、胃肠蠕动功能、内分泌功能、心血管功能及免疫系统具有良好的促进作用，经常对足三里进行推拿可起到保健作用。涌泉穴位于足底凹陷处，第 2、3 趾趾缝纹头端与足跟连线的前 1/3 处，位于人体最下部足掌心处，体内湿毒之邪容易聚集于此，长期按摩此穴，可使肾气旺盛，人体精力充沛，耳聪目明，齿固发黑，延缓衰老。三阴交位于小腿内侧，内踝尖上 4 横指，胫骨内侧面后缘，按摩此穴具有益气和血，健脾化湿，滋补肝肾的作用，能预防和改善生殖系统疾病、泌尿系统疾病、皮肤疾患及慢性消耗性疾病等。

第六章 中医健康管理效果评价

第一节 中医健康管理效果评价指标

中医健康管理主要采用健康量表进行健康评价，量表的内容要根据不同对象、不同疾病、不同时期以及不同目的来确定，遵循有效性、可靠性和可行性的原则。健康评价量表，是一种有组织地针对调查对象的问卷，需要被测试者回答许多问题，其中包括症状的有无，出现的频率或强度，行为、能力以及情感等方面的内容。对每个问题的回答有对应的分数值，如此可以得到每一个问题、维度（如生理、心理、社交等）的积分，再得到总分（亦可称作指数）。常用的健康评价量表有中医体质分类与判定量表、世界卫生组织生存质量测定量表、世界卫生组织生存质量测定量表、健康状况调查问卷》等。

一、中医体质分类与判定量表

中医体质分类与判定量表是我国首个指导和规范中医体质研究及应用的量表，旨在为体质辨识及与中医体质相关疾病的防治，以及养生、保健、健康管理等提供依据，使体质分类科学化、规范化。中医体质分类与判定量表根据人体的形态结构、生理功能、心理特点及反应状态等，对体质进行分类，制定标准。该标准运用中医体质学、遗传学、流行病学、心理学、统计学等多学科交叉的方法，经中医体质学专家、临床医学专家、流行病学专家等多次讨论论证而建立，并在全国范围内进行了流行病学调查，显示出良好的适应性、可行性。该标准将体质分为平和质、气虚质、阳虚质、阴虚质、痰湿质、湿热质、血瘀质、气郁质、特禀质等9个类型，是体质辨识的标准化工具（见表6-1、6-2、6-3、6-4、6-5、6-6、6-7、6-8、6-9）。

表6-1　平和质（A型）

请根据近一年的体验和感觉，回答以下问题	没有（根本不）	很少（有一点）	有时（有些）	经常（相当）	总是（非常）
（1）您精力充沛吗？	1	2	3	4	5
（2）您容易疲乏吗？ *	1	2	3	4	5
（3）您说话声音低弱无力吗？ *	1	2	3	4	5
（4）您感到闷闷不乐、情绪低沉吗？ *	1	2	3	4	5
（5）您比一般人耐受不了寒冷（冬天的寒冷，夏天的冷空调、电扇等）吗？ *	1	2	3	4	5
（6）您能适应外界自然和社会环境的变化吗？	1	2	3	4	5
（7）您容易失眠吗？ *	1	2	3	4	5
（8）您容易忘事（健忘）吗？ *	1	2	3	4	5
判断结果：（是　（基本是　（否					

注：标有 * 的条目需先逆向计分，即：1→5，2→4，3→3，4→2，5-1，再用公式转化分

表6-2　气虚质（B型）

请根据近一年的体验和感觉，回答以下问题	没有（根本不）	很少（有一点）	有时（有些）	经常（相当）	总是（非常）
（1）您容易疲乏吗？	1	2	3	4	5
（2）您容易气短（呼吸短促，接不上气）吗？	1	2	3	4	5
（3）您容易心慌吗？	1	2	3	4	5
（4）您容易头晕或站起时晕眩吗？	1	2	3	4	5
（5）您比别人容易患感冒吗	1	2	3	4	5
（6）您喜欢安静、懒得说话吗？	1	2	3	4	5
（7）您说话声音低弱无力吗？	1	2	3	4	5
（8）您活动量稍大就容易出虚汗吗？	1	2	3	4	5
判断结果：（是　（基本是　（否					

表6-3　阳虚质（C型）

请根据近一年的体验和感觉，回答以下问题	没有（根本不）	很少（有一点）	有时（有些）	经常（相当）	总是（非常）
（1）您手脚发凉吗？	1	2	3	4	5
（2）您胃脘部、背部或腰膝部怕怜吗？	1	2	3	4	5
（3）您感到怕冷、衣服比别人穿得多吗？	1	2	3	4	5
（4）您比一般人耐受不了寒冷（冬天的寒冷，夏天的冷空调）吗？	1	2	3	4	5
（5）您比别人容易患感冒吗？	1	2	3	4	5

续表

请根据近一年的体验和感觉，回答以下问题	没有 （根本不）	很少 （有一点）	有时 （有些）	经常 （相当）	总是 （非常）
（6）您吃（喝）凉的东西会感到不舒服或者怕吃（喝）凉东西吗？	1	2	3	4	5
（7）您受凉或吃（喝）凉的东西后，容易腹得（拉肚予）吗？	1	2	3	4	5
判断结果：（是　（基本是　（否					

表6-4　阴虚质（D型）

请根据近一年的体验和感觉，回答以下问题	没有 （根本不）	很少 （有一点）	有时 （有些）	经常 （相当）	总是 （非常）
（1）您感到手脚心发热吗？	1	2	3	4	5
（2）您感觉身体、脸上发热吗？	1	2	3	4	5
（3）您皮肤或口唇干吗？	1	2	3	4	5
（4）您口唇的颜色比一般人红吗？	1	2	3	4	5
（5）您容易便秘或大便干燥吗？	1	2	3	4	5
（6）您面部两颧潮红或偏红吗？	1	2	3	4	5
（7）您感到眼睛干涩吗？	1	2	3	4	5
（8）您感到口干咽燥、总想喝水吗？	1	2	3	4	5
判断结果：（是　（基本是　（否					

表6-5　痰湿质（E型）

请根据近一年的体验和感觉，回答以下问题	没有 （根本不）	很少 （有一点）	有时 （有些）	经常 （相当）	总是 （非常）
（1）您感到胸闷或腹部胀满吗？	1	2	3	4	5
（2）您感到身体沉重不轻松或不爽快吗？	1	2	3	4	5
（3）您腹部肥满松软吗？	1	2	3	4	5
（4）您有额部油脂分泌多的现象吗？	1	2	3	4	5
（5）您上眼睑比别人肿（上眼睑有轻微隆起的现象）吗？	1	2	3	4	5
（6）您嘴里有黏黏的感觉吗？	1	2	3	4	5
（7）您平时痰多，特别是咽喉部总感到有痰堵着吗？	1	2	3	4	5
（8）您舌苔厚腻或有舌苔厚厚的感觉吗？	1	2	3	4	5
判断结果：（是　（基本是　（否					

表 6-6 湿热质（F 型）

请根据近一年的体验和感觉，回答以下问题	没有（根本不）	很少（有一点）	有时（有些）	经常（相当）	总是（非常）
（1）您面部或鼻部有油腻感或者油亮发光吗？	1	2	3	4	5
（2）您容易生痤疮或疮疖吗？	1	2	3	4	5
（3）您感到口苦或嘴里有异味吗？	1	2	3	4	5
（4）您大便黏滞不爽、有解不尽的感觉吗？	1	2	3	4	5
（5）您小便时尿道有发热感、尿色浓（深）吗？	1	2	3	4	5
（6）您带下色黄（白带颜色发黄）吗？（限女性回答）	1	2	3	4	5
（7）您的阴囊部位潮湿吗？（限男性回答）	1	2	3	4	5
判断结果：（是 （基本是 （否					

表 6-7 血瘀质（G 型）

请根据近一年的体验和感觉，回答以下问题	没有（根本不）	很少（有一点）	有时（有些）	经常（相当）	总是（非常）
（1）您的皮肤在不知不觉中会出现青紫瘀斑（皮下出血）吗？	1	2	3	4	5
（2）您两颧部有细微红丝吗？	1	2	3	4	5
（3）您身体上有哪里疼痛吗？	1	2	3	4	5
（4）您面色晦暗或容易出现褐斑吗？	1	2	3	4	5
（5）您容易有黑眼圈吗？	1	2	3	4	5
（6）您容易忘事（健忘）吗？	1	2	3	4	5
（7）您口唇颜色偏黯吗？	1	2	3	4	5
判断结果：（是 （基本是 （否					

表 6-8 气郁质（H 型）

请根据近一年的体验和感觉，回答以下问题	没有（根本不）	很少（有一点）	有时（有些）	经常（相当）	总是（非常）
（1）您感到闷闷不乐、情绪低沉吗？	1	2	3	4	5
（2）您容易精神紧张、焦虑不安吗？	1	2	3	4	5
（3）您多愁善感、感情脆弱吗？	1	2	3	4	5
（4）您容易感到害怕或受到惊吓吗？	1	2	3	4	5
（5）您胁肋部或乳房胀痛吗？	1	2	3	4	5
（6）您无缘无故叹气吗？	1	2	3	4	5
（7）您咽喉部有异物感，且吐之不出、咽之不下吗？	1	2	3	4	5
判断结果：（是（基本是 （否					

表 6-9　特禀质（I 型）

请根据近一年的体验和感觉，回答以下问题	没有（根本不）	很少（有一点）	有时（有些）	经常（相当）	总是（非常）
（1）您没有感冒时也会打喷嚏吗？	1	2	3	4	5
（2）您没有感冒时也会鼻塞、流鼻涕吗？	1	2	3	4	5
（3）您有因季节变化、温度变化或异味等原因而咳喘的现象吗？	1	2	3	4	5
（4）您容易过敏（对药物、食物、气味、花粉或在季节交替、气候变化时）吗？	1	2	3	4	5
（5）您的皮肤容易起荨麻疹（风团、风疹块、风疙瘩）吗？	1	2	3	4	5
（6）您的皮肤因过敏出现过紫癜（紫红色瘀点、瘀斑）吗？	1	2	3	4	5
（7）您的皮肤一抓就红，并出现抓痕吗？	1	2	3	4	5
判断结果：（是（基本是（否					

二、世界卫生组织生存质量测定量表（WHOQOL-100、WHOQOL-BREF）

WHOQOL-100 是世界卫生组织组织 20 余个国家和地区共同研制的跨国家、跨文化，并适用于一般人群的普适性量表。1991 年开始研制，经几年的探索，1995 年从 236 条构成的条目池中选出 100 条，形成 WHOQOL-100（表 6-10）。该量表由 6 个领域的 24 个小方面外加一个总的健康状况小方面构成，每个小方面由 4 个条目构成，分别从强度、频度、能力、评价等四方面反映同一特质。同时，还研制了含 26 个条目的简表，即 WHOQOL-BREF（表 6-11），以便于操作。由原中山医科大学生存质量课题组主持研制的 WHOQOL 中文版已经通过专家鉴定，被确认为我国医药卫生行业的标准。

（一）WHOQOL-100 表

表 6-10　世界卫生组织生存质量测定量表（WHOQOL · 100）

姓名 ＿＿＿＿　性别 ＿＿＿＿　年龄 ＿＿＿＿

这份问卷是要了解您对自己的生活质量、健康状况以及日常活动的感觉如何，请您一定回答所有问题。如果某个问题您不能肯定如何回答，就选择最接近您自己真实感觉的那个答案。所有问题都请您按照自己的标准，或者自己的感觉来回答。注意所有问题都只是您最近两星期内的情况。

例如：您对自己的健康状况担心吗？

根本不担心	很少担心	担心（一般）	比较担心	极担心
1	2	3	4	5

请您根据您对健康的担心的程度在最适合的数字处打一个（，如果您比较担心您的健康状况，就在比较担心下"4"处打一个（，如果根本不担心自己的健康，就在根本不担心下"1"处打一个（。

下列问题是问前两星期中的某些事情，诸如快乐或满足之类积极的感受。问题均涉及前两个星期。

1 您对自己的疼痛或不舒服担心吗？

根本不担心	很少担心	担心（一般）	比较担心	极担心
1	2	3	4	5

2 您在对付疼痛或不舒服时有困难吗？

根本没困难	很少有困难	有困难（一般）	比较困难	极困难
1	2	3	4	5

3 您觉得疼痛妨碍您去做自己需要做的事情吗？

根本不妨碍	很少妨碍	有妨碍（一般）	比较妨碍	极妨碍
1	2	3	4	5

4. 您容易累吗？

根本不容易累	很少容易累	容易累（一般）	比较容易累	极容易累
1	2	3	4	5

5. 疲乏使您烦恼吗？

根本不烦恼	很少烦恼	烦恼（一般）	比较烦恼	极烦恼
1	2	3	4	5

F3.2 您睡眠有困难吗？

根本没困难	很少有困难	有困难（一般）	比较困难	极困难
1	2	3	4	5

F3.4 睡眠问题使您担心吗？

根本不担心	很少担心	担心（一般）	比较担心	极担心
1	2	3	4	5

F4.1 您觉得生活有乐趣吗？

根本没乐趣	很少有乐趣	有乐趣（一般）	比较有乐趣	极有乐趣
1	2	3	4	5

F4.3 您觉得未来会好吗？

根本不会好	很少会好	会好（一般）	会比较好	会极好
1	2	3	4	5

F4.4 在您生活中有好的体验吗？

根本没有	很少有	有（一般）	比较多	极多
1	2	3	4	5

F5.3 您能集中注意力吗？

根本不能	很少能	能（一般）	比较能	极能
1	2	3	4	5

F6.1 您怎样评价自己？

根本没价值	很少有价值	有价值（一般）	比较有价值	极有价值
1	2	3	4	5

F6.2 您对自己有信心吗？

根本没信心	很少有信心	有信心（一般）	比较有信心	极有信心
1	2	3	4	5

F7.2 您的外貌使您感到压抑吗？

根本没压抑	很少有压抑	有压抑（一般）	比较有压抑	极有压抑
1	2	3	4	5

F7.3 您外貌上有无使您感到不自在的部分？

根本没有	很少有	有（一般）	比较多	极多
1	2	3	4	5

F8.2 您感到忧虑吗？

根本没忧郁	很少忧郁	有忧郁（一般）	比较忧郁	极忧郁
1	2	3	4	5

F8.3 悲伤或忧郁等感觉对您每天的活动有妨碍吗？

根本没妨碍	很少妨碍	有妨碍（一般）	比较妨碍	极妨碍
1	2	3	4	5

F8.4 忧郁的感觉使您烦恼吗？

根本不烦恼	很少烦恼	烦恼（一般）	比较烦恼	极烦恼
1	2	3	4	5

F10.2 您从事日常活动时有困难吗？

根本没困难	很少有困难	有困难（一般）	比较困难	极困难
1	2	3	4	5

F10.4 日常活动受限制使您烦恼吗？

根本不烦恼	很少烦恼	烦恼（一般）	比较烦恼	极烦恼
1	2	3	4	5

F11.2 您需要依靠药物的帮助进行日常生活吗？

根本不需要	很少需要	需要（一般）	比较需要	极需要
1	2	3	4	5

F11.3 您需要依靠医疗的帮助进行日常生活吗？

根本不需要	很少需要	需要（一般）	比较需要	极需要
1	2	3	4	5

F11.4 您的生存质量依赖于药物或医疗辅助吗？

根本不依赖	很少依赖	依赖（一般）	比较依赖	极依赖
1	2	3	4	5

F13.1 生活中，您觉得孤单吗？

根本不孤单	很少孤单	孤单（一般）	比较孤单	极孤单
1	2	3	4	5

F15.2 您在性方面的需求得到满足吗？

根本不满足	很少满足	满足（一般）	多数满足	完全满足
1	2	3	4	5

F15.4 您有性生活困难的烦恼吗？

根本不烦恼	很少烦恼	烦恼（一般）	比较烦恼	极烦恼
1	2	3	4	5

F16.1 日常生活中您感受安全吗？

根本不安全	很少安全	安全（一般）	比较安全	极安全
1	2	3	4	5

F16.2 您觉得自己居住在一个安全和有保障的环境里吗？

根本没安全保障	很少有安全保障	有安全保障（一般）	比较有安全保障	总有安全保障
1	2	3	4	5

F16.3 您担心自己的安全和保障吗？

根本不担心	很少担心	担心（一般）	比较担心	极担心
1	2	3	4	5

F17.1 您住的地方舒适吗？

根本不舒适	很少舒适	舒适（一般）	比较舒适	极舒适
1	2	3	4	5

F17.4 您喜欢自己住的地方吗？

根本不喜欢	很少喜欢	喜欢（一般）	比较喜欢	极喜欢
1	2	3	4	5

F18.2 您有经济困难吗？

根本不困难	很少有困难	有困难（一般）	比较困难	极困难
1	2	3	4	5

F18.4 您为钱财担心吗？

根本不担心	很少担心	担心（一般）	比较担心	极担心
1	2	3	4	5

F19.1 您容易得到好的医疗服务吗？

根本不容易得到	很少容易得到	容易得到（一般）	比较容易得到	极容易得到
1	2	3	4	5

F21.3 您空闲时间享受到乐趣吗？

根本没乐趣	很少有乐趣	有乐趣（一般）	比较有乐趣	极有乐趣
1	2	3	4	5

F22.1 您的生活环境对健康好吗？

根本不好	很少好	好（一般）	比较好	极好
1	2	3	4	5

F22.2 居住地的噪声问题使您担心吗？

根本不担心	很少担心	担心（一般）	比较担心	极担心
1	2	3	4	5

F23.2 您有交通上的困难吗？

根本没困难	很少有困难	有困难（一般）	比较困难	极困难
1	2	3	4	5

F23.4 交通上的困难限制您的生活吗？

根本没限制	很少有限制	有限制（一般）	比较限制	极限制
1	2	3	4	5

下列问题是问过去两星期内您做某些事情的能力是否安全"完全、十足"，例如洗衣服、穿衣服、吃饭等动作。如果您完全能够做到这些事情，则在"完全"所对应的数字"5"处打（，如果您根本不能够做到这些事情，就在与"根本不"对应的数字"1"处打（，如果您认为是介于"完全"和"根本不"之间，就在"2""3"或"4"处打（。问题均涉及前两个星期。

1 您有充沛的精力去应付日常生活吗？

根本没精力	很少有精力	有精力（一般）	比较有精力	极有精力
1	2	3	4	5

2. 您觉得自己的外形过得去吗？

根本过不去	很少过得去	过得去（一般）	比较过得去	完全过得去
1	2	3	4	5

F10.1 您能做自己日常生活的事情吗？

根本不能	很少能	能（一般）	多数能	完全能
1	2	3	4	5

F11.1 您依赖药物吗？

根本不依赖	很少依赖	依赖（一般）	比较依赖	完全依赖
1	2	3	4	5

F14.1 您能从他人那里得到您所需要的支持吗？

根本不能	很少能	能（一般）	多数能	完全能
1	2	3	4	5

F14.2 当需要时您的朋友能依靠吗？

根本不能依靠	很少能依靠	能依靠（一般）	多数能依靠	完全能依靠
1	2	3	4	5

F17.2 您住所的质量符合您的需要吗？

根本不符合	很少符合	符合（一般）	多数符合	完全符合
1	2	3	4	5

F18.1 您的钱够用吗？

根本不够用	很少够用	够用（一般）	多数够用	完全够用
1	2	3	4	5

F20.1 在日常生活中您需要的信息都齐备吗？

根本不齐备	很少齐备	齐备（一般）	多数齐备	完全齐备
1	2	3	4	5

F20.2 您有机会得到自己所需要的信息吗？

根本没机会	很少有机会	有机会（一般）	多数有机会	完全有机会
1	2	3	4	5

F21.1 您有机会进行休闲活动吗？

根本没机会	很少有机会	有机会（一般）	多数有机会	完全有机会
1	2	3	4	5

F21.2 您能自我放松和自找乐趣吗？

根本不能	很少能	能（一般）	多数能	完全能
1	2	3	4	5

F23.1 您有充分的交通工具吗？

根本没有	很少有	有（一般）	多数有	完全有
1	2	3	4	5

下面的问题要求您对前两个星期生活的各个方面说说感觉是如何的"满意、高兴或好"，例如关于您的家庭生活或您的精力。想一想对您生活的各个方面是如何满意或不满意，在最符合您的感觉的数字上打（。问题均涉及前两星期。

1. 您对自己的生存质量满意吗?

很不满意	不满意	即非满意也非不满意	满意	很满意
1	2	3	4	5

G3 总的来讲，您对自己的生活满意吗?

很不满意	不满意	即非满意也非不满意	满意	很满意
1	2	3	4	5

G4 您对自己的健康状况满意吗?

很不满意	不满意	即非满意也非不满意	满意	很满意
1	2	3	4	5

F2.3 您对自己的精力满意吗?

很不满意	不满意	即非满意也非不满意	满意	很满意
1	2	3	4	5

F3.3 您对自己的睡眠情况满意吗?

很不满意	不满意	即非满意也非不满意	满意	很满意
1	2	3	4	5

F5.2 您对自己学习新事物的能力满意吗?

很不满意	不满意	即非满意也非不满意	满意	很满意
1	2	3	4	5

F5.4 您对自己做决定的能力满意吗?

很不满意	不满意	即非满意也非不满意	满意	很满意
1	2	3	4	5

F6.3 您对自己满意吗?

很不满意	不满意	即非满意也非不满意	满意	很满意
1	2	3	4	5

F6.4 您对自己的能力满意吗?

很不满意	不满意	即非满意也非不满意	满意	很满意
1	2	3	4	5

F7.4 您对自己的外形满意吗?

很不满意	不满意	即非满意也非不满意	满意	很满意
1	2	3	4	5

F10.3 您对自己做日常生活事情的能力满意吗?

很不满意	不满意	即非满意也非不满意	满意	很满意
1	2	3	4	5

F13.3 您对自己的人际关系满意吗?

很不满意	不满意	即非满意也非不满意	满意	很满意
1	2	3	4	5

F15.3 您对自己的性生活满意吗?

很不满意	不满意	即非满意也非不满意	满意	很满意
1	2	3	4	5

F14.3 您对自己从家庭得到的支持满意吗?

很不满意	不满意	即非满意也非不满意	满意	很满意
1	2	3	4	5

F14.4 您对自己从朋友那里得到的支持满意吗?

很不满意	不满意	即非满意也非不满意	满意	很满意
1	2	3	4	5

F13.4 您对自己供养或支持他人的能力满意吗?

很不满意	不满意	即非满意也非不满意	满意	很满意
1	2	3	4	5

F16.4 您对自己的人身安全和保障满意吗?

很不满意	不满意	即非满意也非不满意	满意	很满意
1	2	3	4	5

F17.3 您对自己居住地的条件满意吗?

很不满意	不满意	即非满意也非不满意	满意	很满意
1	2	3	4	5

F18.3 您对自己的经济状况满意吗?

很不满意	不满意	即非满意也非不满意	满意	很满意
1	2	3	4	5

F19.3 您对得到卫生保健服务的方便程度满意吗?

很不满意	不满意	即非满意也非不满意	满意	很满意
1	2	3	4	5

F19.4 您对社会福利服务满意吗?

很不满意	不满意	即非满意也非不满意	满意	很满意
1	2	3	4	5

F20.3 您对自己学习新技能的机会满意吗?

很不满意	不满意	即非满意也非不满意	满意	很满意
1	2	3	4	5

F20.4 您对自己获得新信息的机会满意吗?

很不满意	不满意	即非满意也非不满意	满意	很满意
1	2	3	4	5

F21.4 您对自己使用空闲时间的方式满意吗?

很不满意	不满意	即非满意也非不满意	满意	很满意
1	2	3	4	5

F22.3 您对周围的自然环境(比如:污染、气候、噪声、景色)满意吗?

很不满意	不满意	即非满意也非不满意	满意	很满意
1	2	3	4	5

F22.4 您对自己居住地的气候满意吗？

很不满意	不满意	即非满意也非不满意	满意	很满意
1	2	3	4	5

F23.3 你对自己的交通情况满意吗？

很不满意	不满意	即非满意也非不满意	满意	很满意
1	2	3	4	5

F13.2 您与家人的关系愉快吗？

很不愉快	不愉快	即非愉快也非不愉快	愉快	很愉快
1	2	3	4	5

G1 您怎样评价您的生存质量？

很差	差	不好也不差	好	很好
1	2	3	4	5

F15.1 您怎样评价您的性生活？

很差	差	不好也不差	好	很好
1	2	3	4	5

F3.1 您睡眠好吗？

很差	差	不好也不差	好	很好
1	2	3	4	5

F5.1 您怎样评价自己的记忆力？

很差	差	不好也不差	好	很好
1	2	3	4	5

F19.2 您怎样评价自己可以得到的社会服务的质量？

很差	差	不好也不差	好	很好
1	2	3	4	5

下列问题有关您感觉或经历某些事情的"频繁程度"。例如关于您亲友支持或觉得不安全之类的消极感受。如果您在前两个星期里根本没有这些感受，就在"没有"的数字处打；如果您经历过这些，想一想频繁的程度，在最接近您的情形的数字处打（例如：如果您时时刻刻都有疼痛的感觉，就在"总是有"下数字5处打）。问题均涉及前两个星期。

F1.1 您有疼痛吗？

没有疼痛	偶尔有疼痛	时有时无	经常有疼痛	总是有疼痛
1	2	3	4	5

F4.2 您通常有满足感吗？

没有满足感	偶尔有满足感	时有时无	经常有满足感	总是有满足感
1	2	3	4	5

F8.1 您有消极感受吗？（如情绪低落、绝望、焦虑、忧郁）

没有消极感受	偶尔有消极感受	时有时无	经常有消极感受	总是有消极感受
1	2	3	4	5

以下问题有关您的工作，这里工作是指您所进行的主要活动。包括志愿性工作、全日性学习活动、家务、照顾孩子、有收入的工作和无收入的工作等。所以，这里所说的工作，是指用去您大部分时间和精力的活动。问题均涉及前两个星期。

F12.1 您能工作吗？

根本不能	很少能	能（一般）	多数能	完全能
1	2	3	4	5

F12.2 您觉得您能完成自己的职责吗？

根本不能	很少能	能（一般）	多数能	完全能
1	2	3	4	5

F12.4 您对自己的工作能力满意吗？

很不满意	不满意	即非满意也非不满意	满意	很满意
1	2	3	4	5

F12.3 您怎样评价自己的工作能力？

很差	差	不好也不差	好	很好
1	2	3	4	5

以下问题问的是您在前两个星期中"行动的能力"如何，这里指当您想做事情或需要做事情的时候移动身体的能力。

F9.1 您行动的能力如何？

很差	差	不好也不差	好	很好
1	2	3	4	5

F9.3 行动困难使您烦恼吗？

根本不烦恼	很少烦恼	烦恼（一般）	比较烦恼	极烦恼
1	2	3	4	5

F9.4 行动困难影响您的生活方式吗？

根本不影响	很少影响	影响（一般）	比较影响	极影响
1	2	3	4	5

F9.2 您对自己的行动能力满意吗？

很不满意	不满意	即非满意也非不满意	满意	很满意
1	2	3	4	5

以下问题有关您个人信仰，以及这些如何影响您的生存质量。这些问题有关宗教、神灵和其它信仰，这些问题也涉及前两个星期。

F24.1 您的个人信仰增添您生活的意义吗？

根本没增添	很少有增添	有增添（一般）	有比较大增添	有极大增添
1	2	3	4	5

F24.2 您觉得自己的生活有意义吗？

根本没意义	很少有意义	有意义（一般）	比较有意义	极有意义
1	2	3	4	5

F24.3 您的个人信仰给您力量去对待困难吗？

根本没力量	很少有力量	有力量（一般）	有比较大力量	有极大力量
1	2	3	4	5

F24.4 您的个人信仰帮助您理解生活中的困难吗?

根本没帮助	很少有帮助	有帮助（一般）	有比较大帮助	有极大帮助
1	2	3	4	5

此外，还有三个问题:

101. 家庭摩擦影响您的生活吗?

根本不影响	很少影响	影响（一般）	有比较大影响	有极大影响
1	2	3	4	5

102. 您的食欲怎么样?

很差	差	不好也不差	好	很好
1	2	3	4	5

如果让您综合以上各方面（生理健康、心理健康、社会关系和周围环境等方面）给自己的生存质量打一个总分，您打多少分?（满分为 100 分）　　　分

（二）WHOQOL-BREF 量表

表 6-11　世界卫生组织生存质量测定量表简表

（WHOQOL-BREF）

1. 您的性别?　男　女

2. 年龄:

3. 您的出生日期?　　　年　　月　　日

4. 您的最高学历是: 小学　初中　高中或中专　大专　大学本科　研究生

5. 您的婚姻状况? 未婚　已婚　同居　分居　离异　丧偶

6. 现在您正生病吗? 是　否

7. 目前您有什么健康问题?

8. 您的职业是:
工人　农民　行政工作者　服务行业　知识分子

填表说明:

这份问卷是要了解您对自己的生存质量、健康情况以及日常活动的感觉如何，请您一定回答所有问题。如果某个问题您不能肯定如何回答，就选择最接近您自己真实感觉的那个答案。

所有问题都请您按照自己的标准、愿望或者自己的感觉来回答。注意所有问题都只是您最近两星期内的情况。

例如: 您能从他人那里得到您所需要的支持吗?

根本不能	很少能	能（一般）	多数能	完全能
1	2	3	4	5

请您根据两周来您从他人处获得所需要的支持的程度在最适合的数字处打一个（，如果您多数时候能得到所需要的支持，就在数字"4"处打一个（，如果根本得不到所需要的帮助，就在数字"1"处打一个（。

请阅读每一个问题，根据您的感觉，选择最适合您的情况的答案。

1.（G1） 您怎样评价您的生存质量？

很差	差	不好也不差	好	很好
1	2	3	4	5

2.（G4）您对自己的健康状况满意吗？

很不满意	不满意	既非满意也非不满意	满意	很满意
1	2	3	4	5

下面的问题是关于两周来您经历某些事情的感觉。

3.（F1.4）您觉得疼痛妨碍您去做自己需要做的事情吗？

根本不妨碍	很少妨碍	有妨碍（一般）	比较妨碍	极妨碍
1	2	3	4	5

4.（F11.3）您需要依靠医疗的帮助进行日常生活吗？

根本不需要	很少需要	需要（一般）	比较需要	极需要
1	2	3	4	5

5.（F4.1）您觉得生活有乐趣吗？

根本没乐趣	很少有乐趣	有乐趣（一般）	比较有乐趣	极有乐趣
1	2	3	4	5

6.（F24.2）您觉得自己的生活有意义吗？

根本没意义	很少有意义	有意义（一般）	比较有意义	极有意义
1	2	3	4	5

7.（F5.3）您能集中注意力吗？

根本不能	很少能	能（一般）	比较能	极能
1	2	3	4	5

8.（F16.1）日常生活中您感觉安全吗？

根本不安全	很少安全	安全（一般）	比较安全	极安全
1	2	3	4	5

9.（F22.1）您的生活环境对健康好吗？

根本不好	很少好	好（一般）	比较好	极好
1	2	3	4	5

下面的问题是关于两周来您做某些事情的能力。

10.（F2.1）您有充沛的精力去应付日常生活吗？

根本没精力	很少有精力	有精力（一般）	多数有精力	完全有精力
1	2	3	4	5

11.（F7.1）您认为自己的外形过得去吗？

根本过不去	很少过得去	过得去（一般）	多数过得去	完全过得去
1	2	3	4	5

12.（F18.1）您的钱够用吗？

根本不够用	很少够用	够用（一般）	多数够用	完全够用
1	2	3	4	5

13.（F20.1）在日常生活中您需要的信息都齐备吗?

根本不齐备	很少齐备	齐备（一般）	多数齐备	完全齐备
1	2	3	4	5

14.（F21.1）您有机会进行休闲活动吗?

根本没机会	很少有机会	有机会（一般）	多数有机会	完全有机会
1	2	3	4	5

15.（F9.1）您行动的能力如何?

很差	差	不好也不差	好	很好
1	2	3	4	5

下面的问题是关于两周来您对自己日常生活各个方面的满意程度。

16.（F3.3）您对自己的睡眠情况满意吗?

很不满意	不满意	既非满意也非不满意	满意	很满意
1	2	3	4	5

17.（F10.3）您对自己做日常生活事情的能力满意吗?

很不满意	不满意	既非满意也非不满意	满意	很满意
1	2	3	4	5

18.（F12.4）您对自己的工作能力满意吗?

很不满意	不满意	既非满意也非不满意	满意	很满意
1	2	3	4	5

19.（F6.3）您对自己满意吗?

很不满意	不满意	既非满意也非不满意	满意	很满意
1	2	3	4	5

20.（F13.3）您对自己的人际关系满意吗?

很不满意	不满意	既非满意也非不满意	满意	很满意
1	2	3	4	5

21.（F15.3）您对自己的性生活满意吗?

很不满意	不满意	既非满意也非不满意	满意	很满意
1	2	3	4	5

22.（F14.4）您对自己从朋友那里得到的支持满意吗?

很不满意	不满意	既非满意也非不满意	满意	很满意
1	2	3	4	5

23.（F17.3）您对自己居住地的条件满意吗?

很不满意	不满意	既非满意也非不满意	满意	很满意
1	2	3	4	5

24.（F19.3）您对得到卫生保健服务的方便程度满意吗?

很不满意	不满意	既非满意也非不满意	满意	很满意
1	2	3	4	5

25.（F23.3）您对自己的交通情况满意吗?

很不满意	不满意	既非满意也非不满意	满意	很满意
1	2	3	4	5

下面的问题是关于两周来您经历某些事情的频繁程度。

26.（F8.1）您有消极感受吗?（如情绪低落、绝望、焦虑、忧郁）

没有消极感受	偶尔有消极感受	时有时无	经常有消极感受	总是有消极感受
1	2	3	4	5

此外，还有三个问题:

101. 家庭摩擦影响您的生活吗?

根本不影响	很少影响	影响（一般）	有比较大影响	有极大影响
1	2	3	4	5

102. 您的食欲怎么样?

很差	差	不好也不差	好	很好
1	2	3	4	5

103. 如果让您综合以上各方面（生理健康、心理健康、社会关系和周围环境等方面）给自己的生存质量打一个总分，您打多少分?（满分为100分）　　分

您总是在别人的帮助下填完这份调查表吗?　　　是　　　否

您花了多长时间来填完这份调查表?　　　（　　　）分钟

您对本问卷有何建议:

感谢您的帮助!

填表日期:

三、健康状况调查问卷（SF-36）

SF-36（见表6-12）是美国医学结局研究组织开发的一个普适性测定量表。该量表的研究工作开始于80年代初期，形成了不同条目、不同语言背景的多种版本。1990至1992年，含有36个条目的健康调查问卷简化版的不同语种版本相继问世，其中用得较多的是英国发展版和美国标准版，均包含躯体功能、躯体角色、机体疼痛、总的健康状况、活力、社会功能、情绪角色和心理卫生等8个领域。该机构已授权原中山医科大学方积乾负责研制中国版的SF-36。

表6-12　健康状况调查问卷（SF-36）（中文版）

下面的问题是询问您对自己健康状况的看法、您的感觉如何以及您进行日常活动的能力如何。如果您没有把握如何回答问题，尽量做一个最好的答案，并在第10个问题之后的空白处写上您的建议。

请打一个勾

1. 总体来讲，您的健康状况是:

非常好　○

很好　○

		好 ○
		一般 ○
		差 ○

2. 跟一年前相比，您觉得您现在的健康状况是：

比一年前好多了	○
比一年前好一些	○
和一年前差不多	○
比一年前差一些	○
比一年前差多了	○

健康和日常活动

3. 以下这些问题都与日常活动有关。您的健康状况是否限制了这些活动？如果有限制，程度如何？

	有很多 限制	有一点 限制	根本没 限制
（1）重体力活动（如跑步、举重物、激烈运动等）	○	○	○
（2）适度活动（如移桌子、扫地、做操等）	○	○	○
（3）手提日杂用品（如买菜、购物等）	○	○	○
（4）上几层楼梯	○	○	○
（5）上一层楼梯	○	○	○
（6）弯腰、屈膝、下蹲	○	○	○
（7）步行 1500 米左右的路程	○	○	○
（8）步行 800 米左右的路程	○	○	○
（9）步行约 100 米的路程	○	○	○
（10）自己洗澡、穿衣	○	○	○

4. 在过去四个星期里，您的工作和日常活动有没有因为身体健康的原因而出现以下这些问题？

每个问题回答有或没有

	有	没有
（1）减少了工作或其他活动的时间	○	○
（2）本来想做的事情只能完成一部分	○	○
（3）想要做的工作或活动的种类受到限制	○	○
（4）完成工作或其他活动有困难（比如，需要额外的努力）	○	○

5. 在过去的四个星期里，您的工作和日常活动有没有因为情绪（如感到消沉或者忧虑）而出现以下问题？

每个问题回答有或没有

	有	没有
（1）减少了工作或其他活动的时间	○	○
（2）本来想做的事情只能完成一部分	○	○
（3）做工作或其他活动不如平时仔细	○	○

6. 在过去的 4 个星期里，您的身体健康或情绪不好在多大程度上影响了您与家人、朋友、邻居或集体的正常社交活动？

请打一个勾

根本没有影响	○
有很少影响	○
有中度影响	○
有较大影响	○
有极大影响	○

7. 在过去四个星期里，您有身体上的疼痛吗？

请打一个勾

根本没有疼痛	○
有很轻微疼痛	○
有轻微疼痛	○
有中度疼痛	○
有重度疼痛	○
有很严重疼痛	○

8. 在过去四个星期里，身体上的疼痛影响您的正常工作吗（包括上班、工作和家务活动）？

根本没有影响	○
有一点影响	○
有中度影响	○
有较大影响	○
有极大影响	○

您的感觉

9. 以下这些问题有关过去一个月里您的感觉如何以及您的情况如何？
（对每一条问题，请勾出最接近您的感觉的那个答案）

请在每一行打一个勾

在过去一个月里持续的时间	所有的时间	大部分时间	比较多时间	一部分时间	小部分时间	没有此感觉
（1）您觉得生活充实吗？	○	○	○	○	○	○
（2）您非常紧张吗？	○	○	○	○	○	○
（3）您感到垂头丧气，什么事都不能使您振作起来吗？	○	○	○	○	○	○
（4）您觉得平静吗？	○	○	○	○	○	○
（5）您精力充沛吗？	○	○	○	○	○	○
（6）您觉得心灰意冷吗？	○	○	○	○	○	○
（7）您觉得筋疲力尽吗？	○	○	○	○	○	○
（8）您快乐吗？	○	○	○	○	○	○
（9）您感觉疲劳吗？	○	○	○	○	○	○
（10）您的健康限制了您的社交活动（如走亲访友）吗？	○	○	○	○	○	○

总的健康状况

10. 请对下面的每一句话，选出最符合您情况的答案。

每一横行只打一个勾

	绝对正确	大部分正确	不能肯定	大部分错误	绝对错误
（1）我好像比别人容易生病	○	○	○	○	○
（2）我跟我认识的人一样健康	○	○	○	○	○
（3）我认为我的健康状况在变坏	○	○	○	○	○
（4）我的健康状况非常好	○	○	○	○	○

您的批评或建议：

关于您：

您的性别： 1. 男 2. 女

您今年多大年龄？ （ ）岁

感谢您的帮助！

第二节 中医健康管理效果评价方法

一、中医体质分类与判定量表的使用方法

（一）判定方法

回答中医体质分类与判定量表中的全部问题，每一问题按 5 级评分，计算原始分及转化分，依标准判定体质类型。

原始分 = 各个条目分值相加

转化分数 =[（原始分 – 条目数）/（条目数 ×4）]×100

（二）判定标准

平和质为正常体质，其他 8 种体质为偏颇体质，判定标准如下（表 6–13）。

表 6–13 平和质与偏颇体质判定标准表

体质类型	条件	判定结果
平和质	转化分 ≥ 60 分	是
	其他 8 种体质转化分均 <30 分	
	转化分 ≥ 60 分	基本是
	其他 8 种体质转化分均 <40 分	
	不满足上述条件者	否
偏颇体质	转化分 ≥ 40 分	是
	转化分 30 ～ 39 分	倾向是
	转化分 <30 分	否

二、世界卫生组织生存质量测定量表计分方法

（一）WHOQOL-100 的计分

WHOQOL-100 能够算得 6 个领域、24 个方面以及 1 个评价的一般健康状况和生存质量评分。6 个领域，是指生理（PHYS）、心理（SPYCH）、独立性（IND）、社会关系（SOCIL）、环境（ENVIR）、精神宗教信仰（DOM6）等。各个领域和方面的得分均为正向得分，即得分越高，生存质量越好，我们并不推荐将量表所有条目得分相加计算总分。考察一般健康状况和生存质量的 4 个问题条目，即 G1、G2、G3、G4 的得分相加，总分作为评价生存质量的一个指标。量表所包含的领域及方面如下（见表6-14）。

表 6-14　WHOQOL-100 的结构

I.	生理领域（PHYS）
	1. 疼痛与不适（pain）
	2. 精力与疲倦（energy）
	3. 睡眠与休息（sleep）
II.	心理领域（PSYCH）
	4. 积极感受（pfeel）
	5. 思想、学习、记忆和注意力（think）
	6. 自尊（esteem）
	7. 身材与相貌（body）
	8. 消极感受（neg）
III.	独立性领域（IND）
	9. 行动能力（mobil）
	10. 日常生活能力（activ）
	11. 对药物及医疗手段的依赖性（medic）
	12. 工作能力（work）
IV.	社会关系领域（SOCIL）
	13. 个人关系（relat）
	14. 所需社会支持的满足程度（supp）
	15. 性生活（sexx）
V.	环境领域（ENVIR）
	16. 社会安全保障（safety）
	17. 住房环境（home）
	18. 经济来源（finan）
	19. 医疗服务与社会保障：获取途径与质量（servic）
	20. 获取新信息、知识、技能的机会（inform）
	21. 休闲娱乐活动的参与机会与参与程度（leisur）
	22. 环境条件（污染/噪声/交通/气候）（envir）
	23. 交通条件（transp）
VI.	精神支柱/宗教/个人信仰（DOM6）
	24. 精神支柱/宗教/个人信仰（spirit）

注：括号内为相应领域或方面的英文单词或英文单词缩写。

1. 方面计分（FACETS CORES）

各个方面的得分是通过累加其下属的问题条目得到的，每个条目对方面得分的贡献相等。条目的记分根据其所属方面的正负方向而定，许多方面包含得分反向的问题条目。对于正向结构的方面，所有负向问题条目需反向计分。有 3 个反向结构的方面（疼痛与不适、消极情绪、药物依赖性）不包含正向结构的问题条目。各国附加的问题条目归于其所属的方面，且记分方向与该方面一致，下面举例说明方面计分。

（1）不需要反向计分的方面 积极感受（pfeel）=F4.1+F4.2+F4.3+F4.4

（2）需反向计分的方面 精力与疲倦（energy）=F2.1+（6-F2.2）+（6-F2.4）

2. 领域计分（DOMIAN SCORES）

每个方面对领域得分的贡献相等，各国附加的方面归属于相应的领域，且按正向计分。各个领域的得分通过计算其下属方面得分的平均数得到，计算公式如下，注意根据下面的计算程序负向结构的方面的得分需要进行反向换算。

生理领域（PHYS）=[（24-pain）+energy+sleep]/3

心理领域（pSYCH）=[pfeel+think+esteem+body+（24-neg）]/5

独立性领域（IND）=[mobil+activ+（24-medic）+work]/4

社会关系领域（SOCIL）=[relat+socil+sexx]/3

环境领域（ENVIR）=

[safety+home+finan+servic+inform+leisur+envir+transp]/8

精神 / 宗教信仰领域（DOM6）=spirit

3. 得分转换

各个领域及方面的得分均可转换成百分制，方法是转换后得分等于（原来的得分 -4）/（100/16）。

（二）WHOQOL-BREF 的计分

WHOQOL-BREF 能够产生 4 个领域的得分，该量表包含两个独立分析的问题条目。问题 1（G1）询问个体关于自身生存质量的总的主观感受，问题 2（G4）询问个体关于自身健康状况的总的主观感受。领域得分按正向记，即得分越高，生存质量越好，领域得分通过计算其所属条目的平均分再乘以 4 得到，结果与 WHOQOL-100 的得分具有可比性。还可以采用上节提出的公式将得分转换为百分制。

生理领域（PHYS）=[（24-pain）+energy+sleep]/3

心理领域（PSYCH）=[pfeel+think+esteem+body+（24-neg）]/5

社会关系领域（SOCIL）=[relat+socil+Sexx]/3

环境领域（ENVIR）= [safety+home+finan+servic+inform+leisur+envir+transp]/8

三、健康状况调查问卷计分方法

（一）SF-36 条目的评分标准

SF-36 的 9 个维度包括不同的条目，采用的评分方法也不同，概括地说有四点：一是有 7 个条目需要反向评分；二是有 3 个条目需重新给予标准分；三是健康变化（HT）维度中的条目不进行重新评分，将以分类变量或等级变量的形式进行独立分析；四是有 25 个条目原始分与重新评分相同。SF-36 的条目原始分和重新评分标准如下（表 6-15）。

表 6-15　SF-36 总体健康（GH）维度各条目的原始分和重新评分标准

条目 1			条目 11a 和条目 11c			条目 11b 和条目 11d		
条目原始评分备选项目	原始分	重新评分	条目原始评分备选项目	原始分	重新评分	条目原始评分备选项目	原始分	重新评分
极好	1	5	肯定对	1	1	肯定对	1	5
良好	2	4	基本上对	2	2	基本上对	2	4
一般	3	3	不确定	3	3	不确定	3	3
稍差	4	2	基本不对	4	4	基本不对	4	2
差	5	1	肯定不对	5	5	肯定不对	5	1

（二）SF-36 维度初得分和终得分的计算

SF-36 的主要统计指标是 8 个维度的健康得分和反映健康变化维度（HT）评分。根据 8 个维度各个条目的重新评分值，可以计算出 8 个维度的初得分和终得分。

1. SF-36 维度初得分的计算

8 个维度的初得分需分别计算，各维度初得分等于该维度内各条目重新评分之和，具体计算公式及其范围如下（表 6-16）。

表 6-16　SF-36 各维度初得分的计算公式及其范围

维度	初得分的计算公式	初得分的理论最高值和最低值
1 PF	3a+3b+3c+3d+3e+3f+3g+3h+3i+3j	10，30
2 RP	4a+4b+4c+4d	4，8
3 BP	7+8	2，12
4 GH	1+11a+11b+11e+11d	5，25
5 VT	9a+9e+9g+9i	4，24
6 SF	6+10	2，10
7 RE	5a+5b+5c	3，6
8 MH	9b+9c+9d+9f+9h	5，30

2. SF-36 维度终得分的计算

因为 SF-36 各维度包含的条目不同，通过上面的计算公式得到 SF-36 的 8 个维度的初得分不便于相互比较。对初得分进行一定的转换即可得到终得分，终得分的分值范围为 0 ~ 100，可以用于维度间的相互比较。转换公式如下。

终得分 = （实际初得分 – 理论最低初得分）/（理论最高初得分 – 理论最低初得分）×100

（三）SF-36 评分的意义

初得分和终得分的高低能够直接反映健康状况的好坏，得分高说明健康状况好，例如 PF 得分高说明生理功能好，BP 高说明身体疼痛轻。SF-36 各维度的评分结果可以与常模进行比较，以解释不同评分值的实际意义。

四、中医健康管理效果评价步骤

进行中医健康管理效果评价，首先要选定合适的量表，量表评价的内容要根据不同对象、不同疾病、不同时期以及不同目的等来确定，遵循有效性原则、可靠性原则和可行性原则。在健康管理前后分别对管理对象进行健康量表测试。健康评价量表可由管理对象自行填写，或通过电话访谈、面对面访谈完成量表的测试等。在测试之前，调查员要向被测试者说明该量表的填写方法，然后让他们根据自己对每个条目的理解，独立地、不受任何人影响地进行自我评定。如果被测试者不能理解量表的测试内容，不宜作为测试对象。如果有特殊情况（如视力问题等），调查员可以把量表的内容逐条念给被测试者听，让其根据自己对条目的理解独立地进行评定，调查员不能给予提示性的诱导。健康评价量表测试需要特别注意的有三点：一是要强调条目的评定时间，有的条目为过去的一年，有的为过去四周；二是要被测试者认真理解反向评分条目的含义及填表方法；三是在回收调查表时，要仔细检查各个条目是否均已填写，如未填写完整，要询问其理由。最后，对量表进行计分，以测试对象的评分情况判断中医健康管理的效果。效果评定标准参照尼莫地平计分法。

效果指数 n=（健康管理前积分 – 健康管理后积分）/ 健康管理前积分 ×100%。其中，n ≥ 70% 为显效，30% ≤ n < 70% 为有效，n < 30% 为无效。

第七章　中医健康教育与健康促进

第一节　中医健康教育与健康促进概述

中医健康教育是指运用中医学"治未病"理论，通过有计划、有组织地开展系统的中医健康教育活动，使人们自觉地采纳有益于健康的行为和生活方式，消除或减轻影响健康的潜在危险因素，预防疾病，促进健康，提高生活质量，并对教育效果进行评价。中医健康教育的核心是普及中医学"治未病"知识，帮助人们树立健康意识，促使人们改变不健康的生活行为方式，养成良好的生活行为方式，以降低或消除影响健康的危险因素。通过健康教育，能帮助人们了解哪些行为是影响健康的，从而让人们自觉地选择有益于健康的生活行为方式。中医健康促进旨在发挥中医学的独特优势，利用中医药资源，通过调整相关政策，更好地促进人们的健康。究其本质，中医健康教育与健康促进与西医健康管理学的健康教育和健康促进并没有差别，只是中医健康教育和健康促进带有更为浓厚的中医学色彩，其教育和促进的方式方法、内容以中医学为主。以下简单介绍健康教育与健康促进的有关概念。

一、健康教育

（一）健康教育的定义

健康教育是一门正在迅速发展的年轻学科，1984 年美国出版的《健康教育概论》中对健康教育的定义曾列举 18 种之多，至今尚无被一致公认的标准定义。一般认为，健康教育是一项有计划、有目的、有评价的有关医药卫生、心理学、行为学等基础知识和基本理论的传播教育活动。健康教育旨在为人们提供改变行为所必需的知识、技能和卫生服务，帮助人们知晓影响健康的行为，并自觉地选择有益于健康的生活方式，以预防疾病，促进健康。

健康教育是帮助对象人群或个体改善健康相关行为的系统的社会活动。健康教育在调查研究的基础上，采用健康信息传播等干预措施，以促使人群或个体自觉采纳有利于健康的行为和生活方式，从而避免或减少暴露于危险因素之中，以实现预防、治疗、康复、提高健康水平等目的。

以上内容，强调了健康教育的目标是改善对象的健康相关行为，而健康教育的主要对象为人群；健康教育的干预活动，应该以调查研究为前提；健康教育的干预措施主要为健康信息传播，但健康教育是包含多方面要素的系统的活动；健康教育的首要任务是疾病的预防，也帮助患者更好地治疗和康复，还努力帮助普通人群积极提高健康水平。

（二）健康教育与卫生宣教

健康教育与以往的"卫生宣教"既有联系又有区别。联系在于，我国当前的健康教育是在过去卫生宣教的基础上发展起来的，现在健康教育的主要措施仍可称为卫生宣教。区别在于，一是较之于过去的卫生宣教，健康教育明确了自己特定的工作目标，即促使人们改善健康相关行为，从而防治疾病，增进健康，而不是仅仅作为一种辅助方法为卫生工作某一时间的中心任务服务；二是健康教育不是简单的、单一方向的信息传播，而是既有调查研究又有干预的，有计划、有组织、有评价的，涉及多层次多方面对象和内容的系统活动；三是健康教育在融合医学科学和行为科学（社会科学、心理学、文化人类学等）、传播学、管理学等学科知识的基础上，已经初步形成了自己的理论和方法体系。

（三）健康教育的定位

健康教育通过改善人们的健康相关行为来防治疾病，增进健康。尤其是在当前预防控制慢性非传染性疾病和艾滋病（AIDS）等缺少生物学预防手段和治愈方法的疾病工作中，由于这些疾病与人类行为关系密切，而使健康教育成为医疗卫生工作中一个独立的、活跃的领域。

健康教育同时又是一种工作方法。健康教育对人们的健康相关行为及其影响因素进行调查研究的方法与健康教育干预方法、评价方法，已经被广泛应用于预防医学和临床医学的各个领域。所以，参与其他卫生工作领域的活动或为其提供相关技术支持，应是健康教育任务的另一方面。此外，健康教育工作还可大致分为常规性健康教育工作和健康教育项目工作。

历经过去几十年的健康教育实践，尤其是在理论指导下的实践，许多健康教育项目报告了现场对照实验的结果，所积累的大量资料已经让健康教育形成了朝着"循证健康教育"方向发展的趋势。

二、健康促进

（一）健康促进的定义

世界卫生组织将健康促进定义为："是促使人们维护和提高他们自身健康的过程，是协调人类与环境的战略，规定了个人与社会对健康各自所负的责任。"根据这一定义，健康促进无疑对人类健康和医疗卫生事业都具有战略意义。有学者认为，"健康促进指一切能促使行为和生活条件向有益于健康改变的教育和环境支持的综合体"，其将健康促进表达为一个指向行为和生活条件的"综合体"。由此可知，人们对健康促进存在着广义和狭义的理解。其中，将健康促进视为当前防治疾病、增进健康的总体战略，这是广义的理解；将健康促进视为一种具体的工作策略或领域，这是狭义的理解。在实践中，对于健康促进广义和狭义的理解都是有意义的。

事实上，我国于 20 世纪 50 年代在全国范围内开展的以"爱国卫生运动"为代表的健康干预活动，就是一次基于当时我国实际情况的非常成功的健康促进实践，使得人们的健康水平和期望寿命得以大幅度提高。

（二）健康促进的 5 个活动领域

1986 年，首届国际健康促进大会上通过的《渥太华宣言》指出：健康促进是一个综合的社会政治过程，它不仅包含了增强个人素质和能力的行动，还包括改变社会、自然环境以及经济条件，从而削弱它们对大众及个人健康的不良影响。《渥太华宣言》将 5 个方面的活动列为优先领域。

1. 建立促进健康的公共政策

建立多样而互补的促进健康的公共政策，如政策、法规、财政、税收和组织改变等。由此，可将健康问题提到各级各部门的议事日程上，并使之了解其决策对健康的影响并承担一定的健康责任。

2. 创造支持的环境

健康促进必须为人们创造安全的、满意的和愉快的生活和工作环境。系统地评估快速变化的环境对健康的影响，以保证社会和自然环境有利于健康的发展。

3. 加强社区的行动

赋权社区，并加强社区的健康行动；充分发动社区力量，积极有效地参与卫生保健计划的制定和执行，挖掘社区资源，帮助他们认识自己的健康问题，并提出解决问题的办法。

4. 发展个人技能

通过提供健康信息和教育来帮助人们提高进行健康选择的能力，并支持个人和社会的发展。由此，可使人们更有效地维护自身健康和生存环境。学校、家庭和工作场所均有责任在发展个人技能方面提供帮助。

5. 调整卫生服务方向

卫生部门不应仅仅提供临床治疗服务，还应该将预防和健康促进作为服务模式的一部分。卫生研究和专业教育培训方向也应转变，要把人的需求作为服务的重点内容。卫生服务责任应由个人、社区组织、卫生专业人员、卫生机构、商业部门和政府等共同来承担。

1998年7月发表的关于指导21世纪健康促进发展的《雅加达宣言》提出了5个需优先考虑的方面：一是提高对健康的社会责任；二是增加对健康发展的资金投入；三是扩大健康促进的合作关系；四是增强社团及个人能力；五是保护健康促进工作的基层组织。

显然，无论是《渥太华宣言》的5个活动领域，还是《雅加达宣言》的5个方面，都体现了健康促进的战略性质。影响健康的因素可分为环境因素、人类生物学因素、行为与生活方式因素和卫生服务因素等。健康促进的5个活动领域，针对除人类生物学因素外的所有影响健康的因素，也可将健康促进视作对生物、心理和社会医学模式的进一步阐述。实现这个意义上的健康促进不可能由某一组织、某一部门的专业活动单独完成，它需要全社会的共同努力，从公共卫生和医学角度来推动这一战略的实现，这就需要依靠健康教育的具体活动。

（三）健康促进的3项基本策略

《渥太华宣言》指明了健康促进的3项基本策略。

1. 倡导

倡导政策支持、社会各界对健康措施的认同和卫生部门调整服务方向，激发社会关注和群众参与，从而创造有利于健康的社会经济、文化与环境条件。

2. 赋权

帮助群众具备正确的观念、科学的知识、可行的技能，激发其走向完全健康的潜力；使群众获得控制那些影响自身健康的决策和行动的能力，从而有助于保障人人享有卫生保健及资源的平等机会；使社区的集体行动能在更大程度上影响和控制与社区健康和生活质量相关的因素。

3. 协调

协调不同个人、社区、卫生机构、社会经济部门、政府和非政府组织等在健康促进中的利益和行动，组成强大的联盟与社会支持体系，共同努力实现健康目标。

第二节 中医健康教育的计划设计

一、计划设计概述

计划设计是组织机构根据实际情况，通过科学地预测和决策，提出在未来一定时期内所要达到的目标及实现这一目标的方法、途径等所有活动的过程，包括计划、实施及评价的全过程。

二、计划设计的原则

1. 目标性原则

健康教育与健康促进计划应有明确的总体目标和切实可行的具体目标，才能体现计划的整体性和特殊性，才能保证以最小投入取得最大成功。

2. 整体性原则

健康教育与健康促进在整个卫生发展系统中是一个子系统。制定计划时，必须明确卫生保健的总体目标，健康教育与健康促进要为总体目标服务而不能背离大方向。

3. 前瞻性原则

计划的制定和执行要考虑长远的发展和要求。前瞻性目标要体现一定的先进性，如果目标要求过低，将失去计划的激励功能。

4. 弹性原则

制定计划时要预计到在实施过程中可能发生的变故，要留有余地并预先制定应变对策。但不能因此而随意更改计划，只有经过评价与反馈，认为有修改必要时才能由制定者进行修改。

5. 从实际出发原则

遵循一切从实际出发的原则，因地制宜地提出计划要求。同时，要清晰地掌握目标人群的健康问题、知识水平、思想观念、经济状况、风俗民情等一系列客观资料，提出符合具体实际、可行的活动计划。

6. 参与性原则

鼓励目标人群积极参与项目的制定及项目的各项工作活动，活动才能收到预期效果。

根据健康教育与健康促进项目的内容和目的，健康教育计划的内容和形式各有不同，模式多种多样，但其计划设计的基本步骤却是相同的。一般来说，分为以下几个步骤：一是社区需求评估；二是确定优先项目；三是确定总体目标和具体目标；四是制定干预策略；五是制定计划实施方案。

第三节 中医健康教育的实施与评价

一、健康教育的形式

1. 发放印刷资料

印刷资料包括健康教育基本知识宣传单、健康挂历、健康教育处方和健康手册等。资料的发放地点为卫生服务中心（站）的候诊区、诊室、咨询台，社区以及公共设施等处。印刷资料需及时更新补充，保障使用。

2. 播放音像资料

音像资料的播放形式，包括互动电子屏幕展示、视频展示、电视讲座、广播讲座等。正常应诊时间里，在卫生服务中心门诊候诊区、观察室、健康教育室等场所或宣传活动现场播放。

3. 设置健康教育宣传栏

宣传栏一般设置在机构的户外、健康教育室、公共实施旁、候诊室、输液室或收费大厅的明显位置，应根据不同季节、不同气候特点或不同来诊人群及时更新健康教育宣传栏内容。

4. 网络平台宣传

充分运用网站、QQ群、微信群等网络平台，开展中医药"治未病"理论知识，以及常见亚健康状态、常见慢病的中医药防治知识的宣传。

5. 有针对性开展健康咨询活动

利用各种健康主题日或针对重点健康问题，开展健康咨询活动并发放宣传资料。定期举办健康知识讲座、健康沙龙，引导人们学习、掌握健康知识以及必要的健康技能，促进健康管理对象的身心健康。

6. 开展个体化健康教育

医务人员以及养生保健机构在提供门诊医疗、上门访视等医疗卫生服务时，要开展有针对性的个体化健康知识和健康技能的教育。

7. 鼓励参加健康自助类团体

鼓励服务对象参加各种以健康自助为目的的社区团体、组织或俱乐部，如戒烟互助会、肺癌俱乐部等。

二、健康教育的流程

1. 了解健康需求

通过健康辨识与健康评估，结合与患者的接触、谈话获得的信息，了解不同个体、群体的健康需求。

2. 选择健康教育方式和强度

根据健康教育对象对疾病或健康问题的认识水平、对健康教育的态度、学习能力、环境因素等不同，选择不同方式和强度的健康教育。

3. 制定健康教育计划

（1）教育时间　根据教育形式的不同而具体选择，如开展室内小范围内的健康沙龙则宜征求此范围内所有服务对象的意见，以期获得最佳时间；如开展室外宣传或讲座，则宜视天气情况而定，可不征求意见。

（2）教育场所　对某些特殊人群的健康教育应选择适宜的场所进行，以免使此类人群或家属感到不安或尴尬，如艾滋病人群。

（3）教育内容　教育内容应根据教育形式具体情况决定，以最小投入或健康意识最大提高效果为原则。如社区大范围的宣传，则应当重点宣传该社区高发病相关的健康知识；若是小范围的小差异人群，则可宣传针对该人群特点的健康知识。

（4）教育人员　参与健康教育主讲或宣传的人员必须有相关资质，熟悉受众人群健康危险因素特点，熟悉各科疾病的预防、发生和发展。着装得体，形象大方，耐心严谨，微笑服务。

（5）教育方法及工具　根据受众的特点，选择恰当的教育方法和工具，以加强教育的效果。

4. 健康教育的效果评价

健康教育的效果主要体现在教育需求、教学方法及教育目标的实现程度3个方面。评价健康教育的目的是及时修正原有计划，改进工作。

（1）评价教育需求　评价以往受众教育需求的评估是否准确、完整。

（2）评价教学方法　评价教育方法是否恰当、教育者是否称职、教材是否适宜、教育形式是否合理。

（3）评价教育目标的实现程度　目标有不同的层次，前一层次的目标往往是下一层次目标的基础。评价时，应参照计划目标，在活动的不同时期进行不同的评价。

三、服务要求

1. 硬件要求

具备开展健康教育的场地、设施、设备，并保证设施设备完好，能够正常使用。

2. 制定教育计划

要制定健康教育年度工作计划，保证其可操作性和可实施性。

3. 教育内容要求

健康教育内容要通俗易懂，并确保其科学性、时效性。

4. 健康教育活动总结评价

要有完整的健康教育活动记录和资料，包括文字、图片、影音文件等，并存档保存，每年做好年度健康教育工作的总结评价。

5. 加强沟通协调

要加强与乡镇政府、街道办事处、村（居）委会、社会团体等辖区其他单位的沟通和协调，共同做好健康教育工作。

6. 技术指导和考核评估

要充分发挥健康教育专业机构的作用，接受健康教育专业机构的技术指导和考核评估。

7. 健康教育重点内容

运用中医理论知识，在饮食起居、情志调摄、药膳食疗、运动锻炼等方面，对城乡居民开展养生保健知识宣教等中医健康教育。

8. 健康教育的范围

患病人群因所患疾病不同，应接受相应疾病的健康教育。健康人群、亚健康人群及患病人群的中医健康管理的健康教育范围应包括中医药的基本知识、养生保健的理念和方法、常见疾病的中医药防治、重点人群的中医药养生保健及中医药常识等。

四、评价指标

可从不同角度，对健康教育和健康促进进行评价。常用的有形成评价、过程评价、效应评价和结局评价等。其中，形成评价是一个为健康教育、健康促进计划设计和发展提供信息的过程，包括为制定干预计划所做的需求评估以及为计划设计和执行提供所需的基础资料。其目的在于使健康教育计划更加符合目标人群的实际情况，使其具有最大的成功机会，也能够在计划实施过程中及时纠正偏差。过程评价起始于健康教育计划实施开始之时，贯穿于计划执行的全过程。效应评价是评估健康教育计划导致的目标人群健康相关行为及其影响因素（倾向因素、促成因素、强化因素）的变化，与健康结局相比，健康相关行为的影响因素及健康相关行为本身会较早发生改变，故健康教育计划的效应评价又称为近期和中期效果评价。结局评价着眼于评价健康教育项目导致的人群健康状况乃至生活质量的变化。对于不同的健康问题，从行为改变到出现健康状况的变化所需的时间长短不一，但均在行为改变之后，才可能观察到健康状况的改变，故结局评价也常被称为远期效果评价。

常用的过程评价指标如下。

媒介拥有率＝（拥有某种媒介的人数／目标人群总人数）×100%

干预活动覆盖率＝（接受某种干预活动的人数／目标人群总人数）×100%

干预活动暴露率＝（实际参与项目干预活动的人数／应参与该干预活动人数）×100%

常用效应评价指标如下。

信念持有率＝（有某种信念的人数／被调查者总人数）×100%

行为流行率＝（有特定行为的人数／被调查者总人数）×100%

行为改变率＝（在一定时期内某行为发生改变的人数／观察期开始时有该行为的人数）×100%

第四节　中医健康信息的传播

健康传播是通过各种渠道，运用各种传播媒介和方法，为维护和促进人类健康而收集、制作、传递、分享健康信息的过程。通常采用语言教育方法、文字教育方法、形象教育方法和现代教育技术方法等四大类来进行健康传播。

一、语言教育方法

语言教育方法又称口头教育方法，是健康教育最基本的方法之一，它不需要特殊的设备，可随时随地进行，并可充分利用语调、表情等手段使传播具有震撼力和穿透力，包括个别教育、专题讲座、小型座谈等方式。

（一）个别教育

个别教育是指针对单个对象或针对单个对象的问题，进行的健康教育，往往是对整体教育形式的重要补充。

1. 个别教育的特点

个别教育具有随时随地、简便易行、针对性强、反馈及时等特点，它不受对象、场地及时间的影响，且谈话自由，易于相互了解，灵活性强。

2. 个别教育的基本要求

（1）环境的选择　个别教育的对象广义地讲，可以是任何人；狭义地说，指有健康问题的人。无论是教育者还是受教育者，尤其对有健康问题的人在接受个别教育时，都需要一个安静，甚至僻静的环境，使其在受教育期间，尽量不受外界因素的干扰。为此，根据受教育者的心态，以受教育者最乐意接受为原则，可选择任何适当的地点，特别要注意尊重其隐私权，避免伤害其自尊心。

（2）语言技巧的应用　语言包括有声语言和体态语言两大类。有声语言在个别教育中起最重要作用，教育者要充分运用语言技巧，注意在语言的运用方面努力做到正确、准确、明确、有逻辑、丰富、精练、生动。

（3）肢体语言　在人际沟通中发挥着一定的作用。教育者在施教活动中要求做到：①手势运用恰当；②触摸选择合理；③目光专注自然；④面部表情亲切；⑤仪容朴素大方。

（二）小型座谈

小型座谈是一种带有讨论性质的口头教育形式，是针对小部分人进行的健康教育活动。

1. 小型座谈的特点

小型座谈具有人数较少、精力集中、针对性强、可及时掌握反馈信息等特点，可通过互相交流、提醒、讨论、提问等方式，达到较好的教育效果。此法在部队及院校健康教育活动中颇为常用，也容易被接受。

2. 小型座谈的基本要求

（1）人员、座次及时间的安排　健康教育座谈会的人数，一般以 10～20 为宜，12 人左右为最佳。座次安排应尽量选择平等性座次排列，使与会者感到成员间地位平等，而且视线接触好，利于交流信息和感情。座谈时间，一般控制在 1．5～2 小时。

（2）主持人的职能和技巧　作为健康教育者，在主持座谈会中的职能主要是组织、协调和引导。所以，要求主持者必须做到：①事先要充分做好各方面准备；②要有明确的、贯穿始终的中心议题；③要具备消除座谈会中讨论障碍的技巧；④要能最终把大家的意见归纳起来，做出正确的结论，对与会者予以鼓励和鞭策。

（三）专题讲座

专题讲座是健康教育的基本形式，是健康教育活动普遍采用的一种方式，具有经济高效的特点。

1. 专题讲座的特点

专题讲座具有专业性强、针对性强、目的明确、内容突出、受教育范围大、覆盖面广等特点。

2. 专题讲座人员的要求

承担健康知识专题讲座的人员，除了自身要有系统、全面、扎实的理论基础之外，还要懂得一些演讲技巧，并具备良好的心理素质，对讲稿内容要非常熟悉，对听讲对象有充分的了解，能够根据受教育者的文化程度、理解能力，结合讲座内容，编排讲课提纲。努力使专题讲座具有"三性"：第一有声性，即要将讲稿用语要变成上口入耳的口语；第二动作性，即讲稿要能借助肢体语言来表明感性态度；第三临场性，即写讲稿时事先要进行一番设想，可根据具体场合，灵活调整讲稿内容和表达方式。

二、文字教育方法

文字教育在我国有着传统的优势。现如今，虽然许多新型传媒方式不断涌现，但都离不开文字的配合或呼应，而且其影响范围与作用仍在扩大与深入。如各种卫生宣教形式基本上都以文字稿件或脚本为基础，所以每个健康教育者都必须掌握好文字教育方法。最常用的文字教育方法有标语、传单、小册子、墙报等，具有覆盖率大、影响面广、内容详尽等长处，有些还具备便于长时间保存、作用持久、不受时间和语言的限制、可以随时自由浏览、仔细品读等特点。

三、形象教育方法

形象教育方法在健康教育中，常以图画、照片、标本、模型、示范演示等形式进行。

四、现代教育技术方法

教育技术是教育科学中的一门新的学科，它是以教育学的理论为基础，运用现代科学技术成果，以提高教学效果为目的的技术手段。通过制作广播、幻灯、电视节目、视频节目、计算机互动程序等进行健康教育。

第五节　不同人群的中医健康教育

中医健康教育所面对的人群种类较多，面对不同人群的中医健康教育内容也不同。如面对健康人群，健康教育内容主要为正确的中医药知识和常识，以及中医药法规、四季中医养生知识等。对于亚健康人群和疾患者群，因亚健康人群具有一定的可复性，通过适当的中医调理可以转变为健康人群，健康教育的主要内容为中医养生知识、中医调护方法等，而疾患者群则需要针对相关疾患进行健康教育，以利于疾病恢复，避免出现并发症。

一、中医学基本理论教育

1. 中医学对生命的认识

介绍中医学"天地人"的理念，了解人的生命来源于自然，是自然的一种现象，生长壮老已是生命的自然过程。

2. 中医学对人与自然、社会关系的认识

介绍中医学"天人合一"的理论，了解天人合一，天人相应，人与自然界的整体观念；介绍社会环境对人体生理、病理的影响。

3. 中医学对健康的认识

介绍中医学天人合一、脏腑合一、形神合一、阴阳平衡等健康观念；介绍中医学阴阳五行的哲学思想和方法；介绍法于阴阳，和于术数，食饮有节，起居有常，不妄作劳，恬淡虚无，规避虚邪贼风的健康生活方式。

4. 中医学对亚健康状态的认识

介绍亚健康状态的概念、分类与特征，阐明其隐匿性和双向性，提醒人们重视亚健康状态的防范。介绍常见亚健康状态症状，如目干涩、耳鸣、头晕、头痛、夜尿多、便秘、咽干、健忘、心悸、失眠、经前乳胀、疲劳、嗜睡、畏寒、情绪低落、烦躁易怒等特点；常见亚健康中医证候，如肝气郁结证、肝郁脾虚证、心脾两虚证、肝肾阴虚证、肺脾气虚证、脾虚湿阻证、痰热内扰证、心肾不交证、气血亏虚证、湿热蕴结证等的辨识方法；常见疾病倾向，如高血压前期、糖尿病前期、高脂血症前期、乳腺增生倾向、前列腺增生倾向、脂肪肝倾向、慢性疲劳综合征、动脉粥样硬化倾向、胃肠功能紊乱、抑郁倾向等判断方法及干预措施。

5. 中医学对疾病的认识

介绍中医学对疾病产生的原因和病理变化的认识；了解自然因素、社会因素、精神情志、饮食因素、起居因素等导致疾病的因素；介绍病、证、症的关系及中医学分析疾病的方法。

6. 中医学的诊治手段

介绍中医学望、闻、问、切（尤其是脉诊）诊断方法和辨证原理，以及中医学治疗疾病的基本原则和方法、中医学治未病的思想、中医的内治和外治方法等。

7. 中医学养生保健的理念和方法

介绍中医学的顺应自然、阴阳平衡、辨证施养的养生保健理念和思想，以及养生保健的基本原则；介绍中医学常用的养生方法，如体质养生、四季养生、情志养生、饮食养生、运动养生、经穴养生等。

（1）体质养生　介绍中医学对体质的认识和辨识体质的方法，了解平和质、阳虚质、阴虚质、气虚质、血虚质、痰湿质、湿热质、血瘀质、气郁质、特禀质等不同体质的特征及其相应的日常养生方法。

（2）四季养生　介绍中医学按照春、夏、秋、冬四时变化，采用的相应的养生方法。

（3）情志养生　介绍中医学对精神情志活动的认识，了解情志与脏腑的关系以及产生疾病的道理，介绍心地善良、心胸开阔、心情快乐、心态平和、心宁神净等情绪调摄方法。

（4）饮食养生　介绍中医学饮食养生的常用方法，树立正确的饮食养生理念，采取适宜合理的饮食方式，尤其是适合自己的饮食方式。

（5）运动养生　介绍中医学对运动养生的认识，介绍太极拳、八段锦、易筋经、五禽戏等的特点、作用、操作要领及注意事项。

（6）经穴养生　介绍中医学对经络的认识以及经络在人体中的作用，介绍常用穴位的部位、养生保健功效、按压方式以及注意事项等。

二、常见疾病的中医药防治知识教育

介绍中医学对冠心病、高血压、高血脂、糖尿病、恶性肿瘤、慢性支气管炎、风湿性关节炎、颈椎病、骨质疏松症、流行性感冒、失眠、便秘等疾病的认识，重点介绍中医学对这些疾病的预防和治疗，介绍中医药对这些疾病的辨证论治。了解中医学针对这些疾病的预防保健方法和辅助治疗方法，如饮食、情志、运动、穴位按摩、药枕、敷贴、足浴、气功等方法。

三、重点人群的中医药养生保健方法教育

1. 老年人的基本特点及养生保健

介绍中医学对老年人的生理特点、病理特点、常见疾病等的认识，着重介绍中医学针对老年人生理、病理特点所采取的养生保健方法和老年人常见疾病的预防保健方法。

2. 妇女的基本特点及养生保健

介绍中医学对妇女的生理特点、病理特点、常见疾病等的认识，着重介绍中医学针对妇女各个阶段的生理、病理特点所采取的养生保健方法和妇女常见疾病的预防保健方法。

3. 儿童的基本特点及养生保健

介绍中医学对儿童的生理特点、病理特点、常见疾病等的认识，着重介绍中医学针对儿童生理、病理特点所采取的养生保健方法和儿童常见疾病的预防保健方法。

四、中医药常识

1. 政策法规

介绍国家有关中医药的法律法规和方针政策、中医药服务体系以及中医药在国家卫生事业中的地位和作用等。

2. 特色疗法

介绍中医学在养生保健和疾病防治方面一些具有特色的治疗方法，如针灸、火罐、

足浴、刮痧等，了解其方法、注意事项等。

3. 中药常识

介绍中药的基本知识，了解中药"四气、五味"及中药简单的加工炮制方法、中药的煎煮方法以及服用中药的注意事项等。

4. 家庭常备中成药知识教育

介绍家庭常备中成药的主治、功效、适应证、使用方法、注意事项、服用禁忌等。

5. 中医药应急知识教育

介绍中医药应对突发公共卫生事件、自然灾害、家庭急救等的应急处置知识和技能。

五、其他健康教育内容

开展合理膳食、控制体重、适当运动、心理平衡、改善睡眠、限盐、控烟、限酒、控制药物依赖、戒毒等健康生活方式和可干预危险因素的健康教育。

开展高血压、糖尿病、冠心病、哮喘、乳腺癌和宫颈癌、结核病、肝炎、艾滋病、流感、手足口病和狂犬病等疾病健康教育。

开展食品安全、职业卫生、放射卫生、环境卫生、饮水卫生、计划生育、学校卫生等公共卫生问题健康教育。

开展应对突发公共卫生事件应急处置、防灾减灾、家庭急救等健康教育。

宣传普及医疗卫生法律法规及相关政策。

第八章 常见慢性疾病与重点人群的中医健康管理

第一节 常见慢性疾病的中医健康管理

一、高血压

高血压是以血压升高为主要表现的临床综合征，是多种心脑血管疾病的重要病因和危险因素，会影响重要脏器如心、脑、肾的结构和功能，最终导致这些器官的功能衰竭，迄今仍是心血管疾病死亡的重要原因之一。

世界卫生组织建议的正常血压标准是：凡正常成人收缩压应小于或等 140mmHg（18.6kPa），舒张压小于或等于90mmHg（12kPa），收缩压在141～159mmHg（18.9～21.2kPa），舒张压在91～94mmHg（12.1～12.5kPa），为临界高血压。诊断高血压时，必须多次测量血压，至少有2次或2次以上非同日血压测定所得收缩压的平均值≥140mmHg（18.6kPa）或者舒张压的平均值≥90mmHg（12kPa）才能确诊为高血压，仅一次血压升高者尚不能确诊，但需随访观察。

高血压属于中医学"眩晕""头痛"等病范畴。中医学认为，高血压发病的原因主要是七情内伤或脏腑功能失调。

（一）高危因素的管理

高血压的高危因素包括不可干预高危因素和可干预高危因素。

1. 不可干预高危因素

不可干预高危因素包括年龄、性别、家族史等。

（1）年龄　通常高血压患病率随年龄增长而升高，近几年高血压有年轻化的趋势，高血压人群占总成年人群的比例不断增长，尤其是中青年人群，是我国高血压患病率持续升高和患者数剧增的主要来源。

（2）性别　女性在更年期前患病率略低于男性，但在更年期后迅速升高，甚至高于男性。

（3）家族史　父母均有高血压，子女的发病概率高达46%，约60%的高血压患者可询问到高血压家族史。

2. 可干预高危因素及管理

可干预高危因素如高钠、低钾膳食，以及超重和肥胖、饮酒、精神紧张等，是我国高血压发病的重要危险因素，是慢病管理的重点。

（1）高钠、低钾膳食　人群中，钠盐（氯化钠）摄入量与血压水平和高血压患病率呈正相关，而钾盐摄入量与血压水平呈负相关，膳食钠／钾比值与血压的相关性甚至更强。有研究表明，膳食钠盐摄入量平均每天增加2g，收缩压和舒张压分别增高2mmHg和1.2mmHg，高钠、低钾膳食是我国大多数高血压患者发病最主要的危险因素。我国大部分地区，人均每天盐摄入量12～15g以上。对于这类高危因素的管理，主要原则是尽可能减少钠盐的摄入量，个体每日钠盐摄入量≤6g，并适当增加食物中钾盐的摄入量。主要措施，包括尽可能减少烹调用盐，建议使用可定量的盐勺；减少味精、酱油等含钠盐调味品的用量；少食或不食含钠盐较高的各类加工食品，如咸菜、火腿、香肠及各类炒货；增加蔬菜和水果的摄入量；肾功能良好者，使用含钾的烹调用盐。

（2）超重和肥胖　超重和肥胖，特别是向心性肥胖是高血压的重要危险因素。身体脂肪含量与血压水平呈正相关，人群中体重指数（BMI）与血压水平呈正相关。对我国24万成人随访资料的汇总分析显示，BMI≥24者发生高血压的风险是体重正常者的34倍。身体脂肪的分布与高血压的发生也有关，腹部脂肪聚集越多，血压水平就越高，腰围男性≥90cm或女性≥85cm，发生高血压的风险是腰围正常者的4倍以上。成年人的体重指数在24～27.9为超重，需要控制体重；>28为肥胖，应减重。成年人如果腰围≥90/85cm，同样提示需要控制体重，最有效的减重措施是控制能量摄入和增加体力活动。饮食方面，要遵循平衡膳食的原则，控制高热量食物，如高脂肪食物、含糖饮料及酒类等的摄入，适当控制主食（碳水化合物）用量；运动方面，规律的、中等强度的有氧运动是控制体重的有效方法。减重的速度因人而异，通常以每周减重0.5～1kg为宜。对于非药物措施减重效果不理想的重度肥胖患者，应在医生指导下使用减肥药物控制体重。

（3）饮酒　过量饮酒是高血压发病的危险因素，人群高血压患病率随饮酒量的增加而升高。虽然少量饮酒后短时间内血压会有所下降，但长期少量饮酒可使血压轻度升高，过量饮酒则使血压明显升高。如果每天平均饮酒≥3个标准杯（1个标准杯相当于12g酒精，约合360g啤酒，或100g葡萄酒，或30g白酒），收缩压与舒张压分别平均升高3.5mmHg与2.1mmHg，且血压上升幅度随着饮酒量的增加而增加。饮酒还会降低降压治疗的疗效，过量饮酒可诱发急性脑出血或心肌梗死的发作。对于这类危险因素的管理方面，主张控制饮酒量，每日酒精摄入量男性不应超过 25g，女性不应超过 15g。不提倡高血压患者饮酒，如饮酒则应少量，白酒、葡萄酒（或米酒）与啤酒的量分别少于 50mL、100mL、300mL。

（4）精神紧张　长期精神过度紧张也是高血压发病的危险因素，长期从事高度精神紧张工作的人群高血压患病率会增加。精神压力增加的主要原因有过度的工作和生活压力及病态心理，如抑郁症、焦虑症、A 型性格（一种以敌意、好胜和妒忌心理及时间紧迫感为特征的性格）、社会孤立和缺乏社会支持等。应采取各种措施，帮助患者预防和缓解精神压力，纠正和治疗病态心理，必要时建议患者寻求专业心理辅导或治疗。

（5）缺乏体力活动　正常血压人群中，久坐和体力活动不足者与活跃的同龄对照者相比，发生高血压的危险率增加 20% ～ 50%。健康管理方面，建议每天应进行适当的体力活动，每周应有 1 次以上的有氧体育锻炼，如步行、慢跑、骑车、游泳、健美操、跳舞和非比赛性划船等。典型的体力活动计划包括 3 个阶段：① 5 ～ 10 分钟的轻度热身活动；② 20 ～ 30 分钟的耐力活动或有氧运动；③放松阶段，约 5 分钟，逐渐减少用力，使心脑血管系统的反应和身体产热功能逐渐稳定下来。运动形式和运动量均应根据个人的兴趣、身体状况而定。

（6）吸烟　吸烟是心血管病的主要危险因素之一，被动吸烟也会显著增加发生心血管疾病的风险。吸烟可导致血管内皮损害，显著增加高血压患者发生动脉粥样硬化性疾病的风险。任何年龄戒烟均能获益。烟草依赖是一种慢性成瘾性疾病，不仅戒断困难，复发率也很高。因此，应强烈建议并督促高血压患者戒烟，并鼓励患者寻求药物辅助戒烟，如使用尼古丁替代品、安非他酮缓释片和伐尼克兰等，同时也应对戒烟成功者进行随访和监督，避免复吸。

（二）常见症状的管理

原发性高血压患者通常起病缓慢，早期多无症状，偶于体检时发现血压升高，少数人则在出现心、脑、肾等并发症后被发现。高血压患者可有头痛、头晕、心悸、失眠、疲劳等症状，呈轻度持续性，在紧张或劳累后加重，不一定与血压水平有关，多数症状可自行缓解，有时血压极度升高可出现高血压危象或高血压脑病。

1. 头晕

头晕为高血压最常见的症状，有些是一过性的，常在突然下蹲或起立时出现，有些则是持续性的。患者头部有持续性的沉闷不适感，严重时妨碍思考，影响工作，因对周围事物失去兴趣而倍感痛苦。高血压患者的头晕不同于内耳眩晕症的真性眩晕，后者呈发作性，发作时有天旋地转，如立舟车之感，并伴有恶心呕吐。但在高血压危象或椎－基底动脉供血不足时，可出现与内耳眩晕症相类似的症状。

【管理指导】

（1）改变体位时动作宜慢　坚持"三个半分钟"。"三个半分钟"是指夜间起床时和清晨醒来后要继续平卧半分钟，再在床上坐半分钟，然后双腿下垂于床沿半分钟，最后再下地活动。

（2）头晕严重时　应卧床休息，协助其在床上大小便。

（3）营造轻松的环境　避免外界不良因素的刺激，通过聆听轻音乐等舒缓情绪，转移注意力，可指导患者使用药枕减缓长期头晕的症状。

（4）降压治疗　避免自行增减药物的剂量，特别是对脑动脉硬化和存在脑血管狭窄／闭塞的患者，不可一味追求快速降压，以免导致脑供血不足引起头晕，或诱发缺血性脑卒中。高血压患者的症状并不一定与血压水平相关，有的高血压患者常以头晕、头痛之有无或轻重来指导自己服药，这是服用降压药物的误区

（5）血压监测　当症状加重，怀疑发生高血压危象、高血压脑病等严重症状时要及时联系慢病管理专职人员，做好转诊安排或急诊处理。

2. 头痛

头痛也是高血压的常见症状，多为持续性钝痛或搏动性胀痛，甚至可有炸裂样剧痛。常在早晨睡醒时发生，起床活动及饭后逐渐减轻，但也可在午后或疲劳之后再度出现。疼痛的部位以两侧太阳穴和后脑多见，其主要原因为高血压造成头部血管扩张及充血。

【管理指导】

健康管理人员应指导患者头痛时卧床休息，抬高床头，改变体位时动作要慢。避免劳累、情绪激动、精神紧张、吸烟、酗酒、环境嘈杂、不规律服药等，合理安排休息与工作，放慢生活节奏。对血压持续增高的患者，应每日测量血压 2～3 次，并做好记录，必要时测量立、坐、卧位血压，掌握血压变化规律。规律服用降血压药物，也可指导患者通过中药沐足、穴位按摩等缓解头痛。血压波动过大，要警惕脑出血的发生，如在血压急剧增高的同时，出现头痛、视物模糊、恶心、呕吐、抽搐等症状，应考虑高血压脑病的发生，出现上述各种表现时均应立即送医院进行紧急救治。

3. 心悸、失眠

高血压患者性情多较急躁，遇事敏感，易激动，心悸、失眠比较常见。心悸多伴有心慌；失眠多为入睡困难或早醒，睡眠不实，噩梦纷纭，甚或似睡非睡，易惊醒，醒后常感头晕脑胀，这些症状与大脑皮层功能紊乱及自主神经功能失调有关。

【管理指导】

健康管理人员应指导患者学会情志调节，培养多种兴趣，戒刺激，劳逸结合，勇于面对挫折。从自身着手，要胸怀坦荡，目光远大，宽宏大量；遇事要冷静处理，不

要心胸狭窄，鼠目寸光，无急躁及嫉妒心；要树立与疾病做斗争的信心，积极配合医生的治疗，千万不可悲观失望，但也不能满不在乎。指导患者掌握一些缓解症状的保健方法，如穴位按摩（头部、耳部、足部等）、太极拳、导引运动等。

4. 肢体麻木

肢体麻木以中、晚期年龄较大的高血压患者多见，特别是在久坐后更易出现，常见手指、足趾麻木，或皮肤如蚁行感，或项背肌肉紧张、酸痛，部分患者常感手指不灵活。长期高血压合并动脉硬化，会使血管管腔狭窄，血流不畅，肢体缺血，由此所致的肢体麻木较为顽固，持续时间也长，而且常固定出现于某一肢体。

【管理指导】

若伴有肢体无力、抽筋、跳痛等现象时，应及时到医院就诊，以免脑血管意外的发生。

（三）生活方式的管理

1. 生活起居管理

中医学认为，人处在天地之间，生活于自然环境之中，作为自然界的一部分，人与自然是息息相关的，机体内外环境应协调统一，人体内外环境相对平衡的失调则会导致疾病。因此，适环境、慎起居、节劳逸以适应自然是高血压病中医康复保健措施的一个重要方面。

（1）生活规律　良好的生活习惯是保持健康、防治高血压病必不可少的重要条件。一般应做到定时就寝、按时起床、保证充足的睡眠，每天以睡 7～8 小时为宜（老年人可适当减少），中午最好略睡片刻；注意保持大便通畅，养成定时排便的习惯，防止便秘，大便不畅时用力排便可使血压升高，甚至发生严重的并发症，不要过度憋尿以防造成血压升高；腰带松紧要适宜，系领带不可过紧；洗澡时，水温要适中，最好为34℃～40℃，洗澡时间不宜过长，一般不超过 15 分钟，若为盆浴时，注意勿让水满过胸部；注意预防跌倒，尤其是年龄较大的高血压患者更应注意；外出旅行时，应随身携带降压药，最好能随身携带便携式血压计，以备随时检测；合理安排工作和休息，加强工作的计划性，做到忙而不乱，减少紧张；时间安排要得当，留有余地，做到从容不迫，切勿因赶时间而匆匆忙忙，各种不同性质的工作交替或轮流进行，亦有助于大脑疲劳的恢复；看电视的时间不宜过久，性生活也应合理安排。

（2）改善环境　保持居室环境整洁，可在室内外栽花、种草、种树，既可美化环境，又可陶冶情操；尽量避免噪音刺激，室内装饰以蓝色、绿色及白色等冷色调为宜，有利于保持情绪的稳定，避免发生冲动；室内空气要流通，光线适中，温度适宜。由于寒冷刺激会引起机体内小动脉反射性收缩，使血压增高而诱发中风，故高血压患者必须随时注意保暖，避免寒冷刺激。

2. 饮食营养管理

高血压患者的饮食要保持营养均衡，要坚持"三高五低"的原则。"三高"指食物高新鲜度、高纤维素、高蛋白质；"五低"指低糖、低盐、低脂肪、低胆固醇、低刺激性。每日盐的摄入量一般控制在 6g 以下，脂肪摄取总量不超过膳食总热量的 15%～30%，对防止肥胖症、高脂血症、冠心病和某些肿瘤有重要意义，尤其对已有肥胖症者更为重要，胆固醇的摄取量每日不超过 300g，中、老年人尽量少吃动物内脏等含胆固醇较高的食物。注意饮食结构的合理搭配，避免营养过剩，吃饭要定时，饮食不要过饱，切忌暴饮暴食，以免发生中风。多吃新鲜的蔬菜和水果，少饮酒或不饮酒，不喝浓茶和咖啡，戒烟。

对服用排钾利尿剂的患者，应注意补充含钾高的食物，如蘑菇、香蕉、橘子等。肥胖者应限制热能摄入，控制体重在理想范围之内。避免高钠饮食，如腌泡食物、薯片、罐装汤和冷盘等，及高胆固醇、高饱和脂肪食物，如蛋黄、奶油、猪肝、猪脑等，饮食加工不宜太精细，以免有害元素（铅、镉等）增多及有利微量元素被破坏过多。多饮矿泉水、冰化水（结冰后融化的水），少饮含糖饮料，忌饮水过热过凉，忌一次性喝水过多，忌喝盐水。

（1）食物的选择 每日食盐摄入量在 6g 以下；限制动物性脂肪的摄入，如猪油、牛油、奶油、动物内脏、肥肉等，多吃植物油，如花生油、芝麻油、橄榄油等；每日适量摄入蛋白质，如瘦肉、鱼类、豆制品等；多吃新鲜蔬菜、水果；吞咽障碍患者需根据吞咽能力选择不同质地、黏稠度的食物。

（2）膳食食谱 ①鲜芹菜汁：取鲜芹菜 250g，洗净后用沸水浸泡约 3 分钟，切细捣碎取汁饮用，每次 1 小杯，每日 2～3 次，鲜芹菜汁具有降压的功效，适合各型高血压。②麻油拌菠菜：将新鲜菠菜洗净，置沸水中浸泡约 3 分钟，以麻油、盐拌食，每日 2～3 次用于高血压头痛、面赤、目眩。③荷叶冰糖粥：取新鲜荷叶 1 张，洗净煎汤，用荷叶汤与粳米 100g 煮粥，粥将熟时加入适量冰糖，再煮一二沸即可，适用于阴虚阳亢型高血压。④决明冰糖粥：取决明子（炒）10～15g 煎汁，去渣，放入 100g 粳米同煮粥，粥将熟时加入适量冰糖，再煮一二沸即可食用。该粥有清肝、明目、通便等作用，适用于阴虚阳亢型高血压。⑤胡萝卜粥：将新鲜的胡萝卜洗净切碎，与粳米同入锅内加清水适量，煮至米开粥稠即可，该粥有健脾和胃、下气化滞、明目、降压利尿等作用，适用于高血压兼有消化不良等症状者。⑥葛根粉粥：取粳米 100g 浸泡一宿，与葛根粉同入砂锅内，加水 500g，用文火煮至米开粥稠即可，适用于高血压合并冠心病、老年性糖尿病者。⑦豆浆粥：将豆浆汁 500g，粳米 100g 同入砂锅内煮至粥稠，以表面有粥油为度，加入少量砂糖或细盐即可食用，该粥有补虚润燥的作用，适用于高血压兼有动脉硬化、高脂血症者。⑧松花淡菜粥：取松花蛋 1 个（去皮），50g 淡菜浸泡洗净，同粳米共煮粥，可加少许盐调味，宜空腹服用，具有清心降火的功效，用于高血压伴耳鸣、眩晕等症。⑨玉米须炖龟：取玉米须100g，乌龟1只（约500g），洗净后将龟肉与用纱布包扎的玉米须一起放入砂锅内，加葱、姜、盐、黄酒、水，先用旺火烧沸，转用文火炖烂即可，本品具有滋阴补血，生津降压的功效，适用于高血压兼有口渴神疲、湿痹、风痹等症状者。⑩海带决明汤：取海带30g，草决明15g，猪瘦肉50g，共入锅煮汤，加适量盐调味即可，本品具有清肝明目，降压的功效，适用于阴虚阳亢型高血压。

3. 运动管理

（1）运动原则　适当、科学的运动对高血压的治疗是非常有益的，但高血压患者进行运动应遵循量力而行、循序渐进的原则，并应进行自我监测。运动量和运动类型的选择最好依照医生的运动处方，避免在运动中做推、拉、举等静力性力量练习或憋气练习，应选择一些全身性、有节奏、容易放松、便于全面监控的项目，如步行运动、慢跑运动等，并重视运动前的热身及运动后的整理活动。高血压患者在运动时需注意以下几点：运动宜适度，不宜疲劳；运动宜动静结合；运动宜有张有弛；运动宜因人而异；运动宜长久坚持；运动忌幅度过大；忌餐后运动；忌竞技运动；运动时忌喝冷水；运动后不要立即坐地休息；运动后忌急于进食；运动后宜科学补水。值得注意的是，严重的高血压患者应卧床休息，高血压危象者则应绝对卧床，并在医院内进行观察。

（2）运动量的控制　运动量对运动的效果和运动安全有直接的影响，掌握适当的运动量对高血压患者来说是非常必要的。通常以心率作为判断最佳运动量的指标，可用以下公式进行大致估算：最大心率＝220–年龄。除非患者必须进行某种特殊检查（如运动试验），一般不应让患者的运动量达到最大心率，而以靶心率作为运动目标。所谓靶心率是指既安全又能达到锻炼目的的心率，可用下列公式计算：靶心率＝最大心率×70%。高血压患者应根据身体状况与爱好，选择参加一些力所能及的体育运动，每周运动5次以上，每次30分钟，就可达到锻炼效果。

（3）中医传统功法　①太极拳：太极拳适用于各期高血压患者，对防治高血压有显著效果，长期坚持太极拳运动可有以下作用：能够使全身肌肉放松，血管舒张；有助于消除精神紧张因素对人体的刺激，从而有利于血压下降；有助于改善高血压患者神经肌肉系统的平衡性和协调性。②导引（气功）运动：坚持气功练习，控制血压的近期有效率可达90%左右，初学者可选择内养静坐导引法。

4. 情志管理

高血压病是慢性疾病，高血压病的治疗是一个漫长的综合治疗过程，患者应有充分的思想准备。患病后不宜过度忧虑与悲观，要树立良好的生活信念，努力改变性格上的缺陷，积极配合医师的治疗，才能取得满意的疗效。首先要保持情绪稳定，忌情绪紧张。当人处于紧张、忧虑、愤怒、悲伤等情绪之中时，可出现心慌、气急和血压升高现象，甚至导致脑血管痉挛或破裂，诱发中风甚至导致死亡。

当患者感到心情不佳、紧张焦虑时，可有意识地转移注意力，如进行一些练字、绘画、钓鱼等可使大脑处于比较平稳状态的活动，也可通过转换环境来放松心情，如爬山，或去郊外、公园、河边欣赏大自然美景。遇到令人不愉快的事，要进行"冷处理"，避免正面冲突，学会遇事想得开，切忌生闷气或发脾气。另一方面，要保持心情开朗，正确面对疾病。有的高血压患者一旦发现血压增高，则思想负担加重，终日忧心忡忡，结果血压进一步增高；有的患者因觉得自己给家庭和社会带来了负担，成为家庭的"包袱"，表现出消极沮丧的情绪，对治疗失去信心，抗拒按时服药，抗拒配合医疗护理，等待"最后的归宿"；也有的患者因降压治疗一时不理想，变得焦躁不安，怨天尤人；而一些患者一旦确诊为高血压病后，便把注意力集中在疾病上，稍有不适便神经过敏，猜疑血压是否升高了，是否出现严重并发症等，惶惶不可终日。上述患者的表现均是不可取的，对疾病的康复也是极为不利的。高血压患者应当学会节七情、戒刺激、劳逸结合、勇于面对。从自身着手，要胸怀坦荡，目光远大，宽宏大量；遇事要冷静处理，不要心胸狭窄，鼠目寸光，无急躁及嫉妒心，要树立与疾病做斗争的信心，积极配合医生的治疗；千万不可悲观失望，但也不能满不在乎。

此外，高血压患者应培养多种兴趣，多参加一些公益活动及娱乐活动，做到笑口常开，乐观轻松，可根据自己的爱好与身体状况选择娱乐活动，如唱歌、跳舞、下棋、打牌、听音乐、写诗、绘画、弹琴等，通过这些娱乐活动，陶冶情操，增进人际关系，增加生活情趣，消除紧张忧虑，进而达到改善高血压症状的目的。

（四）中医特色疗法

高血压的中医特色疗法包括食疗、推拿、药物敷贴法、药枕、药浴等，不仅能够为治疗高血压提供更多的治疗途径，而且可以避免或减少口服药对身体可能造成的不良影响。

1. 槐葛三仁固体饮料

【处方】槐米、葛根、薏苡仁、酸枣仁、火麻仁、山楂、茯苓、决明子、莱菔子、昆布、菊花、肉豆蔻、甘草等。

【功效】疏肝理气活血。

【用法】溶于温开水后饮用。一次 10g，一日 2 次。

【适应证】适用于"三高"人群和肥胖人群。

2. 推拿疗法

【原理与作用】通过手法作用于人体体表的特定部位，并通过经络穴位、脏腑、气血、阴阳等不同环节的介导、调整作用，改善周围血管血流量，增强血管弹性，减低血液黏稠度，改善血液循环和大脑皮质功能，解除精神紧张，防止动脉痉挛和硬化。

【取穴】①头面部：哑门、风池、大椎、百会、太阳、攒竹、丝竹空。②颈肩部：肩井。③胸腹部：膻中、中脘、气海、关元、天枢。④上肢：曲池，神门、内关、外关、合谷。⑤下肢：足三里、三阴交、行间、涌泉。

【操作手法】点法、按法、分法、揉法、拿法、推法、摩法、擦法、叩法、击法。

【适应证】1 ～ 2 级高血压患者。

3. 足部按摩疗法

【原理与作用】脚心是肾经涌泉穴的所在部位，经常用手掌摩擦脚心，有健肾、理气、益智、交通心肾等功效，使水火相济，心肾相交，能够防治失眠、多梦等，对高血压有很好的疗效。

【按摩涌泉穴】取坐位，用两手拇指指腹自涌泉穴推至足跟，反复 30 ～ 40 次，至脚心发热为止，每日 1 ～ 2 次。在按摩脚心的同时，还要多活动脚趾。

4. 穴位贴敷疗法

【原理】神阙穴属任脉，又为冲脉循行之所，任脉为阴脉之海，并与阳脉之海的督脉首尾相连，故药敷神阙穴可调和阴阳，使"阴平阳秘"，达祛病之效。

【操作手法】可选用清肝泻火，化痰活血的龙胆草、川芎、三棱、天麻、夏枯草等中药研成粉末，醋调成糊状，以橡皮膏固定穴位处。每次贴 24 小时以上，每周贴 3 次，6 周为 1 个疗程。

【适应证】1 ～ 2 级高血压患者。

5. 耳穴压丸法

【原理】中医学认为，耳与人体五脏六腑和经络关系密切，在耳郭上可找到相应的反应区，在这些反应区加上适当的刺激可治疗疾病。采用小粒药物种子或药丸等贴压耳穴治疗，常用王不留行，取其活血、通经、止痛的功效。

【操作手法】取穴神门、皮质下、降压沟、肝、肾、三焦、交感等，每天按压穴位，使穴位保持长时间刺激，两耳交替进行，10 次为 1 个疗程。

【适应证】1 ～ 2 级高血压患者。

6. 药枕疗法

【原理】中医学认为，头为诸阳之会、精明之府，气血皆上聚于头部，头与全身经络紧密相连。高血压药枕选用具有芳香开窍、活血通脉、镇静安神、益智醒脑等效用之中药，经过炮制之后，作为枕芯装入枕中。药物经过颈部摩擦和微热直接作用于头部，促使头部经络疏通，气血流畅，能改善局部微循环。应用药枕防治高血压是一种有效、简便的方法。

【适应证】肝阳上亢型高血压出现耳鸣、头晕目眩症状者。

7. 中药浴足

【原理】利用平肝潜阳的中药配合芳香中药煎汤浴足。该疗法结合了中医外治法的思想及透皮给药技术，能起到降压、安眠、保健等多种功效，能有效降低患者血压，改善头晕、头痛等症状。

【操作方法】可选用牛膝、白芍、天麻、钩藤等中药，加水 2000mL 煎煮，水沸后再煮 20 分钟，取汁温热（夏季 38℃～41℃，冬季 41℃～43℃），倒进恒温浴足盆内浴足 30 分钟，每日 1 次。

【适应证】用于气虚痰瘀、痰湿壅盛等所致高血压病。

【禁忌证】禁用于伴有急性心肌梗死、糖尿病足、静滴血管活性药物（如硝酸甘油、硝普钠、多巴胺、压宁定）、皮肤有破损或有水疱、对浴足成分过敏、有足部水肿、有外周血管病等对温度感觉异常者，以及烧伤、烫伤、脓疱疮、皮肤病等患者。

二、高脂血症

高脂血症又称高脂蛋白血症、血脂蛋白异常或血脂异常，是一种慢性非传染性疾病。该病由于脂肪代谢或转运异常使血浆中的一种或多种脂质水平高于正常，导致全身代谢功能异常，并引起一系列并发症，严重危害人们的生命健康。血脂是血浆或血清中所含的脂类，包括胆固醇（CH）、甘油三酯（TG）、磷脂（PL）和游离脂肪酸（FFA）等，其与其他心血管风险因素相互作用，会导致动脉粥样硬化，增加心脑血管疾病的发病率和死亡率。

中医学多将高脂血症归于痰证、瘀证，其发病的外源因素主要有饮食不节，过逸少劳；内源因素则主要有情志内伤，年老体衰，正气不足，先天禀赋异常。

（一）血脂异常的界定

血脂检查是在正常饮食情况下，检测禁食 12～14 小时后的血脂水平。在判断是否为高脂血症时，必须具有 1～2 周内 2 次血标本监测记录。按照 2007 年中国成人血脂异常防治指南制定联合委员会制定的《中国成人血脂异常防治指南》的标准，血脂异常的界定如下。

1. 血清总胆固醇（TC）

TC ≤ 5.2mmol/L（200mg/dL），正常范围；5.23～6.19mmol/L（201～219mg/dL），边缘升高；≥6.22mol/L（240mg/dL），升高。

2. 血清低密度脂蛋白胆固醇（LDL-C）

LDL-C ≤ 3.21mmol/L（120mg/dL），正常范围；3.15～3.61mmol/L（121～139mg/dL），边缘升高；≥3.64mmol/L（140mg/dL），升高。

3. 血清高密度脂蛋白胆固醇（HDL-C）

HDL-C ≥ 1.04mmol/L（140mg/dL），正常范围；≤0.91mmol/L（150mg/dL），减低。

4. 血清总甘油三酯（TG）

TG ≤ 1.7mmol/L（150mg/dL），正常范围；1.7～2.25mmol/L（150～199mg/dL），边缘升高；≥ 2.26mol/L（200mg/dL），升高。

（二）高危因素的管理

1. 不可干预高危因素

不可干预高危因素包括年龄、性别等。

（1）年龄　无论男性和女性，在 50～69 岁血脂都随年龄的增加而升高，70 岁以后略有降低。

（2）性别　35 岁以上的人群，高脂血症男女总检出率分别为 42.57% 和 32.34%，男性高于女性，这可能与男性工作紧张、劳累、缺少体育锻炼、面临家庭和社会双重压力，加之喜肉食、吸烟、饮酒等因素有关。

2. 可干预高危因素及管理

可干预高危因素主要是不正常的生活方式，如高糖、高动物脂肪膳食，以及肥胖、吸烟、大量饮酒、缺乏体力活动等。

（1）高糖、高动物脂肪膳食　高糖、高动物脂肪膳食对人体健康有直接的危害。其中高糖膳食可诱发载脂蛋白 C Ⅲ 基因表达增加，使血浆 ApoC Ⅲ 浓度增高，而 ApoC Ⅲ 是脂蛋白酯酶的抑制因子，血浆中 ApoC Ⅲ 增高可造成脂蛋白酯酶的活性降低，继之影响乳糜微粒（CM）和极低密度脂蛋白（VLDL）的水解，引起高脂血症。高脂肪饮食可促进胆汁分泌，增加胆固醇的吸收率，提高胆固醇、甘油三酯的合成速率及血浆水平，刺激肝脏合成更多的胆固醇，增加 HMG-COA 还原酶活性而增加胆固醇合成。相关研究表明，有高脂肪饮食习惯的老年人微循环存在着中至重度水平异常的情况，且绝大多数患有不同程度的动脉硬化症、高脂血症及高黏血症等。

（2）肥胖　肥胖和高血脂成正相关，即随着 BMI 的增加，TC、LDL-C、TG 和载脂蛋白 B（ApoB）水平升高，而 HDL-C 和载脂蛋白 AI（ApoAI）水平下降，形成了一个促进心血管疾病发生的血脂谱。BMI ≥ 24 者，患高脂血症的风险是体重正常者的 3～4 倍。预防肥胖应将改变环境因素作为切入点，采取综合措施：①控制膳食平衡，改变不良生活习惯，减少食品和饮料中能量的摄入，减少总摄食量；避免睡前进餐，避免暴饮暴食；能量限制应考虑个体化原则，兼顾营养需求、体力活动度等。②积极参加体育锻炼，减少久坐；增加每天的运动量，本着循序渐进和安全第一的原则。③积极开展健康教育，提高人群的认知水平，通过自我管理实现有效减轻并维持体重的目标，对于非药物措施减重效果不理想的重度肥胖患者，应在医生指导下使用减肥药物控制体重。

（3）吸烟　心脑血管疾病死亡风险与吸烟量直接相关。烟草中尼古丁和一氧化碳可升高 TC，尼古丁能使游离脂肪酸增加，后者进入肝脏，可刺激肝脏大量合成 TG 和 VLDL-L，抑制肝脏微粒体合成，并可损伤血管内皮，引起动脉粥样硬化，使心血管疾病病死率增加 50%。戒烟是改善健康状况最有成效的方法之一，且可使不同人群受益。大多数吸烟者对烟草具有依赖性，当他们尝试戒烟时，会受到易怒、注意力不集中、烦躁不安等戒断症状的困扰。尼古丁替代疗法是一种经济有效的治疗方法，它通过减轻烟瘾，可以使戒烟率提高 1 倍以上。同时也应对戒烟者提供技能培训和社会支持，必要时进行药物治疗，联合中医针刺戒烟穴等治疗，多种方法联合使用，以增加效果。

（4）大量饮酒　饮酒主要通过提高 LDL-C、TC、HDL-C 及载脂蛋白 poB、ApoC2、apoA2 等的水平来增加高胆固醇血症的发病率，对高甘油三酯血症发病的影响则不如对高胆固醇血症显著，且长期大量饮酒者易出现脂肪肝，并易引起不同程度的动脉粥样硬化及肝硬化等疾病。大量饮酒，特别是长期酗酒会使血脂升高，对健康极为不利。有高血压等疾病的患者及长期服用阿司匹林者需特别注意，以不饮酒为宜。有研究认为，葡萄酒特别是红葡萄酒有升高 HDL-C 水平的作用，对血管有保护作用；而烈性酒对人体危害性较大。尽管饮红酒可提高 HDL-C 水平，但不主张低水平血清 HDL-C 者以饮酒作为治疗选择，因为饮酒引起血清 HDL-C 水平升高的同时也使血清 TG 水平升高。

（5）缺乏体力活动　正常人群中，久坐和体力活动不足者与喜爱运动的同龄人相比，患有肥胖和高脂血症的风险更高。运动是治疗高血脂的重要环节，建议患者坚持每周 5～7 天，每天 30～60 分钟的中等强度运动。可依据自身的体力和爱好选择简便、有效可行的运动项目，如慢跑、骑自行车及打太极拳、八段锦等。有研究表明，下午和晚上运动者较早晨和上午运动者患高脂血症的风险更低。

（三）常见症状的管理

高脂血症主要是脂质在真皮内沉积所引起的黄色瘤和脂质在血管内皮沉积所引起的动脉粥样硬化。尽管高脂血症可引起黄色瘤，但其发生率并不高；而动脉粥样硬化的发生和发展又是一个缓慢渐进的过程。因此，通常情况下，多数患者并无明显症状和体征，多是在检查身体时发现；较重时会出现眩晕、胸闷、气短、心慌、胸痛、肢体乏力、口角歪斜等症状，最终会导致冠心病、脑卒中等严重疾病，并出现相应表现。针对高脂血症患者常见的症状进行相关健康指导如下。

1. 眩晕

高脂血症引起动脉血管管壁平滑肌细胞增生，脂质沉积，各种生物因子活化，血管收缩，影响椎—基底动脉系统，造成前庭系统缺血，出现眩晕。表现为患者自觉周围环境和（或）自身旋转，或有摇摆不稳，晃动，头重脚轻感。眩晕是各种高脂血症常见的早期症状之一。

【管理指导】

（1）发作时　指导患者立即取卧位，避免头部活动及声光刺激，如有伴随症状，如恶心、呕吐、耳鸣等，教患者进行深呼吸，鼓励患者放松。

（2）情志护理　通过聆听轻音乐、冥想、松静功等舒缓情绪和转移注意力，保持情绪稳定。

（3）饮食指导　宜选补益肝肾之品和含钙较高的食物，如鱼、虾、海产品、牛奶、瘦肉、排骨，以及防止血管硬化作用的食物，如山楂、黑木耳、黑芝麻、香菇、茶叶、莲心、蜂蜜等，多食用新鲜蔬菜、水果，多饮水，以保持二便正常，并鼓励患者忌辛辣烟酒，少食肥甘厚腻，少食动物脂肪、动物内脏等。

（4）营造安静的环境　避免外界不良因素的刺激，保证患者充分的休息和睡眠，维持最佳的身心状态。

（5）室外活动　在病情许可时，鼓励患者到室外活动，如散步、打太极拳等，以增加运动量，提高心肺功能，改善全身血液循环，增进食欲，改善营养状况，有利于全身功能的恢复。

2. 胸闷胸痛

高脂血症可促进动脉粥样硬化的形成和发展，还可导致血栓的形成，使原来已经硬化的血管管腔进一步狭窄，导致心肌血供不足，胸闷胸痛。

【管理指导】

（1）发作时　指导患者立即停止活动，严格卧床休息，必要时予以硝酸甘油舌下含服。避免情绪紧张，以减少心肌耗氧量。

（2）起居调护　注意保暖，慎防外感，避免过度劳累、情绪激动、饱餐等不良刺激，保持大便通畅，避免用力排便，以免诱发胸闷。

（3）情志调护　指导患者平心静气，避免七情过极和外界不良刺激，不宜观看紧张刺激的电影、电视、小说等。

（4）饮食调护　指导患者合理膳食，饮食宜低盐、低脂、低胆固醇、高纤维素，应定时定量，防止过饱过饥，夜餐尤应忌过饱。戒烟酒，忌辛辣刺激之品，少饮浓茶、咖啡。

（5）穴位按压　教会患者按压内关，神门、心俞等穴位，有助于疏通经络，调和血脉，宁心安神。

（6）室外活动　患者无胸闷胸痛不适时，可适当进行室外活动，如散步、做操、打太极拳等，以促进康复。

（四）生活方式的管理

1. 生活起居管理

高脂血症患者要坚持健康的生活方式，养成"多喝水，管好嘴，迈开腿"的生活方式，注意规律、适当地参加体育活动和文娱活动，保持良好心态，培养开朗性格，学会"知足常乐"，尽量避免精神紧张、情绪过分激动、经常熬夜、过度劳累、焦虑或抑郁等不良因素，以免对脂质代谢产生不良影响。同时，应适当地运动，控制体重是预防血脂过高的重要措施之一。除饮食控制外，提倡坚持体育锻炼，如慢跑、五禽戏、太极拳、乒乓球、跳舞等。此外，绝对戒烟忌酒，尤应注意"四不过"，即"晚餐不宜过饱""服药不要过量""枕头不要过高""盖被不要过重"。

2. 饮食营养管理

饮食治疗是高脂血症的首要治疗措施，应长期坚持，鼓励低盐、低脂、低胆固醇、低糖饮食。总热量控制：每人每天所需热量（kcal）为标准体重（kg）×（30～35）。三餐热量比例为3:4:3，糖、脂肪、蛋白质三大营养素供能比例分别为50%～60%、15%～20%、25%～30%。同时，注意适当限制盐的摄入，多食新鲜蔬菜和水果，多饮茶，补充足量的维生素，以降低心血管病的其他危险因素。饮食应规律，三餐定时定量，不暴饮暴食。另外，维生素的摄入也很重要，如维生素C、维生素A在增强机体抵抗力，防止多种疾病的发生中起着一定作用。此外，蔬菜、豆制品、瘦肉、海蜇、鱼类等低胆固醇含量食品可作为重点食品，亦可选择海带、紫菜、木耳、香菇、大蒜、姜、黄瓜、茄子、绿豆等，尤其是富含纤维素的蔬菜，可减少肠内胆固醇的吸收，是天然的"降脂药"。

对于仅有血胆固醇含量增高，而甘油三酯含量正常的患者，饮食治疗的要点是限制食物胆固醇，每天总摄入量少于200mg。应忌吃或少吃含胆固醇高的食物，如动物脑、脊髓、内脏、蛋黄（每个蛋黄含250～300mg胆固醇）、贝壳类（如蚌、螺蛳）和软体类（如鱿鱼、墨鱼、鱼子）等。适量补充瘦猪肉、牛肉、鸭肉及鸡肉、鱼类和奶类等。限制动物性脂肪，适当增加植物油的摄入。

对于仅有血甘油三酯含量增高，而胆固醇含量正常的患者，关键在于限制进食量，降低体重，达到并维持标准体重。其次是限制甜食，此类患者对糖类特别敏感，糖可使甘油三酯水平更高。此外，要注意禁酒，酒可使这类患者的甘油三酯含量增高。可适当增加蛋白质，尤其是大豆蛋白。需限制胆固醇摄入，每天低于300mg。

对于混合型高脂血症，此型患者血胆固醇和甘油三酯含量都增高，饮食治疗的要点是将上面两型结合起来，即适当限制胆固醇和动物脂肪，控制食量以降低体重，忌吃甜食，戒酒，适当增加植物油、豆类及其制品，多吃蔬菜、瓜果和某些具有降脂作用的食物。

中医学强调"药食同源"，药膳食谱推荐如下。

（1）消脂减肥茶　取生首乌30g，生山楂15g，草决明15g，冬瓜皮20g，乌龙茶3g。先将前四味共煎，去渣，以其汤液冲泡乌龙茶，代茶饮用。每日1剂，连续饮用两月为1疗程，一般饮用3～5个疗程，有降脂、活血、降压、利水等功效。

（2）决明子海带汤　取草决明 20g，海带 30g。水煎滤药除渣，吃海带饮汤。每日 1 次，1 个月为 1 疗程，一般服用 1～3 个疗程。有祛脂降压作用，适用于高脂血症、高血压、冠心病或肥胖者。

（3）菊花山楂茶　用水煎或者开水冲泡菊花和山楂，每日 1 次。具有增强心肌功能，抗心律不齐，调节血脂及胆固醇的功能。

（4）绿豆海带汤　取海带、绿豆、红糖各 150g，将海带用温水泡发，洗净后切成块，与绿豆共煮至烂熟，加红糖调服。本品具有促进食欲，降血脂，抗过敏，解毒，保护肝脏的作用。

3. 运动管理

高脂血症患者的运动锻炼应采取循序渐进的方式，不应操之过急，超出自己的适应能力，会加重心脏负担。运动量以不发生主观症状，如心悸、呼吸困难或心绞痛等为原则。轻微而短暂的运动对高脂血症、低高密度脂蛋白血症及肥胖者不能达到治疗目的，应保证足够的运动量并持之以恒。

高脂血症患者的安全运动规则是运动强度由小渐大，先做热身准备运动。运动方式则强调有氧运动，如轻快的散步、慢跑、游泳、骑自行车等。应避免激烈或危险运动，以免伤害肌肉、骨骼，甚至引发急性心血管病的发作。

伴随特殊疾病时，还应根据疾病的要求及用药情况进行相应调整。如合并高血压者，建议每周进行 3～4 次中等强度的有氧运动，如长跑、羽毛球、健身操、瑜伽、乒乓球等，每次 40 分钟左右，有助于放松身心，降压降脂。合并冠心病的中老年人运动时，要注意避免强度过大的运动，否则会加重心脏的负担，导致心慌、胸闷、头晕，甚至休克的发生。快步走、太极拳、健身操等可作为适宜运动，运动时间可先从 15～20 分钟开始，逐渐适应且没有不适症状后，可逐渐延长时间，每次运动不超过 1 个小时，运动时一定要随身携带常用急救药物。糖尿病合并高脂血症患者，建议采用一些中低运动量的项目，如散步、打太极拳、气功等，以社区内的健身为主，以免运动时发生低血糖难以得到有效及时的帮助，避免空腹运动，每次运动 20～30 分钟。合并关节退行性病变的老年患者，建议选择一些关节重力负担较轻的运动方式，如游泳，避免过多的跑跳以免加重关节的磨损。骨质疏松的患者建议不要做力量型的运动，瞬间拉力过大容易损伤脆弱的骨质，严重者甚至会引发骨折，适度进行爬山、跳绳、交谊舞等负荷比较平均的运动，还应适当补钙。

4. 情志管理

开朗平淡乐观的心态是预防疾病的良方。现如今，人们的压力不断增加，经常处于精神紧张、情绪激动、焦虑或抑郁的状态，这些不良的情志会使人体内儿茶酚胺的分泌增多，导致脂质代谢紊乱，出现暂时性胆固醇升高。中医学认为思虑伤脾，脾失健运，或郁怒伤肝，肝失条达，气机不畅，致膏脂运化输布失常，血脂升高。因此，对高脂血症患者，要学会保持良好心态，培养开朗性格，可以通过以下方法进行调理。

（1）制定目标　保持开朗乐观，知足常乐，对自己的长处和短处有正确的认识，应制定近期和远期的奋斗目标，期望值要恰当。

（2）保证休息　工作和生活压力不宜过大，不能经常加班，不适宜长期上夜班。工间必须有短暂的休息，休息时不宜动脑和用眼（电脑、电视等），可以做工间操、爬楼等。伏案和电脑工作者，休息时应活动颈腰部和四肢，眺望远处或多看绿色的植物。

（3）运动及活动　康复运动可改善心肌血供，促进侧支循环的建立。此外，愉快而松弛的活动可减少焦虑紧张情绪，如郊游、唱歌、跳舞、游泳、养花、画画、练书法等。

（4）作息习惯　少熬夜，早睡早起，保证睡眠时间 6～8 小时（各年龄需求不同）。

（五）中医特色疗法

1. 槐葛三仁固体饮料

【处方】槐米、葛根、薏苡仁、酸枣仁、火麻仁、山楂、茯苓、决明子、莱菔子、昆布、菊花、肉豆蔻、甘草等。

【功效】疏肝理气活血。

【用法】溶于温开水后饮用。一次 10g，一日 2 次。

【适应证】适用于三高人群和肥胖人群。

2. 降脂药饼灸法

降脂药饼灸法，属于灸法中的隔药饼灸，是将艾灸、中药、经络腧穴结合的一种综合疗法。该方法能够利用艾炷燃烧的温热刺激，加速血液循环，再结合药物的透皮吸收，集温热刺激、中药、经络穴位三者于一体，以达到疏通经络、调和阴阳、扶正祛邪等目的。

【操作方法】①制作药饼：每只药饼准备约 4g 药粉（丹参、山楂、郁金、大黄、泽泻的比例为 1:1:1:1:1），配醋调和，填充至药灸模具底部制成药饼，中间戳小孔。药饼要求新鲜配制，现制现用，每只药饼使用一次。②制作艾炷：灸具正面放置一枚适宜的艾炷，艾炷中戳有小孔。③选取穴位：取巨阙、天枢、丰隆、心俞、肝俞、脾俞等穴位。④施灸：将药灸模具置于腧穴上，点燃艾炷，灸 1～3 壮，一壮约 20 分钟。如感灼痛，可以稍稍提起片刻，或者移至另一腧穴施灸。

【适应证】高脂血症（痰湿内阻证）。

3. 推拿疗法

可以进行面颈部、胸背部、腹部及四肢等部位的局部推拿以减少脂肪的堆积，增加脂肪的消耗；也可以进行全身的循经穴位推拿以促进新陈代谢，促使多余的脂肪转化为热能而被消耗，进而达到降低血脂的目的。推拿应根据患者的具体情况而定，一般情况下，每次推拿的时间以 20～30 分钟为宜，每日 1～2 次。体质好者 1 个月为 1 疗程，采用穴位强刺激法，以泻为主；体质虚者 1.5 个月为 1 疗程，穴位刺激适中，采用平补平泻手法。

4. 拔罐疗法

选择中号玻璃火罐，先在腹部皮肤及罐口涂一层凡士林油，用闪火法将罐口吸在皮肤上，双手握罐底，围绕神阙穴上下左右来回推动火罐数次，至皮肤潮红即可起罐。每日 1 次，10 次为 1 疗程，共做 3 个疗程，疗程间可休息 2～3 天。

三、糖尿病

糖尿病是一组以血清葡萄糖（简称血糖）水平增高为特征的代谢性疾病，是由于胰岛素分泌和（或）作用缺陷所引起。临床上，早期无明显症状，日久会出现多食、多饮、多尿、烦渴、善饥、消瘦或肥胖、疲乏无力等症候群，久病者常伴发心脑血管、肾、眼及神经等多种并发症。

中医学认为，该病属"消渴"范畴，多因禀赋不足、饮食失节、情志失调、劳欲过度等所致，主要病变在肺、胃、肾，其病机主要为阴津亏损，燥热偏胜，以阴虚为本，燥热为标，两者互为因果。

（一）高危因素的管理

1. 不可干预高危因素

糖尿病的不可干预高危因素，包括年龄、家族史或遗传倾向、种族、妊娠糖尿病史或巨大儿生产史、多囊卵巢综合征、宫内发育迟缓或早产等。

2. 可干预高危因素及管理

（1）糖耐量异常或合并空腹血糖受损　糖耐量异常（IGT）或合并空腹血糖受损（IFG）均属糖尿病患病的极高危人群。有研究发现，大约有 1/3 的 IGT 或 IFG 的人群会在 6 年内发生糖尿病，早期进行有效干预可显著延迟或预防 2 型糖尿病的发生。建议针对高危人群进行口服葡萄糖耐量试验（OGTT）筛查，发现有糖耐量异常或合并空腹血糖受损者要立即进行一级预防方案干预，早期可通过饮食控制和运动等强化生活方式干预，以减少发生糖尿病的风险，并定期随访以确保患者能够长期坚持，同时定期检查血糖，密切关注心血管危险因素（如吸烟、高血压和血脂紊乱等），并给予适当治疗。具体方案是：使肥胖或超重者 BMI 达到或接近 24，或体重至少减少 5%～10%；至少减少每日饮食总热量 400～500kcal；饱和脂肪酸摄入占总脂肪酸摄入量的 30% 以下；体力活动增加到每周 250～300 分钟；不推荐使用药物干预的手段进行糖尿病预防。

（2）代谢综合征 代谢综合征是指肥胖、高血压、高血糖、血脂异常等多种心血管疾病的危险因素在一个个体中同时存在的临床症候群。目前认为，腹型肥胖和胰岛素抵抗是导致代谢综合征的重要因素，代谢综合征是2型糖尿病及心血管疾病的高危因素，一旦诊断必须积极干预治疗。干预的主要目标是降低3大主要危险因素，即血脂异常、高血压、高血糖。目前认为最有效的干预方式是建立健康的生活方式，包括适当限制热量的摄入，减重，保持理想体重；适当增加体力活动，避免久坐的生活方式；改变饮食结构，减少富含饱和脂肪酸、胆固醇、单糖、钠盐食物的摄入，多吃蔬菜、粗粮等；戒烟和不过量饮酒；有效控制血压。如生活方式干预效果不理想，则需要药物治疗，由于代谢综合征的发病机制不明，目前尚无有效针对病因的药物，主要是针对各种危险因素如糖尿病或糖调节受损、高血压、血脂紊乱及肥胖等的药物治疗。

（3）超重、肥胖与体力活动减少 肥胖与胰岛素抵抗及代谢综合征关系密切，BMI增加，糖尿病患病的风险相应上升，而体力活动减少是导致肥胖的重要因素。

（4）饮食因素 由于生活水平快速提高，食物丰富充裕，人们日常的饮食结构发生较大的改变，食物中油脂类、肉禽类、蛋、奶等高热量品种的比率大大提高，饮食结构不合理，营养不均衡，饮食习惯不健康，如节食或暴饮暴食等多种因素造成人体代谢紊乱。而由于现代化技术的快速发展，人们生活优越，体力活动显著减少，造成体内热量过剩，加重代谢紊乱，导致糖尿病。因此，合理的饮食是预防糖尿病的重要干预方式。

（5）增加糖尿病发生风险的药物 临床上常见的可引起血糖升高的药物有糖皮质激素、生长激素、甲状腺激素、抗结核药物等，尤其是糖皮质激素对糖代谢影响很大，血糖升高是糖皮质激素治疗的常见并发症，长期应用或单次应用均可诱发或加重糖尿病。在使用可增加糖尿病发生风险的药物时，要重视对血糖和糖化血红蛋白的监测；合理控制激素类药物的用量及用药时间，尽量避免用药时间过长，在使用大剂量激素治疗时应监测血糖至少48小时，并根据血糖情况及时给予药物控制。

（二）常见症状的管理

临床上，糖尿病早期患者可无明显症状，日久可见多尿、烦渴、多饮、善饥多食、体重减轻、疲乏虚弱等症候群。

1. 多尿、烦渴、多饮

因血糖升高，大量葡萄糖从肾脏排出，导致渗透性利尿而引起多尿。患者尿意频频，多者每日可达20多次，总尿量可达2～3L，甚至10L。因多尿失水，患者出现烦渴，喝水量及次数明显增多，可与血糖浓度及尿量成正比。

【管理指导】

（1）指导观察 多尿患者要学会观察尿的颜色、性质、气味等，准确记录尿量，可用大号量杯测量，并做好登记及计算，发现尿量明显异常，比平时尿量显著增多者，要及时就诊。

（2）警惕危险并发症 烦渴明显、多饮不能解渴者，要及时观察血糖情况，警惕出现糖尿病酮症酸中毒或高血糖高渗状态，要及时送医院诊治。

（3）饮水注意事项 多饮者要做好饮水计划，每日定时适当多饮温水，可小口多次饮用，避免冷饮或大口不节制地饮水，有肾功能不全患者要注意适当限制饮水量。

（4）中医调护 根据中医辨证可适当选择葛根、鲜芦根、红萝卜、麦冬、生地黄、西洋参等煎水代茶饮，可清热润肺，生津止渴，或口含乌梅以缓解口干口渴，实热者可用金银花、菊花、绿豆、红萝卜等煎水食用。

2. 善饥多食

因胰岛素分泌不足，葡萄糖不能被机体充分利用，导致机体糖原、蛋白质、脂肪合成减少，能量供应不足，机体反馈性地出现饥饿感，可通过增加进食进行补充，故出现善饥多食现象，常伴有体重减轻。

【管理指导】

（1）合理安排膳食 科学计算总热量，均衡用餐，适当多进食新鲜蔬菜等低热量食品，进食宜细嚼慢咽，避免暴饮暴食，避免进食辛辣刺激及肥腻煎炸食物。

（2）观察血糖情况 按医嘱用药，有效控制血糖。

（3）食物选择 多选择粗杂粮如红豆、荞麦面、玉米面制成的馒头、面食等，可每次进餐前先吃一碗蔬菜，以增加饱腹感，再进正餐。

（4）中医调护 可根据中医辨证适当选择石膏、生地黄煎水或西洋参、葛根、黄芪等煎水饮用，以清胃泻火，养阴生津，胃热炽盛者可多食豆腐、苦瓜、豆豉、海带、丝瓜等。

3. 体重减轻，疲乏虚弱

由于代谢失常，能量利用减少，患者会出现逐渐消瘦，疲乏无力的情况，加之失水，体重会明显减轻，尤其是幼儿及重症患者消瘦明显，体重下降可达数十斤，常感虚弱无力，酮症酸中毒时疲乏更严重。

【管理指导】

（1）饮食调护 制定科学合理的饮食方案，保证每日三餐，避免因过度节食造成营养不足，或因担心血糖过高有意识地减少进食，避免误信偏方，不进主食等错误的饮食方式，体重过轻或过度消瘦患者要适当增加蛋白质、脂肪等营养物质，可进行加餐，但应避免暴饮暴食或过食肥甘厚味。。

（2）起居调护 合理安排作息时间，调节工作、学习和生活节奏，戒烟忌酒，进行适度的运动，疲乏无力时应以休息为主。

（3）中医调护 多食健脾益气，养阴生津的食物，如山萸肉、怀山药、百合、莲子、黄芪、沙参等。指导患者按摩腰肾部及气海、关元、涌泉等穴，或艾灸肾俞、关元、气海、三阴交等穴。

（三）生活方式的管理

1. 生活起居管理

（1）病室环境　病室环境宜安静，空气清新，温湿度适宜，多通风换气，尽量戒烟。

（2）顺应四时　按照四时季节变化和晨、昏、昼、夜有规律地起居作息。春三月应晚卧早起，散步或做体操，情志要豁达开朗，使机体处于生机益然的状态；夏三月应晚卧早起，迎着曙光，活动锻炼，使精神焕发，机体的阳气调和宣达；秋三月应早卧早起，从事强度不大的劳动和锻炼，保持心情宁静，使机体处于动静相持的状态；冬三月应早卧晚起，可在室内锻炼，以防风寒袭扰。

（3）因人而异　不同体质者对生活起居有不同的要求，不能照本宣科，千篇一律，要因人而异。

2. 饮食管理

饮食营养管理是糖尿病治疗的重要组成部分，是预防和控制糖尿病必不可少的措施。对饮食营养管理不重视及依从性差的患者很难达到理想的代谢控制水平。因此，在糖尿病的自我管理中，饮食营养知识是最基本和最关键的技能，指导患者掌握饮食治疗的总原则，控制总热量的摄入，合理、均衡分配各种营养物质，如碳水化合物占总热量的 55% ～ 65%，蛋白质占总热量的 15% ～ 20%，脂肪占总热量 20% ～ 30%，制定科学的饮食计划，并长期坚持严格执行，才能达到并维持理想的血糖水平、合理的体重，减少各种并发症的发生。

食物的选择方面，应当严格限制各种甜食及各种含糖饮料等；每日食盐摄入量在 6g 以下，如果合并肾病或高血压更应严格限制盐的入量；少食动物内脏、蟹黄等胆固醇高的食物，限制动物性脂肪的摄入，如猪油、牛油、肥肉等，烹调可使用植物油，如茶油、菜籽油、芝麻油、橄榄油等；多吃新鲜蔬菜，少食坚果，避免辛辣煎炸类食品，戒烟限酒。

膳食食谱推荐如下几种。

（1）西洋参炖乌鸡汤　取西洋参 15g，乌鸡 150g，西洋参切成薄片，乌鸡洗净去皮，一起放进炖盅内，加水 300mL，隔水中火炖 2 小时，待温，饮服。西洋参可补中益气，养阴生津，适用于平素气虚，气阴两虚的糖尿病患者。

（2）沙参百合瘦肉汤　取沙参 15g，百合 15g，猪瘦肉 100g，把全部用料一齐放入砂锅内，加清水适量，文火煮 1 小时，调味即可，随饭饮用。可养阴润燥，生津止渴，适用于肺胃阴虚，津液不足而见口干口渴等症者。

（3）山药薏苡仁芡实猪骨汤　取怀山药 30g，薏苡仁 30g，芡实 30g，猪骨 150g，文火煮 1 小时，调味即可饮用。可清热利湿退黄，适合痰湿体质及体型肥胖的糖尿病患者。

（4）土茯苓炖龟汤　取龟 1 只（约 200g），土茯苓 30g，枸杞子 20g，秦艽 15g。将龟去肠杂，斩块，把全部用料一齐放入砂锅内，加清水适量，文火煮 2 小时，调味即可。可滋阴潜阳，补肾养血，利水化湿，适用于伴有疲倦乏力、头身肢体困重等症的糖尿病患者。

（5）神效煮兔方　取兔 1 只，去皮、内脏，洗净切块，加桑白皮 100g，同煮至烂熟为度，调食盐少许，食肉饮汤。本方以兔肉补虚清热止渴，桑白皮清肺热，尤其适合肺热津伤型糖尿病患者。

（6）山药山茱萸粥　取鲜生山药 100g，山茱萸 30g，粳米 100g，调味品适量。将山药去皮，切成薄片，与山茱萸同置于锅内，加入淘洗净的粳米，加水适量，煮粥，加入调味品即成。本品具有健脾补肾之功效，适用于脾胃虚弱消瘦的糖尿病患者。

（7）五汁饮　将新鲜的藕、梨、荸荠、麦冬、芦根切碎，捣烂，绞取汁液，或凉服或炖热服。本品能养阴生津，清胃泻火，适合胃热炽盛型糖尿病患者。

（8）粉葛鱼汤　取粉葛 150g，鲜鱼 1 条（约 200g），生姜 2 片。将鱼去鳞洗净，把全部用料一齐放入砂锅内，加清水适量，文火煮 1 小时，调味即可。粉葛鱼汤可清热润肺，生津止渴，适合燥热伤肺糖尿病患者。

（9）地黄粥　取生地黄汁 500g，白蜜 125g，熬成膏；粳米 100g 煮粥，粥热入地黄膏 2 匙、酥油少许，还可加山药、芡实研末同煮。本品可清热养阴，润燥生津，涩精固肾，适用于糖尿病肾阴亏虚者。

（10）滋补饮　取黄芪、山药各 30g，生地黄、山茱萸各 15g，水煎去渣留汁，加入猪胰 50g，煮熟调盐少许，分次食肉饮汤。生地黄、山茱萸滋阴固肾，黄芪、山药甘温益气，猪胰润燥，以脏补脏，共用可温阳滋肾，适用于阴阳两虚的糖尿病患者。

3. 运动管理

合理规律的运动在糖尿病患者的管理中占有重要地位。运动能增强胰岛素的敏感性，有助于控制血糖，控制体重，调整血脂代谢，预防心血管等疾病，保持身体健康。但病情不同、体质不同，需要采取的锻炼方式也不同。如气虚、阳虚体质者，可在清晨进行慢跑、打太极拳等有氧运动；阴虚体质者，不宜进行剧烈运动，并避免在炎热的夏天或闷热的环境中运动，以免出汗过多，损失阴液，从而诱发或加重病情。运动也是有风险的，如增加低血糖的发生率，加重糖代谢紊乱等。因此，糖尿病患者的运动要在专业的指导下进行，掌握运动的自我管理要点。

（1）运动前评估　如血糖 ≥ 16.7mmol/L，有明显低血糖症状或血糖波动较大，有急性并发症及各种严重慢性并发症时暂不宜运动。

（2）运动计划　选择适宜的运动方式及运动量，运动频率和时间为每周约 150 分钟，如每次运动 30 ～ 60 分钟，每周运动 3 ～ 5 次。要选择一些简单、容易坚持的低、中强度的有氧运动，以微微出汗、运动后感觉舒适愉快为宜。低强度的运动有八段锦、太极拳、交谊舞、唱歌、散步、购物等；中强度的运动有快步走、慢跑、爬山、广播操、乒乓球等；高强度的运动有跳绳、游泳、羽毛球或篮球、长跑、骑车上坡等。

（3）运动强度　要与患者的年龄、病情及身体承受能力相适应。一般糖尿病患者选择的运动强度应是最大运动强度的 60% ～ 70%，通常用心率来衡量运动强度。糖尿病患者最大运动强度应保持运动后心率（次／分）＝ 170 －年龄（岁）

（4）注意事项　在正式运动前，应先做好低强度热身运动 5 ～ 10 分钟，要注意心率的变化，正确掌握运动强度，运动宜在餐后 30 ～ 60 分钟后进行，避免空腹进行剧烈运动。养成运动时随身携带适量食物（几粒糖或几块饼干、适量的水）和糖尿病急救卡的习惯，如出现头晕、心慌、乏力、面色苍白、大汗淋漓等低血糖反应时，要及时进食，并就地休息，必要时就医。

4. 情志管理

（1）情志与糖尿病的关系　糖尿病为慢性疾病，需要长期用药或饮食、运动等多方面进行合理管理。病情反复多变，有时会令患者无所适从，从而产生厌烦、悲观、烦躁易怒等不良情绪，如糖尿病患者抑郁症的患病率显著高于非糖尿患者群，而抑郁、焦虑等不良情绪引起的内分泌紊乱可导致血糖控制不良，对于疾病的康复非常不利。

（2）情志管理的方法　正确认识疾病，掌握本病的发生、发展及自我管理的方法，解除焦虑、恐惧等不良心理刺激，增强信心，培养积极、乐观、稳定的情绪；客观地接受患病的事实，积极配合治疗，调整生活方式和饮食结构，监测血糖、血压、血脂，改变各种不良行为，把指标控制在正常范围，有效预防或延缓并发症的发生；多参加一些社交活动，多认识糖尿病病友，相互交流和学习，相互鼓励和支持，有助于减少孤立无助和悲观失望的情绪；运用运动疗法，选择一到两项自己喜欢的有氧运动，并持之以恒，长期运动可排解忧郁等不良情绪；家庭、社会应给予支持，共同承担责任，克服各种困难，尽可能完善各种支持系统

（四）中医特色疗法

1. 枸杞桑椹固体饮料

【处方】枸杞、桑椹、百合、酸枣仁、大枣、牡蛎、覆盆子、葛根、山药、山楂、玉米须、玉竹、黄精、乌梅等。

【功效】健脾补肾。

【用法】溶于温开水后饮用。一次 10g，一日 2 次。

【适应证】适用于各类糖尿患者群的健康养生，尤其对伴口渴、咽干等并发症的糖

尿病患者效果尤佳。

2. 中药外敷

【原理】醋调肉桂、吴茱萸外敷涌泉穴，肉桂温阳通脉，温肾阳，纳肾气，引火归原；吴茱萸散寒，暖肝胃，降逆止呕；醋性温，有收敛作用；涌泉穴为肾经的合穴，为肾气之起源。

【作用】补肾纳气，引火归原。

【适应证】双足麻木痹痛，或心肾不交而不寐者。

3. 中药沐足（中药熏洗）

【原理】通过中医辨证，针对不用证型选用合适的汤药进行沐足或蒸汽疗法，通过药物作用及温热刺激，直接作用于疼痛麻痹的局部；同时通过刺激足底穴位反射区，促进血液循环，使全身气血畅通，调理脏腑经络，达到局部和全身治疗的效果。

【作用】活血通脉，舒筋活络。

【适应证】糖尿病患者下肢血管病变及周围神经病变，适用于气虚、瘀阻脉络证，症见肢端麻木、疼痛、感觉异常，恶热怕冷，肤色紫暗，肌肤甲错，轻度水肿，间歇跛行，舌淡暗，胖苔白腻，脉弦滑或涩。

4. 穴位注射疗法

【原理】利用针刺及药物对穴位的渗透刺激作用和药物的药理作用，发挥综合效能，以达到营养神经的目的。

【作用】通经络，止痹痛

【适应证】适用于糖尿病神经病变的各种证型，各种筋骨损伤的慢性炎症、神经损伤恢复期的肢体痹痛等。

5. 耳穴压豆

【原理】人体的五脏六腑在耳郭有相应的穴位分布，通过刺激相应的穴位能起到疏通经络，调和气血，调整内脏功能的作用。常用王不留行籽贴于相应的耳穴，如肝、胆、肾、肺、肾上腺、神门、内分泌等，左右耳交替各取 5～6 穴,3～4 天 1 次,5～6次为 1 疗程。

【作用】调和气血，燮理三焦。

【适应证】阴阳失调，气血不和者。

四、脑卒中

脑卒中又称"中风"，是一组以起病急、局灶性或弥漫性脑功能缺失为特征的脑血管病。该病是由于血管壁异常、血栓栓塞及血管破裂等造成的神经功能障碍性疾病，临床上表现为一过性或永久性脑功能障碍的症状和体征，以猝然昏仆、不省人事或突然发生口眼㖞斜、半身不遂、舌强言謇、认知障碍等为主要特征，好发于中老年人，多数有高血压、糖尿病、心脏病或高脂血症病史。

脑卒中属中医学"中风""薄厥""暴厥""半身不遂"等病证的范畴。中医学认为，本病是在气血内虚的基础上，因劳倦内伤、忧思恼怒、嗜食厚味及烟酒等诱因，引起的脏腑阴阳失调，气血逆乱，上犯于脑，导致脑脉痹阻或血溢脑脉之外。

（一）高危因素的管理

1. 不可干预高危因素

（1）年龄　与脑卒中的发病密切相关，在 55 岁以后，年龄每增加 10 岁，脑卒中的风险都会倍增。

（2）性别　男性脑卒中发病率高于女性。

（3）遗传因素　脑卒中有遗传倾向，家族性卒中的发病率高。

（4）季节和气候　气候变化与脑卒中的发生相关，特别是出现剧烈的气候变化时，如夏季和冬季，容易诱发脑卒中。

2. 可干预高危因素及管理

（1）高血压　脑卒中的发病率、死亡率上升与血压升高有着十分密切的关系。在控制了其他危险因素后，收缩压每升高 10mmHg，脑卒中发病的相对危险性增加 49%；舒张压每增加 5mmHg，脑卒中发病的相对危险性增加 46%。首次病发后的患者，不论既往有无高血压史，均需密切监测血压水平。急性期后，在参考年龄、基础血压、平时用药、可耐受性等情况下，降压目标一般应达到 140/90mmHg 以下，以减少复发。有糖尿病的高血压患者，血压还应该控制得更低一些，应低于 130/80mmHg。

（2）糖尿病　糖尿病是脑卒中的独立危险因素，2 型糖尿病患者发生脑卒中的危险性增加 2 倍。脑血管病的病情轻重和预后与糖尿病患者的血糖水平及病情控制程度有关。糖尿病血糖控制的靶目标为糖化血红蛋白（HbAlc）< 6.5%，但需注意对于高危 2 型糖尿病患者血糖过低可能带来危害。糖尿病合并高血压患者应严格控制血压在 130/80mmHg 以下，降压药选择以血管紧张素转换酶抑制药、血管紧张素 I 受体拮抗剂等药物为主，研究表明该类药物在降低心脑血管事件方面获益明显。

（3）心脏病　心脏病者发生脑卒中的危险性要比无心脏病者高 2 倍以上。非瓣膜病性房颤患者年发生脑卒中的危险性为 3% ～ 5%，大约占缺血性脑卒中的 50%。对于心房颤动的缺血性脑卒中患者，可使用适当剂量的华法林口服抗凝治疗，以预防再发的栓塞事件，华法林的目标剂量是维持 INR 在 2 ～ 3，对于不能接受抗凝治疗的患者，应使用抗血小板治疗。

（4）血脂异常　大量研究证实，血脂异常和脑血管病有密切关系，应用他汀类药物进行预防性治疗，可使脑卒中的发生率减少 19% ～ 31%。胆固醇水平升高的缺血性脑卒中患者，应进行生活方式的干预及药物治疗。使用他汀类药物治疗的目标是使

LDL-C 水平降至 2.59mmol/L 以下或使 LDL-C 下降幅度达到 30% ～ 40%。对于伴有多种危险因素（冠心病、糖尿病、吸烟、代谢综合征等）的缺血性脑卒中患者，如果 LDL-C>2.07mmol/L，应将 LDL-C 降至 2.07mmol/L 以下或使 LDL-C 下降幅度 ≥ 40%

（5）吸烟　经常吸烟是一个公认的缺血性脑卒中的危险因素。其对机体产生的病理生理作用是多方面的，主要影响全身血管和血液系统，如加速动脉硬化、升高纤维蛋白原水平、促使血小板聚集、降低高密度脂蛋白水平等。长期被动吸烟也可增加脑卒中的发病危险。脑卒中患者如有吸烟史，健康管理人员应当建议其戒烟，避免环境性（被动）吸烟，戒烟指导、尼古丁产品和口服戒烟药有助于吸烟者戒烟。可采用"5A 法"帮助吸烟者戒烟：第一步是询问（Ask），询问并记录患者吸烟情况；第二步是建议（Advice），积极劝说所有吸烟者戒烟；第三步是评估（Assess），评估每一位吸烟者的戒烟动机与意愿；第四步是帮助（Assist），提供戒烟帮助；第五步是安排随访（Arrange follow-up），通过随访鼓励戒烟，防止复吸。

（6）饮酒　慢性酒精中毒及重度饮酒是各种脑卒中亚型的危险因素。缺血性脑卒中患者，如为重度饮酒者（≥ 5 个标准饮酒量／日），应当停止或减少酒精摄入。轻到中度的酒精摄入（男性每天不超过 2 个标准饮酒量，非妊娠女性每天不超过 1 个标准饮酒量）较为合理，孕妇应忌酒。一个标准饮酒量相当于 10g 酒精，酒精含量＝酒的浓度 × 饮酒量。

（二）常见症状的管理

脑卒中患者的临床表现以猝然昏仆，不省人事或突然发生口眼㖞斜，半身不遂，舌强言謇，认知障碍为主要特征。患者处于急性期时，往往需要住院治疗，进入慢病管理期的患者多数处于恢复期或后遗症期，常见的症状有偏瘫、吞咽障碍、言语障碍、中风后抑郁等。以下主要针对慢病管理中患者常见症状的管理展开讨论。

1. 偏瘫

偏瘫又称半身不遂，是指一侧上下肢、面肌和舌肌下部的运动障碍。偏瘫是脑卒中后最常见的后遗症，轻者活动受限，严重者常卧床不起，丧失生活能力。

【管理指导】

（1）体位变换　每 2 ～ 3 小时为患者进行被动翻身 1 次，向健侧翻身或向患侧翻身。

（2）床旁功能训练　①由健侧卧位到床边坐位训练：让患者先将健足插入患足下，带动患足移向床边，患侧上肢放于腹部，然后向健侧翻身，辅助者指示患者一边用健侧前臂支撑躯干，一边抬起躯干的上部，这时辅助者可以用一只手在患者头部给予帮助，另一只手帮助患者的下肢移向床边垂下。②由患侧卧位转向床边坐位训练：患者取患侧卧位，用健侧手托住患侧上肢的肘部，健侧足插入患侧膝部下方，辅助者一手在患者头部给予向上的辅助,另一手将患者双下肢移至床边垂下,以髋关节为轴向上坐起。③坐位平衡训练:保持躯干伸展,将背部垫一枕头,双侧上肢伸展位放在床前桌上,避免患侧上肢悬吊于身边,引起肩关节脱位、肩手综合征等并发症,髋关节尽量保持接近 90% 的屈曲位,训练方法有在坐位做前后、左右改变重心,加强患侧承重练习及左右交替抬臀负重练习等。④坐位与站立位的转移训练:患者坐直,两脚平放地上,足尖与膝盖成一直线,双手叉握带动躯干充分前伸,髋关节尽量屈曲,然后重心从臀部慢慢转移到双脚上而站立,起立后双脚同时负重,坐下时躯干前倾,膝前移,髋、膝屈曲而坐下。

2. 吞咽障碍

吞咽障碍是指食物和(或)液体从口、咽、食管至胃的推进过程中受到阻碍。该症是由于各种原因损害舌咽、迷走神经或皮质脑干束所致的机械性梗阻,或神经和肌肉功能发生障碍,致使吞咽功能不能进行。50% 脑卒中患者发病后伴有不同程度的吞咽困难,极易造成误吸、吸入性肺炎、脱水、营养不良等,严重影响患者的生活质量,甚至危及生命。

【管理指导】

(1)体位 喂饭前后保持半坐位或坐位。

(2)评估 对脑卒中患者进行动态的吞咽筛查评估。

(3)进食方法 洼田饮水试验 Ⅰ ~ Ⅱ 级患者,给予经口摄食软饭、免骨餐、正常餐;吞糊试验通过患者,可进食全糊餐和糊状的液体,逐渐进食软食及较熟的菜等;用小匙盛小口食物,慢慢放入患者口中(舌的中后 1/3 处),嘱其慢慢咽下。失败者可鼻饲流质和水。

(4)鼻饲患者的护理 鼻饲前摇高床头 ≥ 30°,鼻饲液温度为 39℃ ~ 41℃,可用手臂内侧试温。鼻饲前回抽胃液,确定无胃潴留后注入少量温开水,将鼻饲液缓慢匀速注入胃管内。鼻饲后用温开水冲管,每次鼻饲量 200 ~ 300mL,宜少量多餐。鼻饲口服药前先将药研碎加水溶解后再注入胃管,并用温开水冲管。鼻饲后保持体位0.5 ~ 1 小时。

(5)吞咽功能训练 ①吞咽动作:嘱患者练习空吞咽,每日数次。②鼓腮动作:张口后闭上,使腮部充满气体,随呼吸慢慢吐出。③舌的运动训练:张口将舌尽力向外伸出,先舔下唇及左右口角,转至舔上唇及硬腭,然后将舌缩回,闭口做上下牙齿互叩及咀嚼。

(6)指导 对患者及家属进行餐具选择、进食 / 喂食方法等的指导。

3. 语言障碍

脑卒中患者可产生各种语言障碍,主要包括失语症和构音障碍。失语症是个体利用语言如口语、书面语及手势语等进行交际活动过程中出现的语言障碍,患者在意识清晰、无精神障碍及严重智能障碍的前提下，无视觉及听觉缺损，亦无口、咽、喉等器官肌肉瘫痪及共济运动障碍，却听不懂别人或自己的谈话，说不出要表达的意思，不理解也写不出病前会读、会写的句子。构音障碍是由于神经病变及语言产生有关肌肉的麻痹、收缩力减弱或运动不协调所致。

【管理指导】

（1）失语症　说话时语速要慢，语言清晰，配合肢体语言表达意思；尽力理解患者所要表达的意思，给予足够的时间，鼓励用手势或图画帮助表达；进行语言康复训练。对于运动性失语，着重发音、说话的训练，进行反复张口，伸缩、卷动舌头练习；鼓励患者深吸气后张大嘴发"a"音练习；唇部训练，发"ma"音。对于感觉性失语，进行听力训练，主要为声音刺激，如听音乐、听广播，或旋律语调治疗；词语听觉辨认，出示实物图片或词卡，让患者回答，由易到难，从物品名称到物品功能及属性；记忆训练，让患者按顺序回忆有关的事和物，如果回答正确，增加难度，反复练习，增强记忆力；视觉训练，如给患者一杯水、牙膏、牙刷，然后讲"刷刷牙"，看患者是否执行口令，以此来刺激视觉的理解。

（2）构音障碍　重点针对异常的语言表现而不是构音障碍的类型。语言的发生受神经和肌肉控制，身体姿势、肌张力、肌肉和运动协调的异常都会影响语言的质量，语言治疗从改变这些状态开始。

4. 中风后抑郁

中风后抑郁是个体由于机体实质性损害和（或）功能性损害没有能力适应现实环境而引起的精神和心理的变化，主要表现为中风后自我评价低、悲观、意志力减退、主动性降低，甚至有自杀倾向或行为。

按病情轻重可分为轻度和重度。轻度表现为心情悲伤，对生活失去兴趣，终日郁郁寡欢，睡眠障碍，记忆力、计算力下降，反应迟钝，全身乏力，常常闭门不出，疏远亲友，回避社交。重度表现为紧张、焦虑、悲观、绝望、痛苦难耐，甚至攻击他人，有自杀倾向，对生活和康复产生明显不利影响，需积极进行心理疏导、药物治疗。

【管理指导】

（1）人文关怀　为患者营造人性化、温馨、舒适的生活环境，居室温湿度适宜，灯光柔和，清洁安静。及时了解患者的心理变化，给予安慰、支持、鼓励，帮助患者树立战胜疾病的信心，积极配合治疗，促进早日康复。

（2）知识干预　首先评估患者对疾病掌握的程度，是否了解疾病的相关知识，通过完全补偿性护理、部分补偿性护理及辅助教育系统对患者进行知识宣教、康复指导，使患者了解疾病，掌握疾病的相关知识，积极配合治疗。

（3）心理干预　针对患者情绪低落、睡眠差、少语、注意力不集中、焦虑不安、缺乏自信等情况，鼓励其诉说内心感受，充分了解患者的病情与生活背景，给予支持与鼓励。在建立良好医患关系的基础上，同情、安慰患者，动员和指导家属在各个方面关心、支持、帮助患者。运用自理理论，指导患者在现有状态下建立自理能力。通过图片、讲解等方法让患者了解疾病的常见原因、临床表现、治疗方法及预后，消除患者的顾虑和不良情绪，提高自信心，克服自卑感，以最佳的心理、生理状态接受治疗和康复训练。

（4）文娱活动　鼓励患者参加文娱活动，如听音乐、观看电视节目等。

（5）强化支持系统　在患者康复期间，得到亲情的帮助和社会支持非常重要。有研究证实，良好的社会支持系统可缓冲突发事件对患者的影响，预防和减少抑郁的发生。

（三）生活方式的管理

1. 生活起居管理

（1）居家环境　患者的居室布置应尽量整洁、安静、清新，让患者从视、听、嗅、触等方面消除一切不良刺激。尽可能将患者安置在人少的居室中，要有家人时刻陪护。房间内可放置花卉、盆景等绿色植物，使患者感到心情舒畅，精神饱满。为使患者更快、更好地融入日常生活中，应注意根据患者的需要改造居住环境，如门增宽、去掉门槛、门开关的方向及门把手方向的改造；蹲便改为坐便，并加设活动保护扶手；降低灶台高度，灶台下设计足够的空间以利轮椅放置等。

（2）自理能力的指导　①洗漱：用患手操作时要选择牙刷柄加大、加长的牙刷，或在柄上加一尼龙搭扣圈或C形圈，使手掌套入，便于握持，拧毛巾时将毛巾绕在患侧前臂上或绕在水龙头上，用健手将毛巾拧干。②进食：健手操作时，健手持匙，患手平放于桌上，扶住碗；患手操作时，将匙柄加长、加大或在柄上加一尼龙搭扣圈或C形圈，使手掌套入，便于握持，餐具底部加固定器或橡皮垫，使之不易倾倒、移动，杯外加C形圈以便握持。③穿脱衣服：选择开襟的衣服，或带拉链或尼龙搭扣的衣服，裤子的腰带选用松紧带，鞋子选择船型鞋，穿脱衣服要先穿患侧再穿健侧，先脱患侧一半，再脱健侧，最后再脱患侧，穿裤子要先穿患侧再穿健侧，在床上穿时用健腿支起臀部，提上裤子，用健手系好腰带，在椅子上穿时用健手拉住裤腰，站起，将裤子提起，再坐下用健手系好腰带。

（3）脑卒中复发的识别　头晕，特别是突然感到眩晕；肢体麻木，突然感到一侧面部或手脚麻木，有的为舌麻、唇麻；暂时性吐字不清或讲话不灵；肢体无力或活动不灵；与平时不同的头痛；不明原因突然跌倒或晕倒；短暂意识丧失，或个性和智力突然变化；全身明显乏力，肢体软弱无力；恶心呕吐或血压波动；整天昏昏欲睡，处于嗜睡状态；一侧或某一侧肢体不自主地抽动；双眼突感一时看不清眼前出现的事物，等情况。需警惕脑卒中复发，患者、家庭成员或目击者应启动紧急呼叫120，勿搬动患者，注意保暖。

2. 饮食营养管理

由于饮食不节是引发脑卒中的危险因素之一，发病之后若不能给予合理的饮食营养，则又会加重病情，或者延误病程。因此，脑卒中患者在药物治疗的同时，配合适当的膳食营养，不仅有助于疾病的早日康复，而且对于预防复发也有重要的意义。对于恢复期和后遗症期的患者，主要以"本虚"为主，兼有标实，饮食要注意扶正气，以达到"祛邪"的目的，可选用黄芪、党参、当归、三七、丹参、鸡肉、猪肉、牛肉、龟肉等，但"补"的原则要根据患者的证候特点制定。值得提醒的是，不论处于哪一种状态的患者，都应忌浓茶、酒及煎炸肥腻等食物。

食物的选择应注意每日食盐的摄入量在 6g 以下；限制动物性脂肪的摄入，如猪油、牛油、奶油、动物内脏、肥肉等，多吃些植物油，如花生油、芝麻油、橄榄油等；每日适量摄入一定量的蛋白质，如瘦肉、鱼类、豆制品等；多吃新鲜蔬菜、水果；对于吞咽障碍患者，需根据吞咽能力选择不同质地、黏稠度的食物。膳食食谱推荐如下。

（1）人参猪肉汤　取高丽参 9g，西洋参 6g，猪瘦肉 50g。先将高丽参和西洋参切成薄片，与洗净的猪瘦肉丝一起放进炖盅内，加入 100mL 冷开水，隔水用中火炖 2 小时，待温，饮服。适用于体虚脉弱，气虚阴亏，正气欲脱的脑卒中患者。

（2）菊花粥　取干菊花瓣 15g，大米 50g。将干菊花瓣放进打粉机内打成粉末备用，大米洗净用砂锅煮粥，待粥将成时，放入菊花末再煮 1～2 分钟便可，分次服食。适用于肝火内盛，血压偏高的脑卒中患者。

（3）萝卜汁粥　取鲜萝卜 500g，大米 100g。先将萝卜削去外皮，切粒，放入榨汁机内榨取鲜汁备用，大米洗净加水煮粥，再加入 100mL 鲜萝卜汁，拌匀，分 2～3 次食用。适用于气滞痰多腹胀的脑卒中患者。

（4）天麻鲍鱼汤　取天麻 24g，枸杞子 30g，鲜鲍鱼（连壳）250g，生姜 1 片。将鲍鱼壳（即石决明）洗净打碎，取鲍鱼肉、天麻、枸杞子、生姜洗净，与石决明一并放入砂锅内，加适量清水，武火煮沸后，文火煮 1 小时（天麻不宜久煎），调味即可，分次饮用。适用于肝阳上亢的脑卒中患者。

（5）桃仁饮　桃仁 10g，决明子 30g，鲜香芹 250g，白蜜适量。先将香芹洗净，用榨汁机榨取鲜汁 30mL 备用，桃仁和决明子均打碎，放入砂锅内加清水煎药汁，煎好后加入鲜香芹汁和白蜜拌匀，饮服。适用于血栓性脑梗死伴大便秘结的患者。

（6）三七红参鸡肉汤　取鸡肉 90g，三七 10g，红参 10g，黄芪 30g，生姜 3 片。三七打碎，加鸡肉、生姜过油，把全部用料一齐放入砂锅内，加清水适量，文火煮两小时，调味即可，随饭饮用。适用于中风后遗症之半身不遂，患肢肿胀、疼痛，语言不利，记忆力减退，头晕，心悸，舌淡暗或有瘀斑，脉细弦者。

（7）地黄龟肉汤　取龟 1 只（约 200g），干地黄 30g，枸杞子 20g，秦艽 15g。将龟去肠杂，斩块，把全部用料一并放入砂锅内，加清水适量，文火煮两小时，调味即可，随饭饮用。适用于中风后遗症之半身不遂，患肢挛缩、僵硬，头晕，面红，口干，腰酸，舌红少苔，脉细者。

（8）三味粟米粥　取荆芥穗、薄荷叶各50g，豆豉150g，水煎取汁，去渣后入粟米（色白者佳）150g，酌加清水共煨粥。每日1次，空腹服。适用于中风后言语謇涩，精神昏愦者。

（9）大枣粳米粥　取黄芪、生姜各15g，桂枝、白芍各10g，加水浓煎取汁，去渣。取粳米100g，红枣4枚，加水煨粥。粥成后倒入药汁，调匀即可。每日食用1次。可益气通脉，温经和血，用治中风后遗症。

（10）四味粳米粥　取天麻9g（以布包好），枸杞子15g，红枣7枚，人参3g，加水烧沸后用文火煎煮约20分钟。去天麻、枣核，下粳米50～100g共煨粥，每日2次食用。用治中风后偏瘫伴高血压者。

（11）栗子桂圆粥　取栗子10个（去壳用肉），桂圆肉15g，粳米50g，白糖少许。先将栗子切成碎块，与米同煮成粥，将熟时放桂圆肉，食用时加白糖少许。可做早餐，或不拘时食用。可补肾，强筋，通脉，辅治中风后遗症。

3. 运动管理

（1）日常生活的训练　训练应由简到繁，由室内到室外，由院内到院外，逐步扩大活动范围。如使用拐杖、上下轮椅、自我护理、出行活动等。

（2）自我运动训练　如床上翻身训练、桥式运动、上肢抬举运动等。

（3）被动运动训练　被动运动的原则是先从简单的动作开始，从肢体的近端至远端逐级训练，最终达到患侧肢体的功能恢复。在做被动运动时，应缓慢而柔和，有规律性，避免用力牵扯或大幅度动作。逐步增加被动活动的幅度和范围，每日至少进行2次以上，每次每个动作应重复10次左右，并持之以恒。在做被动运动时，患者的健侧上下肢最好也要做相同的动作，这样可以通过健侧神经冲动的扩散刺激患侧的肌肉兴奋性冲动的产生，有利于患肢的功能恢复。被动运动常用的方法，包括上肢被动运动、下肢被动运动等。值得注意的是在给患者做被动运动的同时应结合按摩，有助于肢体的功能恢复。

4. 情志管理

（1）康复教育指导　对知识缺乏的患者可采用计划性、随机性、交谈性、示范性等不拘一格的康复教育形式，向患者以及家属介绍有关脑卒中疾病的知识及康复治疗的作用和意义，让患者充分认识情志对疾病康复的影响。针对病情及患者的情志状态，帮助他们正确对待自己的疾病，消除对疾病的疑虑和恐惧，重塑战胜疾病的信心，积极配合治疗与康复。

（2）诚挚体贴　对角色转换一时难以适应的患者，应以诚恳热情的态度主动为患者分忧，认真倾听患者的诉说，从而取得患者的信任。根据辨证的结果通过说理、解释、移情、顺情、宣泄、暗示等方式，对患者循循善诱，关心体贴，有的放矢。

（3）建立良好的社会支持系统　由于脑卒中的病死率、复发率高，患者从四肢健全，生活、工作正常的人变成一个行动困难、生活不能自理的人，会认为自己给家庭和社会带来沉重的负担，心理情感障碍问题非常突出。相互信任、相互关心、相互支持的社会关系以及家庭的支持可缓解患者的抑郁情绪，增加患者被爱的感觉，增强治疗康复的信心。因此，应鼓励患者的亲友及同事探视、家人陪护，使患者正确对待自己的疾病，度过心理危机。

（四）中医特色疗法

1. 杞桂益智固体饮料

【处方】枸杞子、肉桂、益智仁、龙眼肉、黄精、酸枣仁、山药、覆盆子、白扁豆、干姜、黑芝麻、牡蛎、阿胶、蚕蛹等。

【功效】大补元气。

【用法】溶于温开水后饮用。一次 10g，一日 2 次。

【适应证】中风后遗症。

2. 麦槐麻仁固体饮料

【处方】麦芽、槐花、火麻仁、郁李仁、山楂、陈皮、玉竹、决明子、榧子、莱菔子、桃仁、甘草等。

【功效】通腑气，消腹胀，除便秘。

【适应证】中风便秘患者。

3. 中药外洗

【原理】对于中风后偏瘫肢体疼痛和中风后的肩手综合征患者，采用以桂枝、细辛、透骨消、乳香、没药等具有温经散寒，舒筋活络的中药煎汤浴足或浸浴，可有效改善偏瘫肢体的疼痛情况以及肢体的运动功能。

【功效】温经散寒，舒筋活络。

【适应证】中风后肢体疼痛，肿胀，中风后的肩手综合征。

4. 中药药枕

【原理】药枕是指枕头内芯的填充物为中草药，除了具有一般枕芯填充物的质地柔软、透气性好的特点之外，还有一定的治疗作用。通过药物的刺激，使经络疏通，气血流畅；或直接作用于皮肤感受器和神经干可以使之处于兴奋、活跃或抑制状态，从而调节血管和神经，改善局部的血液循环，松弛肌肉，使得神经得到调节。根据中风的不同证型，可为患者配治不同的药枕，主要包括，①活络枕，由川芎、细辛等组成；②清脑枕，由冬桑叶、冰片等组成。

【功效】①活络枕：活血化瘀通络。②清脑枕：清热开窍。

【适应证】①活络枕：适用于风痰瘀血、痹阻脉络型，气虚血瘀型，痰湿蒙塞心窍型。②清脑枕：适应于肝阳暴亢、风火上扰型，痰热腑实、风痰上扰型，阴虚风动型，风火扰清窍型及痰热内闭心窍型。

5. 张力平衡针法

【体位】取仰卧位，患侧上肢置体旁，手臂伸直，掌心朝躯干；患侧下肢自然伸直，腘窝处垫高 1.5cm 左右，支撑踝关节保持中立位。

【取穴】上肢屈肌侧，如极泉、尺泽、大陵；上肢伸肌侧，如肩髃、天井、阳池；下肢伸肌侧，如血海、梁丘、照海；下肢屈肌侧，如髀关、曲泉、解溪、申脉等。

【手法】①弱化手法：先取上肢屈肌，下肢伸肌侧穴位：予以 75% 酒精棉球消毒穴位，取毫针，快速刺入各穴，捻转和角度为 90°左右，频率为 100 次 / 分，得气后每穴行柔和均匀的捻转手法 1 分钟，以不出现肌肉抽动为度，出针轻慢。②强化手法：取上肢伸肌、下肢屈肌侧穴位，常规消毒，取毫针，快速刺入各穴，得气后每穴行较强的提插捻转手法 1 分钟，根据肌肉丰厚度，提插幅度为 1 ～ 3cm，频率为 50 次 / 分，捻转角度为 180°左右，频率为 60 次 / 分，以出现较强针感为度，出针较快。

【适应证】脑卒中痉挛瘫痪恢复期或后遗症期患者。

五、冠心病

冠心病全称冠状动脉粥样硬化性心脏病（CHD），是冠状动脉血管发生动脉粥样硬化病变而引起血管腔狭窄或阻塞，造成心肌缺血、缺氧或坏死而导致的心脏病，包括无症状心肌缺血（隐匿性冠心病）、心绞痛、心肌梗死、缺血性心脏病、猝死等。其中，不稳定型心绞痛、急性心肌梗死及缺血性的心脏性猝死统称急性冠状动脉综合征。另外，冠状动脉的其他病变，如炎症、栓塞、结缔组织病、创伤、先天性畸形、感染等，亦可引起血管阻塞性心脏病，虽不属于冠心病范畴，但可参考冠心病诊治。

中医学认为，本病属"胸痹""心痛""真心痛"等范畴，系由脏腑虚损，阴阳失调，气血逆乱所致。从病理变化而言，有痰阻、血瘀、寒凝、气滞等特点，这些均可导致心脏脉络狭窄，血运不畅，瘀血阻滞，痹阻不通，发为本病。

（一）高危因素的管理

1. 不可干预高危因素

不可干预高危因素包括年龄、性别、遗传等。

（1）年龄　有研究表明，随着年龄的增长，血管内皮的结构和功能发生改变，这种改变会导致血管内膜增厚、斑块形成、血栓形成，是冠心病的一个重要危险因素。

（2）性别　女性冠心病发病年龄可能要比男性晚约 10 年，绝经期前女性发病率明显低于男性，绝经期以后女性发病率明显升高，接近甚至超过男性。

（3）遗传　冠心病是否为遗传性疾病，目前还不是一个十分明确的概念，但国内外大量流行病学研究结果表明，冠心病发病具有明显的家族性。父母一方患冠心病者，其子女患病率为双亲正常者的 2 倍；父母均患冠心病者，其子女患病率为双亲正常者的 4 倍；若双亲在年轻时均患冠心病者，其近亲患病的机会可 5 倍于无这种情况的家庭。

2. 可干预高危因素及管理

可干预高危因素如超重和肥胖、血脂代谢异常、糖代谢异常、高血压、吸烟、缺乏运动等，是我国人群发生冠心病的重要危险因素，亦是慢病管理的重点。

（1）超重和肥胖　肥胖是导致冠心病的独立危险因子之一。超重和肥胖者与正常体重者相比，冠心病发病和死亡的相对危险度为 1.5 ～ 2 倍，人体内的脂肪细胞可分泌 C 反应蛋白（CRP）、瘦素、脂联素、抵抗素、肿瘤坏死因子 α（TNF-α）、白细胞介素 6（1L-6）等多种细胞因子，肥胖患者出现上述细胞因子的分泌紊乱，导致动脉血管内皮细胞损伤，加重血管内皮细胞的炎症反应及氧化应激反应等，促进冠状动脉粥样硬化的形成。对于超重和肥胖的管理方面，要注意三个方面。控制体重方面，超重和肥胖者在 6 ～ 12 个月内应减轻体重 5% ～ 10%，BMI 应维持在 18.5 ～ 23.9，腰围应控制在男性 < 90cm、女 < 85cm，每次就诊应评估 BMI 和腰围，鼓励患者通过体力活动，降低热量摄入以维持或降低体重。在饮食方面，要遵循平衡膳食的原则，控制高热量食物（高脂肪食物、含糖饮料及酒类等）的摄入，适当控制主食（碳水化合物）量。运动方面，规律的、中等强度的有氧运动是控制体重的有效方法。减重的速度因人而异，通常以每周减重 0.5 ～ 1kg 为宜。对于非药物措施减重效果不理想的重度肥胖患者，应在医生指导下使用减肥药物控制体重。

（2）血脂代谢异常　血脂代谢异常是动脉粥样硬化的启动因子。低密度脂蛋白（LDL-C）、甘油三酯（TG）等通过炎性作用损伤动脉血管内皮细胞，加剧动脉粥样硬化的炎症反应，通过上述多种途径启动和促进粥样动脉硬化的发生、发展。患者出现高脂血症时血液黏度往往增高，血液流动速度减慢，血脂容易附着浸润于血管内壁，血小板容易黏附聚集，加剧了动脉粥样硬化的形成。在血液脂质存在的所有形式中，只有高密度脂蛋白（HDL-C）被公认为具有抗冠状动脉粥样硬化的作用。应当指导患者维持健康的生活方式，减少饱和脂肪酸在总热量中的比例（< 7%）及反式脂肪酸和胆固醇的摄入（< 200mg/d），增加植物固醇的摄入（2g/d），增加身体活动并控制体重。如无禁忌证，即使入院时患者血脂无明显升高，亦应启动并坚持使用他汀类药物；如使用他汀类药物没有达到目标值或不能耐受，可用依折麦布、胆酸螯合剂和（或）烟酸等。

（3）糖代谢异常　75% ～ 80% 的冠心病患者中存在不同程度的糖代谢障碍。有研究发现，糖耐量异常时往往已经有明显的动脉粥样硬化改变，冠状动脉硬化改变是糖尿病常见的并发症。糖尿病患者与非糖尿病患者相比，冠心病的发病时间更早，症状重，进展快，血管病变复杂，动脉狭窄程度重，受累血管支数多，且糖尿病患者常容易同时存在周围神经系统病变，易发生糖尿病足等，若伴有外周动脉的病变，会出现整个循环系统的损害，加重心脏负担，引起心脏结构和功能改变。其机制可能为高血糖导致血脂代谢紊乱，通过损伤血管内皮细胞，刺激内膜增生，促使凝血纤溶系统功能紊乱等一系列改变，导致动脉粥样硬化。冠心病患者应注意空腹血糖检测，必要时做口服葡萄糖耐量试验，指导并监督患者改变生活方式，包括严格的饮食控制和适当运动，无效者使用降糖药物；强化其他危险因素的控制，包括控制体重、控制血压和胆固醇的摄入，必要时与内分泌科合作管理糖尿病患者。

（4）高血压　炎症反应是高血压引起动脉粥样硬化的一个重要机制。血压是血液在流动过程中对血管壁产生的压力，高血压患者在血液流动过程中损伤血管内壁，促进局部血小板聚集，造成血栓形成，长期血压升高，导致动脉管壁增厚、硬化、狭窄。血栓形成的常见原因有内皮细胞的分离、血管营养不良、内皮破裂等。患者高血压病程越长，冠状动脉病变越重，越容易发生心肌梗死。研究表明，收缩压每增高10mmHg，冠心病事件相对危险增加36%，降压达标可以明显减少心血管事件的发生。健康管理方面，根据需要接受健康生活方式指导，包括控制体重，增加体力活动，限量饮酒，减少钠盐摄入，增加新鲜蔬菜和水果的摄入，注意发现并纠正睡眠呼吸暂停。血压达到或超过140/90mmHg的患者开始给予降压治疗，首选ß受体阻滞剂、ACEI或ARB，必要时加用其他降压药物。

（5）吸烟　吸烟是导致冠心病发生和发展的一个独立危险因素。吸烟可以导致冠状动脉内皮细胞功能紊乱，内皮炎症反应加重，动脉血栓形成及LDL-C氧化修饰，这与动脉粥样硬化的进展、内皮增厚及纤维化、动脉狭窄密切相关。有研究表明，与从未吸烟者相比，正在吸烟者发生非致命性心肌梗死的风险增加2.95倍。大量循证医学证据表明，被动吸烟也可加重动脉粥样硬化的发展。健康管理方面，应劝导每个吸烟者戒烟，评估戒烟意愿的程度，拟定戒烟计划，给予戒烟方法指导、心理支持和（或）戒烟药物治疗，定期随访。对所有吸烟者加强戒烟教育和行为指导，建议应用戒烟药物辅助戒烟，减少戒断症状。每次就诊时应对患者强调避免在工作时或在家中暴露于烟草环境。

（6）缺乏运动　体力活动缺乏是导致冠心病非常重要的独立危险因素，也是最容易改变而达到药物治疗不能达到的治疗效果。久坐不动的白领是冠心病的潜在人群，其主要原因就是缺乏运动。适当参加体育锻炼，达到一定的运动量，能够有效延缓冠状动脉粥样硬化进展的速度，减少心肌梗死的再度复发，降低心血管疾病的死亡风险。对于冠心病患者，科学适度的运动锻炼能有效降低血糖、血脂，且能够减肥，保持体重。另外，运动能够调节人的情绪，减少抑郁、焦虑等不良情绪，而有利于冠心病的康复。

（二）常见症状的管理

冠心病患者根据临床表现可分为无症状心肌缺血、心绞痛、心肌梗死、缺血性心脏病、猝死等。大部分患者有临床症状，患者的临床表现与患者心肌缺血的严重程度有关，而后者取决于病变动脉的部位、程度、范围、狭窄或闭塞发生的速度及侧支循环的建立情况等。

1. 无症状心肌缺血

部分冠心病患者无明显心肌缺血的症状，但是存在心肌缺血受损，通过辅助检查可以发现异常，如出现心电图、心脏彩超的改变等，称为无症状心肌缺血，查体可以发现心律失常或心脏杂音等。

【管理指导】

（1）生活习惯和行为方式　避免高盐、高脂肪、高蛋白饮食，以清淡而富含营养的食物为佳。选择自身喜欢的体育锻炼方式，并且可以根据自身身体状况进行适量的体育运动。戒烟限酒，不多饮浓茶及咖啡等。

（2）心情舒畅和乐观的生活态度　遇事心平气和，宽以待人，保持充足的睡眠，培养多种兴趣，避免剧烈的情绪波动，保持情绪稳定。

（3）避免冠心病的各种高危因素　如高血压患者进行积极的降压治疗，监测血压变化；糖尿病患者要严重执行降糖方案，监测血糖变化；高血脂患者，通过适量活动、低脂饮食，必要时药物降脂治疗等，使血脂达标。

（4）警惕冠心病相关症状　如胸闷、气短，心悸，心前区或胸骨后疼痛等。

2. 心绞痛

心绞痛主要表现为胸骨后的压榨感、闷胀感，持续时间长短不等，疼痛可以放射到左侧肩部、下颌、咽喉部、背部等，也可放射到右臂。在情绪激动、饱餐等增加心肌耗氧的情况下容易发作，休息和含服硝酸甘油后可缓解。有时心绞痛表现不典型，可表现为胸闷、气短，根据发作的特点常分为稳定型和不稳定型心绞痛。稳定型心绞痛是心绞痛反复发作的临床表现持续在 1 个月以上，而且每次发作的持续时间、发作次数、诱发疼痛的劳累程度基本相同，每次疼痛发作的性质和部位无改变，服用硝酸甘油等药物后也在大致相同的时间内缓解。不稳定型心绞痛与稳定性心绞痛相比，往往疼痛更剧烈，持续时间更长，较低的活动量就可诱发，静息时也可发作。不稳定型心绞痛常进一步发展为急性心肌梗死（AMI）。长期心肌缺血患者查体可见心脏增大、结构改变等体征，晚期可出现心功能不全的症状及体征。

【管理指导】

健康管理人员应告知患者如果采取有效的治疗与康复，可使心脏事件再发的可能性减小，若一旦发生应积极处理。①休息：停止正在从事的任何事情，立即坐下或平卧。②如果症状 1 ~ 2 分钟后没有缓解，立即舌下含服硝酸甘油 1 片（0.5mg）；若 3 ~ 5 分钟后症状不缓解或加重，再舌下含服 1 片，必要时 5 分钟后再含服 1 片。如经上述处理症状仍不缓解或没有硝酸甘油，应马上拨打急救电话，就近就医。③心理护理：安慰患者，解除紧张不安情绪，以减少心肌耗氧量。④吸氧。⑤疼痛观察：评估患者疼痛的部位、性质、程度、持续时间，给予心电监测，描述疼痛发作时的心电图，严密监测心率、心律、血压等变化，观察患者有无面色苍白、大汗、恶心、呕吐等。⑥减少或避免诱因：疼痛缓解后，与患者一起分析引起心绞痛发作的诱因，如过劳、情绪激动、寒冷刺激等，调节饮食，禁烟酒，保持大便通畅，切忌用力排便，以免诱发心绞痛，保持心境平和，改变焦躁易怒、争强好胜的性格。

3. 心肌梗死

心肌梗死是指心肌缺血性坏死，在冠状动脉病变的基础上，发生冠状动脉血液供应急剧较少和中断，导致相应的心肌因持久而严重的缺血引起的坏死。临床表现常有持久的胸骨后剧烈疼痛、发热、休克、心力衰竭、心律失常等，应立即通过药物或手术等治疗措施改善心肌血液灌注，改善心肌供血、供氧，挽救濒临坏死的心肌，减小梗死面积，改善预后。常见的并发症有心律失常、心脏功能衰竭、心脏破裂、室壁瘤等。

【管理指导】

（1）饮食与休息　起病后 4 ~ 12 小时内给予流质饮食，以减轻胃扩张。随后过渡到低脂、低胆固醇、清淡饮食，提倡少量多餐。发病 12 小时内应绝对卧床休息，保持环境安静，限制探视，并告知患者和家属休息可以降低心肌耗氧和交感神经兴奋，有利于疼痛缓解，以取得合作。

（2）给氧　鼻导管给氧，氧流量 2 ~ 5L/min，以增加心肌氧的供应，减轻缺血和疼痛。

（3）心理疏导　疼痛发作时应有专人陪伴，允许患者表达内心感受，给予心理支持，鼓励患者树立战胜疾病的信心。简明扼要地解释疾病过程与治疗配合，说明不良情绪会增加心肌耗氧而不利于病情的控制。烦躁不安者可肌注地西泮使其镇静。

（4）止痛治疗　遵医嘱给予吗啡或哌替啶止痛，注意有无呼吸抑制等不良反应。给予硝酸酯类药物时应随时监测血压的变化，维持收缩压在 100mmHg 以上。

（5）溶栓治疗　询问患者是否有脑血管病病史、活动性出血和出血倾向、严重而未控制的高血压、近期大手术或外伤史、长期服用抗凝药（华法林）的用药史等溶栓禁忌证。溶栓前，先检查血常规、凝血时间和血型。迅速建立静脉通路，遵医嘱应用溶栓药物。注意观察有无不良反应，如过敏反应、低血压、出血等。可根据以下指标间接判断溶栓是否成功：①胸痛 2 小时内基本消失；②心电图 ST 段 2 小时内回降

＞50％；③2小时内出现再灌注性心律失常；④血清CK-MB酶峰提前出现（14小时内）。冠状动脉造影可直接判断冠状动脉是否再通。

（6）药物治疗　规范药物治疗对于心肌梗死患者是很重要的。心肌梗死患者，如果没有禁忌证，必须口服阿司匹林，而且终身服用。出院后的维持治疗也很重要，很多患者不重视出院的维持治疗，出院后就不再坚持用药，不注意纠正吸烟等不良生活习惯，导致血糖、血压、血脂控制不良等，引起冠状动脉血管病变的加重，导致心肌重构。

（7）其他　患者要严格控制血压、血糖、血脂、体重等，生活要有规律，保持心情愉快，以及积极乐观的生活态度。

4. 缺血性心脏病

缺血性心脏病的病理改变是心肌纤维化，是由于心肌的血液供应长期不足，引起心肌组织发生营养障碍和萎缩，或者大面积心肌梗死后，纤维组织增生所致。其临床表现是心脏逐渐扩大，常发生心律失常和心力衰竭。

【管理指导】

（1）严密监测　及时发现心率及心律的变化，监测电解质和酸碱平衡，准备好急救药物和抢救设备，如除颤仪、起搏器等，随时准备抢救。

（2）避免心力衰竭的诱发因素　如呼吸道感染、输液过快等。

（3）饮食调护　应选择高蛋白、低热量、高纤维素等易消化的食物，少食多餐。

（4）运动调护　早期应鼓励患者在床上做肢体活动，促进肢体血液循环。轻度心力衰竭者应避免剧烈活动，坚持适当的体力活动，如打太极拳等；中度心力衰竭者应限制日常活动量，可短距离散步、短时间练气功等；重度心力衰竭者应卧床休息。老年人心力衰竭时，既要强调休息也要强调适量活动，以不引发胸闷、气短等症状为前提，避免长时间卧床引起压疮、静脉血栓形成等。

5. 猝死

各种心脏病都可以导致猝死，但心脏病的猝死中有一半以上是由冠心病引起，及时的心肺复苏抢救至关重要。

【管理指导】

（1）心肺复苏　保持镇静，立即使患者去枕平卧，头偏向一侧；呼唤患者，判断其神志，摸主动脉搏动，判断呼吸；开放气道，同时通知医生、同伴，立刻予以心前区叩击两至三次，并进行心肺复苏；吸氧，建立静脉通道，同时抢救车到位。

（2）急救措施　床边心电监护，备齐除颤仪、气管插管设备、吸引器、输液泵及药品等，遵医嘱用药，如急救"心三联"，5％碳酸氢钠、2％利多卡因、阿托品、氯化钙等。

（3）后续措施　准备抽血进行动脉血气分析，并安慰家属，配合各项抢救，及时做好记录。

（三）生活方式的管理

冠心病是老年人的常见病，患者在接受医疗诊治的同时，也应注意家庭的自我调养。

1. 生活起居管理

生活起居应有规律，睡眠要充足，心境要平稳，不可大喜大悲、忧愁郁闷，避免过度劳累和精神紧张，在温差变化大的时候注重保暖。禁吸烟饮酒，肥胖者要减少食物的总热量，尽力减肥，用餐不宜过多，并通过适度体力活动、锻炼来减轻体重，力求达到较理想的体重。

掌握上午服药、下午锻炼的规律。冠心病的流行病学调查资料表明，由心肌缺血和致命性心律失常引起的心脏病急发率和猝死率，以上午 6～12 时最高。尤其是睡醒后最初 3 个小时内心脏最容易"闹事"，专家们称这段时间为冠心病发病的"清晨峰"。可利用这一生物节律掌握用药时间，每天服用 1～2 次能缓解发作症状的药物，最好在清晨和上午服用。心脏活动的节律也为冠心病患者选择锻炼时间提供了科学依据，在这段时间进行运动会加重心脏负荷，所以对心脏病患者来说，最适宜运动且相对安全的时间是下午。一般来说，冠心病患者应做力所能及的体育锻炼，如散步、体操、慢跑等，这样可增强心肺功能，增加冠状动脉血流和建立侧支循环。锻炼要循序渐进，持之以恒，切忌操之过急。

2. 饮食营养管理

加强饮食调养，平日饮食宜清淡。尽量少食或避免食动物性脂肪、高胆固醇的食物，如肥肉、猪油、动物内脏、蛋黄、乳酪、黄油等；炒菜尽可能用植物油，盐、糖也应少吃；饮食以素食及豆制品为主，即多食素菜、水果和豆制品类；可食瘦肉、鱼类和蛋类。

膳食食谱推荐如下。

（1）"健心方" 以人参、三七、陈皮等为主，随证加减。

（2）羊肉汤 将鲜羊肉 500g 洗净放入锅中，加温水适量煮沸后改文火煮。肉七成熟时，放入葱白 200g，盐适量，至肉熟时放入五香粉 2g 即可。肉汤同食，每周 2 次，连服两周。具有温阳强心，行气祛寒，止痛之功效。

（3）麦冬大枣粳米粥 将麦门冬 20g，大枣 15 枚，粳米 120g 放入锅中煮成粥。每日 2 次，连服两周。具有益气养阴，安神除烦之功效。

（4）桃仁红花粥 取桃仁 15g，红花 10g，藕粉 100g，先煎桃仁、红花煎取药液 200mL，再加入藕粉搅拌即成。具有疏肝理气，活血化瘀的功效。

（5）百合粥 百合干研粉 30g，或新鲜百合 60g，冰糖适量，加入粳米 60g 煮粥，早晚服用。具有补益气血，滋养心阴之功效。

（6）黄芪山楂排骨汤　将排骨 500g 洗净，取黄芪 30g、山楂少许，一同放锅中，加适量温水，文火炖之。肉熟放盐适量，将表层油弃去，即可汤肉同食。2 日 1 次，连服两周。具有补益心气之功效。

3. 运动管理

目前，运动不仅是健身手段，也是防病治病的措施，已获得医学界的肯定。通过一定强度的运动刺激，可改善血管内皮功能，稳定冠状动脉斑块，促进侧支循环建立，改善心功能，降低再住院率和死亡率，提高生活质量。缺乏运动可造成多种不良后果。随着肌纤维萎缩、肌肉力量下降和肌肉体积减小，肌肉氧化能力随之下降，最终导致运动耐量降低和体能明显下降，心动过速、体位性低血压和血栓栓塞等风险也会增加。运动处方要根据患者的健康状况、体力和心血管功能状态，结合学习、工作、生活环境和运动喜好等个体化特点制定。中医学有独特的运动疗法，如五禽戏、气功、导引、太极拳、八段锦等。中医学对运动不但强调调身即身形运动（包括运动的量、运动的时间、运动的频率等）对疾病的康复预防作用，更强调调心、调息对整个身心平衡的调节作用。通过"静""动"结合的运动方式，调节自主神经功能，使血管收缩与舒张平衡，而且可以使患者的心理得到健康发展，最终达到"阴平阳秘，精神乃至"的最佳境界。

（1）运动频率　有氧运动每周 3～5 天，最好每周 7 天。抗阻运动、柔韧性运动每周 2～3 天，至少间隔 1 天。

（2）运动强度　在一定范围内随运动强度的增加，运动所获得的心血管健康或体能益处也增加。心血管健康或体能益处的最大运动强度阈值需通过运动负荷试验获得。

（3）运动形式　主要包括有氧运动和抗阻运动。有氧运动包括行走、慢跑、游泳和骑自行车等；抗阻运动包括静力训练和负重等。心脏康复中的运动形式虽然以有氧运动为主，但抗阻运动是必不可少的组成部分。

（4）运动时间　冠心病患者的最佳运动时间为每 30～60 分钟。对于刚发生心血管事件的患者，从每日 10 分钟开始，逐渐增加运动时间，最终达到每日 30～60 分钟的运动时间。

（四）中医特色疗法

1. 参附温心膏

【处方】瓜蒌、薤白、半夏、黄芪、党参、肉桂、酸枣仁、柏子仁、丹参、三七花、炙甘草等。

【用法】开水冲服。一次 15g，一日 3 次。

【功效】益气温阳，养心安神。

【适应证】主治心阳虚，症见心悸心慌，心胸憋闷疼痛，形寒肢冷，失眠多梦，心神不宁，舌淡胖或紫暗，苔白滑，脉弱或结代。

2. 通脉止痛膏

【处方】丹参、桃仁、红花、当归、川芎、赤芍、枳壳、蒲黄、苏合香、黄芪、三七花等。

【用法】开水冲服。一次 15g，一日 3 次。

【功效】行气活血，通脉止痛。

【适应证】主治瘀阻于心，症见胸闷疼痛，痛引肩背，心悸，口唇青紫，舌质青紫或见瘀斑、瘀点，脉涩或结代。

3. 耳穴压丸法

【操作手法】取心、小肠、交感、皮质下等穴为主，辅以肺、肝、胸、降压沟、枕等穴。每天按压穴位，使穴位保持长时间刺激，两耳交替进行，10 次为 1 个疗程。

【适应证】稳定性心绞痛患者。

4. 推拿疗法

【操作手法】掌摩中府、云门各 2 分钟，分推前胸部 5 遍，一指禅推心俞、厥阴俞、膈俞、灵道、至阳等穴各 2 分钟，按揉膻中、内关、中府、云门等穴各 2 分钟，并施擦法，以透热为度，每日 1～2 次。

【适应证】冠心病（心血瘀阻证）。

5. 针灸疗法

【操作手法】取膻中、巨阙、阴郄、气海、足三里等穴，予以毫针补法，可加灸，每日 1 次。

【适应证】冠心病（气虚血瘀证）。

六、慢性阻塞性肺疾病

慢性阻塞性肺疾病（COPD）是一种常见的以持续气流受限为特征的可以预防和治疗的疾病。气流受限进行性发展，与气道和肺组织对烟草、烟雾等有害气体或有害颗粒的慢性炎性反应增强有关。当慢性支气管炎和肺气肿患者的肺功能检查出现持续气流受限时（吸入支气管舒张剂后，FEV1/FVC ＜ 70%），则可诊断为慢性阻塞性肺疾病。COPD 的确切病因不清楚，一般认为与慢性支气管炎和阻塞性肺气肿发生有关的因素都可能参与本病的发生。

中医学认为，肺脏感邪，迁延失治，痰瘀稽留，损伤正气，肺、脾、肾虚损，正虚卫外不固，外邪反复侵袭，诱使本病发作，其病理变化为本虚标实。

（一）高危因素的管理

1. 不可干预高危因素

（1）年龄　发病率随年龄增长呈上升趋势。

（2）性别 男性发病率高于女性。

（3）遗传因素 据相关报道，该病有明显的家族聚集现象，亲属中的发病率明显高于对照组亲属，且这种高发病率不能用其他已知危险因素解释。

（4）职业 职业性粉尘及化学物质接触会导致气道反应性增加。

（5）教育水平 受教育水平是独立于吸烟和职业暴露的 COPD 的危险因素。随着文化层次提高，老年慢性呼吸系统疾病，包括 COPD，患病率随之降低。

（6）社会经济情况 相关研究发现，社会经济情况、社会经济地位与 COPD 的发病具有负相关关系，即社会经济地位较低的人群发生 COPD 的概率较大。

2. 可干预高危因素及管理

（1）吸烟 吸烟是最重要的危险因素，吸烟与 COPD 的发生和发展有非常密切的关系。健康管理方面，戒烟是首要措施，COPD 患者绝对戒烟。戒烟能够减轻小气道功能的损害，防止 COPD 的发生、发展，减轻症状。同时应动员其身边的亲戚朋友戒烟，以减少患者被动吸烟的机会。予以尼古丁替代疗法，如尼古丁口香糖、吸入剂、鼻喷雾剂、透皮贴、舌下含片或锭剂等，采用伐尼克兰、安非他酮或去甲替林等药物治疗能有效提高长期戒烟率，也可采用 5A 法帮助吸烟者戒烟。

（2）空气污染 空气污染包括室外空气污染（主要是大气污染）和室内空气污染。长期生活在室外空气受到污染或室内污染严重的区域，可能是导致本病发病的一个重要因素。健康管理方面，减少或避免出入空气污染严重的区域，避开吸烟的环境。患者要特别注意天气状况，阴霾、空气质量差的天气尽量减少室外活动，减少大气对呼吸道的损伤。生物性燃料，如各种柴草类根茎所致的空气污染也是引起慢性阻塞性肺气肿的重要原因，改进农村生活卫生习惯也是重要的预防措施。经常开窗通风，每天通风 30 分钟，保持室内空气新鲜。新装修的房屋间隔一段时间再入住，注意烹调、供暖等方式的选择，避免吸入煤烟、油烟、涂料、油漆等各种刺激性气味。

（3）感染 研究表明，引起呼吸道感染的病毒、细菌、支原体、衣原体等病原微生物与 COPD 的发病呈相关性。感冒常加重病情，因此患者平时要注意气温变化，保温防寒，预防感冒和呼吸道感染。在流感流行季节不去公共场所，以免感染。一旦感染，应尽早治疗。加强身体锻炼，适当增加室外活动，如散步、做呼吸操（腹式呼吸和缩唇呼气锻炼）等。注意营养，提高免疫力，加强耐寒训练，如从夏天起坚持凉水洗脸、冬泳等。

（二）常见症状的管理

COPD 起病隐袭，病情进展缓慢，早期可无症状。主要表现为进行性加重的呼吸困难，活动后尤甚，可伴有咳嗽、咳痰等呼吸系统症状和食欲不振、疲劳等全身症状，伴有肺心病右心衰竭时，可出现头痛、嗜睡、神情恍惚等神经精神症状。

1. 咳嗽、咳痰

咳嗽可反复发作、迁延不愈。咳嗽严重程度视病情而定，一般晨间咳嗽较重，白天较轻，晚间睡前有阵咳或排痰。起床后或体位变动引起刺激排痰，常以清晨排痰较多，痰液一般为白色泡沫痰。若伴感染，可为脓痰，质黏。

【管理指导】

止咳，促进有效排痰。保持室内环境舒适，室内温度在22℃～24℃，湿度在50%～60%。痰黏稠者，鼓励多饮水，每日饮水1500mL以上。吸烟者，健康管理人员应协同家属做好患者的思想工作，讲解吸烟对COPD发病的影响，劝其戒烟。排痰困难者，指导并实施保持呼吸道通畅的技术，根据病情需要协助患者有效咳嗽咳痰、雾化吸入、叩击排痰，必要时吸痰、给予祛痰药物，观察并记录痰液情况，如量、颜色、气味、黏稠度等，必要时留痰培养标本。

保持呼吸道通畅的技术如下。

（1）有效咳嗽咳痰　患者取坐位，身体稍向前倾，可双手环抱一枕头，进行数次深而缓慢的腹式呼吸，深吸气末屏气，然后缩唇（噘嘴），缓慢呼气，在深吸一口气后屏气3～5秒，身体前倾，从胸腔进行2～3次短促有力的咳嗽，爆破式咳出胸腔的痰液。咳嗽时收缩腹肌或用手按压上腹部，帮助咳嗽。

（2）雾化吸入　遵医嘱给予氧气或超声雾化吸入。雾化吸入常用药物包括①平喘药：如复方异丙托溴铵溶液（可必特）2.5mL或沙丁胺醇（万托林）1mL加异丙托溴铵（爱全乐）2ml，以解除支气管痉挛。②表面激素类：如吸入用布地奈德混悬液（普米克令舒）2mg，每日2次，具有高效局部抗炎作用。

（3）胸部叩拍　适用于久病体弱或长期卧床，无力排痰者。手掌呈弓形或空杯状，在吸气或呼气时叩击胸壁，力量可通过胸壁传至气道，将支气管壁分泌物松解。应沿支气管走向由下至上、由外向内，迅速有节律地叩击胸壁，频率为120～180次/分，每次5～15分钟，餐前30分钟或餐后2小时为宜，叩击力度适中，以患者能耐受为宜。注意避开乳房、心脏、骨隆突部位（如脊柱、肩胛骨、胸骨），叩击时避开拉链、纽扣。未经引流的气胸、肋骨骨折、有病理性骨折史、咯血及低血压、肺水肿等患者禁用。

（4）振动排痰　利用振动排痰机在患者身体表面的特定方向以周期变化的治疗力所产生的叩击和震颤促使呼吸道黏膜表面的黏液和代谢物松动、液化，同时利用方向挤推作用使已液化的黏液按照选择的方向移动，选择合适的叩拍接头，设置初始频率20次/秒，根据患者的临床症状可逐渐增加振动频率（基本治疗频率20～35次/秒），由外向内，由下往上（下肺），由上往下（上肺）振动患者胸部，每日治疗1～2次，每次5～10分钟，餐后1～2小时进行治疗，如接触部位有皮肤感染，以及肺结核、气胸、出血性疾病、肺部血栓及咯血、急性心肌梗死、房颤等患者禁用。

2. 呼吸困难

COPD 在咳嗽、咳痰基础上可出现进行性加重的呼吸困难，最初仅在劳动、上楼或登山、爬坡时有呼吸急促；随着病变的发展，在平地活动时，甚至在静息时也会感到呼吸急促。

【管理指导】

给予低流量吸氧，通常氧流量为 1 ～ 2L/min，浓度为 25% ～ 29%，时间为 > 15h/d。呼吸困难严重者，应进行长期家庭氧疗，有条件者可自备气雾剂，出现症状及时治疗。嘱患者充分休息，取舒适体位如半坐位或端坐位，必要时卧床休息。病情稳定时，指导患者做呼吸运动训练，如腹式呼吸、缩唇呼吸等。

正确使用定量气雾剂，COPD 患者药物使用方式主要为吸入剂或定量气雾剂。气雾剂使用方便，易于掌握，常用于家庭治疗，应指导患者掌握气雾剂的使用要领，以免影响疗效。正确的气雾剂使用方法：患者取立位或坐位，打开气雾剂保护盖，将气雾剂摇匀，深呼气至呼气末，屏住呼吸，将喷嘴放进口里，在深慢用力吸气的同时按压气雾剂的基底部，屏住呼吸 10 秒钟后缓慢呼气。如需再吸入，则重复以上步骤，吸入完毕用温开水漱口。

（三）生活方式的管理

1. 生活起居管理

居住环境应清洁安静，光线充足，每天通风 30 分钟，避免吸入煤烟、油烟等各种刺激性气体；注意气温变化，保温防寒，预防感冒和呼吸道感染。流感流行季节不去公共场所，以免感染。一旦感染，应尽早治疗，养成良好的卫生习惯，饭前、便后、外出归来要洗手，打喷嚏、咳嗽和清洁鼻子应用纸巾掩盖，用过的纸巾不要随地乱扔，以防病菌的传播，要勤换、勤洗、勤晒衣服和被褥，不随地吐痰，绝对戒烟，并动员家属、同事戒烟，以减少烟雾的吸入，生活规律。保持良好的心态、充足的睡眠、适度的运动，对提高自身的抵抗力相当重要，身体劳累过度，必然导致抵抗力下降，容易感染病毒。

2. 饮食营养管理

患者的饮食营养以平补为宜，要注意多种食物搭配的平衡膳食。COPD 患者理想的供能比例，蛋白质、脂肪、碳水化合物分别是 15% ～ 50%、30% ～ 35%、50%。COPD 患者蛋白质分解代谢亢进，故可适当增加蛋白质摄入或补充支链氨基酸。严重通气障碍者以高蛋白质、高脂肪和低碳水化合物为宜，蛋白质维持量为 1.2 ～ 1.9g/（kg·d），以纠正营养不良。应多吃绿叶蔬菜及各种含维生素和矿物质的食物，维生素 C 是组织修复的必备材料，每日供给量不少于 1g。

膳食食谱推荐如下。

（1）人参乌鸡汤　取人参 10g，乌骨鸡 1 只，调味品适量。人参装入鸡腹内，用砂锅炖至鸡肉烂熟，加盐调味即可。适用于气虚者。

（2）山药羊肉粥　取鲜山药 500g，羊肉、糯米各 250g，羊肉去筋膜，洗净，切碎，与山药同煮烂，研泥，下糯米共煮为粥。适用于气虚者。

（3）羊肉枸杞汤　取羊腿肉 1000g，枸杞子 20g，生姜 12g，调味品适量。羊肉去筋膜，洗净切块，生姜切片。待锅中油烧热，倒进羊肉、料酒、生姜等煸炒，炒透后，同放砂锅中，加清水适量，放入枸杞子等，用大火烧沸，再改用小火煨炖，至熟烂后，加入调味品和匀即可。适用于兼阳虚者。

（4）何首乌粥　取何首乌 25g，粳米 50g。何首乌研末备用，粳米加水煮粥，粥半熟时调入何首乌粉，边煮边搅匀，至黏稠时加白糖调味即可。适用于兼阳虚者。

（5）豆干炒芹菜　取芹菜 500g，豆腐干 100g，盐、麻油各适量。将芹菜去叶，洗净后切段，入沸水中烫过后略放凉。豆腐干沸水烫后切丝。起油锅，待油热后，放入芹菜丝和豆腐干丝，加盐略煸至熟，淋麻油适量拌匀后即成。适用于兼痰湿者。

（6）白茯苓粥　取白茯苓粉 15g，粳米 100g。粳米淘净，与茯苓粉同放入锅中，加水适量，用武火烧沸，转用文火炖至粥烂即成。每日 2 次，早晚餐用。适用于兼痰湿者。

（7）沙参养肺汤　取沙参 15g，玉竹 15g，猪心 100g，猪肺 100g。将沙参、玉竹用纱布包好，与洗净的猪心、猪肺及葱段同置砂锅内，然后加水，先用武火煮沸后改用文火炖约 2 小时，稍加盐调味即可。适用于兼阴虚者。

（8）银耳百合粥　取银耳 10g，百合 10g，粳米 25g。银耳用水泡发，百合、粳米洗净后同放入锅中，加水适量煮粥，再加冰糖少许即可。每日 1 次，配餐温服。适用于兼有阴虚者。

（9）山楂降脂饮　取鲜山楂 30g，生槐花 5g，嫩荷叶 15g，草决明 10g。将以上 4 味药同放锅内煎煮，待山楂将烂时，捣碎，再煮 10 分钟，去渣取汁，调入白糖。适用于兼有瘀血者。

（10）灵芝三七山楂饮　取灵芝 30g，三七粉 4g，山楂汁 200mL。先将灵芝洗净，放入砂锅中，加入适量清水，微火煎熬 1 小时，去渣取汁，加入三七粉和山楂汁即成。每日 1 剂，早晚各 1 次，服前摇匀。适用于兼有瘀血者。

3. 运动管理

（1）有氧耐力运动　上肢运动和下肢运动是肺康复训练的基本项目，可增加机体的活动耐力。上肢运动锻炼可使手部和肩部的肌肉群强壮，有助于呼吸顺畅。步行是被广泛使用的下肢运动，其他如慢跑、走跑交替、登楼梯、骑车、慢节奏的健美操及太极拳、八段锦等，应根据患者的具体情况和兴趣选择适宜的运动。病情较重者，先进行床边活动；体质较弱者可以从散步开始，循序渐进，逐渐增加锻炼的速度、时间和距离。应指导患者共同制定个体化的锻炼计划，指导患者每次运动后评定及监控运动强度。运动时间每次 15 ～ 60 分钟，频率 3 ～ 5 次／周，6 ～ 12 周为 1 个周期。运动形式有持续运动、间歇运动（运动 – 休息 – 再运动）、循环运动（不同的运动方式交替进行）、循环 – 间歇运动（循环运动与间歇运动结合）等。运动时要注意运动前先热身，运动后要放松；饱食后不宜运动；运动过程维持血氧饱和度≥ 90%，必要时运动过程中吸氧；康复治疗及患者日常活动，都应视病情而定，活动以不感到疲劳、不加重症状为宜；疲劳症状和运动强度的关系可用博格（Borg）评分来测定；要坚持锻炼，持之以恒。

（2）呼吸运动锻炼　指导患者腹式呼吸和缩唇呼吸，两种呼吸运动都应长期坚持，最好选择在空腹时锻炼。要求每日进行数次锻炼，一般 2 ～ 3 个月后可改善通气功能。

（3）气功疗法　气功能增强机体的免疫功能，对 COPD 患者较适宜。气功疗法包括调身、调气、调神等方面。

4. 情志管理

COPD 长期反复发作，会导致患者的生活质量及心理承受能力逐渐下降，常表现为焦虑、抱怨、悲观、抑郁甚至绝望等不良心理情绪。健康管理人员应以自己的同情心关心患者的心理状态，以诚恳热情的态度与患者进行交流，对患者的病情予以关注，向患者介绍 COPD 及其并发症的相关知识，使患者对疾病有正确的认识，安慰、鼓励患者，使其树立战胜疾病的信心，建立乐观向上的人生观。同时，在患者家属的配合下，尽量使治疗环境温馨舒适。培养患者的生活兴趣，如听音乐、养花种草等，以分散注意力，减少孤独感，缓解焦虑、紧张的精神状态。

（四）中医特色疗法

1. 沙冬滋肺膏

【处方】北沙参、麦冬、湘玉竹、黄精、玄参等。

【用法】开水冲服。一次 15g，一日 3 次。

【功效】滋肺阴，润肺燥，清肺热。

【适应证】主治肺阴虚。症见干咳，痰少，或痰中带血丝，咽喉干燥，舌红少津，脉细数。

2. 参芪益肺膏

【处方】人参、黄芪、炙甘草、生姜、白术、五味子、半夏、桔梗、陈皮等。

【用法】开水冲服。一次 15g，一日 3 次。

【功效】补益肺气。

【适应证】主治肺气虚。症见咳嗽无力，少气短息，动则益盛，痰液清稀，平素易感冒，舌淡苔白，脉弱。

3. 桃红麻杏膏

【处方】麻黄、苦杏仁、甘草、桑白皮、瓜蒌皮、川贝母、桃仁、红花、当归、赤芍、桔梗、葶苈子、紫苏子、丹参等。

【用法】开水冲服。一次 15g，一日 3 次。

【功效】活血行瘀，理气通络。

【适应证】主治瘀血阻肺。症见胸痛咳嗽，气促，甚者喘息不能平卧，胸闷如塞，心悸不宁，舌质紫暗或见瘀斑、瘀点，脉弦涩。

4. 砭石疗法

【原理】砭石热熨膀胱经。使用两块长 25cm，宽 15cm 的砭石，80℃左右的热水泡 1 分钟，热熨背部（从第 2 胸椎开始）。

【功效】补阳气，祛寒气，调理阴阳。

【适应证】主治肺胀，外寒内饮者。

5. 拔罐疗法

【原理】取大椎、风门、肺俞、膏肓等腧穴，或在肺部有啰音处，用闪罐、走罐等手法，实施熨刮、牵拉、弹拨等良性刺激。

【功效】化痰平喘止咳，疏风宣肺，调理全身气机，疏通经络，调和阴阳。

【适应证】主治肺胀，痰浊阻肺或痰热壅肺者。

6. 穴位贴敷疗法

【原理】调整机体气血，调和阴阳，舒筋活络，驱邪外出。

【功效】补肾纳气，改善咳、痰、喘症状。

【适应证】①姜汁天灸粉外敷大椎、肺俞、膏肓、天突、膻中等穴，适用于肺胀肺脾气虚者。②酒精大黄粉外敷神阙、丰隆等穴，适用于肺胀痰瘀壅肺者。

7. 穴位注射

【原理】丹参具有活血化瘀、抗氧化、抗感染等作用。双侧足三里穴位注射丹参注射液能健脾强胃，生化气血，补益强壮。

【功效】温阳补肾益肺，活血化瘀。

【适应证】主治肺胀，肺肾两虚或痰瘀阻肺者。

8. 中药沐足

【原理】借助热力和药力的双重作用，通过热能使毛孔张开，腠理疏通，药物有效成分直达病变部位，使脉络调和，气血通畅。

【功效】散寒平喘，清肺活血。

【适应证】肺胀。

9. 指压天突排痰

【原理】天突穴位于胸骨上窝正中，其深部为气管，指压天突穴可刺激气管，引起咳嗽，使下呼吸道深部的痰液咳到相对较浅的气道，促进痰液排出。

【功效】诱发排痰，减轻排痰困难。

【适应证】排痰困难者。

七、慢性肾脏病

慢性肾脏病是指肾脏损害达到或超过 3 个月，表现为下列之一者：肾脏病理异常和（或）尿成分异常（如有血尿、电解质异常、pH 值异常）和（或）影像学异常，或肾小球滤过率（GFR）< 60mL/min·1.73m^2，有或无肾脏损害。

慢性肾脏病在中医学并无相应的病名，根据其临床演变过程，可属于"慢性肾衰""肾风"等范畴，"水肿""溺毒""关格""癃闭""虚劳""肾劳"均涉及本病。本病的主要病变在脾肾两脏，病机关键是脏腑升降功能失常，清浊不分而逆乱。

（一）高危因素的管理

1. 不可干预高危因素

（1）年龄 随着年龄的增加，肾脏功能自然衰退，对药物更敏感，动脉硬化也是肾功能损害的重要原因。因此，要关注肾脏功能，最好每年进行尿常规、肾功能等检查。

（2）遗传因素 相关研究发现，家庭成员中有肾脏病史，其他成员患肾脏病的概率要增加 5 ～ 8 倍。因此，如果家庭成员中有肾脏病患者，其他成员必须定期做肾脏方面的仔细检查。

2. 可干预高危因素及管理

（1）高血压 高血压是肾脏病恶化的重要危险因素，也是慢性肾脏疾病发展到终末期肾病的独立危险因素。血压高会加重肾负荷，长期高血压也会引起肾动脉的硬化，影响肾功能，慢性肾脏病患者的血压越高，肾功能下降越快，控制高血压已成为最重要的干预措施。控制血压的最关键步骤是控制饮食中盐的摄入，肾脏病患者盐的摄入应控制在每天 3g 以内。高血压患者如果血压控制平稳，每年查 1 次尿常规和肾功能即可；如果血压控制不理想，则每隔半年检查 1 次肾功能。

（2）高蛋白饮食 高蛋白饮食是加速患者肾脏恶化的另一个重要因素，因为高蛋白饮食可增加尿蛋白的排泄，造成肾脏的肾小球高滤过、高代谢、高压力，使受损害的肾脏不堪重负。

（3）感染 感染是加重肾损害的重要原因。慢性肾脏病患者由于自身抵抗力下降及一些免疫抑制剂的使用，容易出现感染的情况。感染本身可以损害肾脏，同时治疗感染的药物如果选用不当，也有可能造成肾脏的损害。慢性肾脏病患者应避免感染，一旦出现感染，要根据情况积极治疗。

（4）药物 大部分药物通过肾脏排泄，有些药物可能对肾脏造成很大的伤害，如慢性肾炎的患者服用解热镇痛药及含马兜铃酸、青木香的中草药、中成药等，都会对肾脏造成不可逆转的伤害。药物的不正确使用是临床常见的引起肾脏功能恶化的原因之一。预防药物造成的肾损害，首先要严格掌握药物的适应证，避免药物滥用，特别是抗生素和可引起肾损害的中药。药物应用时，要注意剂量、疗程，用药期严密监测尿蛋白、尿沉渣及肾功能等。一旦发现有肾损害，应立即停用，然后根据医生的指导给予相应处理。

（5）蛋白尿 蛋白尿是慢性肾脏病进展的危险因素，降低尿蛋白可以延缓肾脏功能的损害。相关研究表明，血管紧张素转换酶抑制剂（ACEI）和血管紧张素I受体拮抗剂（ARB）两类降压药物可以降低尿蛋白，但是肾功能衰竭患者应在医护人员的严密监测下使用，因为它们可能会导致肾功能的下降及高钾血症，同时应定期随访，严密监测，加强管理。

（6）糖尿病 糖尿病患者血糖控制不佳会加重肾脏损害，血糖增高可导致肾脏肥大和肾小球的高滤过、球内高压、肾小球基膜增厚、系膜基质增加及肾血管变性等，造成肾脏损害。半数的糖尿病患者10年左右会发展为慢性肾脏病，糖尿病患者要警惕肾脏病。对于糖尿病患者来说，严格的血糖控制非常必要。

（7）泌尿系统梗阻 泌尿系统梗阻可没有任何征兆，但它可引起肾脏病的恶化，解除梗阻后肾功能往往有可能恢复。当泌尿系统梗阻发生时，应及时就诊，解除梗阻。

（8）高脂血症、高尿酸血症、高钙血症、肥胖 都可加重肾脏的损害，这些或多或少与患者的生活方式有关系。血脂沉积在血管中，不仅会造成心血管的硬化，也会影响肾血管，使肾动脉硬化；同时，肥胖者除了血脂高影响肾功能外，机体的高代谢也会使肾脏功能受损。健康管理方面，首先是要改变饮食和生活方式，控制体重，必要时使用适当的药物控制。

（9）贫血 贫血可使肾小球和肾小管缺氧，肾脏损害加速。贫血是终末期肾病（ESRD）患者心血管并发症的重要危险因素，是透析患者死亡的独立的预测因素，应积极治疗贫血。

（10）不良的生活习惯 不良的生活习惯，如吸烟、酗酒等均对身体健康有害，如吸烟可以加重血管的损害，加重肾脏病，应指导患者戒烟限酒。

（二）常见症状的管理

大多数慢性肾脏病患者早期可没有症状或症状不明显，随着病情的发展，可逐渐出现不同程度的症状，如泡沫尿、排尿疼痛或困难、多尿、腰痛、全身水肿、血压高、骨痛、皮肤瘙痒、肌肉震颤、手脚麻木、嗜睡、反应迟钝等，实验室检查可发现贫血、血清肌酐和尿素氮浓度升高等。进入尿毒症晚期，症状继续加重，可导致心、肝、肺等多脏器功能衰竭，死亡率很高。对已有慢性肾脏病的患者来说，只有做到早期防治，才能延缓肾功能的恶化速度，改善患者的生活质量。

1. 头晕

中医学认为，肾虚精气不足，不能上充脑髓，易致头晕。临床表现为头昏、头胀、头重脚轻、眼花等，慢性肾脏病患者出现头晕，应高度警惕血压的异常变化。

【管理指导】

（1）控制血压　指导患者控制血压，尤其是有蛋白尿的慢性肾脏病患者。对于蛋白尿＜ 1g/d 的患者，建议目标血压＜ 130/80mmHg；蛋白尿＞ 1g/d 的患者，建议目标血压＜ 125/75mmHg。

（2）控制盐的摄入　日常生活中，应注意控制盐的摄入，同时应增加运动量，戒烟。

（3）症状管理　若患者出现头晕症状，应指导其安静休息，减少头部转动，保持心情舒畅，同时指导患者密切监测血压的变化，并准确记录。

2. 腰痛

中医学认为，凡由于腰部受损，气血运行失调，脉络绌急，或肾虚腰府失养所引起的以腰部一侧或两侧或正中发生疼痛为主要症状的一类病证，称之为腰痛。肾脏疾病所致的腰痛常为肾区钝痛或胀痛，肾绞痛发作时，会向下腹、外阴及大腿内侧等部位放射，呈间歇性剧烈绞痛，常伴恶心、呕吐、面色苍白、大汗淋漓等症状，并常发生肉眼或镜下血尿。若肾区钝痛程度较重，则患侧腰肌紧张，局部有明显叩压痛。

【管理指导】

（1）体位　若患者出现腰痛，应指导其立即采取让身体舒适的体位，如横躺、弓起身体、抱膝等。

（2）饮食　避免食用生冷寒湿的食物，如饮料、水果等。

（3）记录指导　指导患者准确记录疼痛的性质及疼痛发生的频率、时间等，为进一步诊疗提供依据。

3. 水肿

中医学认为，水肿是因感受外邪，饮食失调，或劳倦过度，使肺失宣降通调，脾失健运，肾失开阖，膀胱气化失常，导致体内水液潴留，泛滥肌肤，以头面、眼睑、四肢、腹背，甚至全身浮肿为临床特征的一类病证。肾性水肿为凹陷性水肿，一般先发生在组织疏松的部位，如眼睑或颜面部、足踝部，以晨起明显，严重时可涉及下肢及全身。

【管理指导】

（1）定期监测　指导患者养成定期监测体重、记录 24 小时出入量的习惯，若有腹水者还应定期测量腹围。

（2）适当休息　当出现水肿症状时应注意合理休息，轻度水肿患者可卧床休息与活动交替进行，而严重水肿者应以卧床休息为主；休息时眼睑、面部浮肿者枕头应稍高，严重水肿（全身水肿）者应经常改换体位，伴胸腔积液者应取半卧位等。

（3）合理饮食　教会患者优质蛋白质、钠盐摄入量及饮水量的控制方法，并能根据自身情况合理安排饮食。

（4）保护皮肤　指导患者穿宽大柔软的棉质衣裤，并保持床铺平整干燥。可用温水擦浴或淋浴，勤换内衣裤，保持会阴部清洁。

4. 少尿或无尿

少尿或无尿与中医"癃闭"相似，健康人尿量在 1600mL/24h 左右，少尿是指尿量 < 400mL/24h 或 < 17mL/h，无尿是指尿量 < 100mL/24h。

【管理指导】

（1）饮食指导　指导患者限制饮食，严格控制水、钠盐的摄入，忌吃生冷水果，戒烟酒；多吃清淡祛湿蔬菜，如冬瓜、萝卜、芹菜等；少尿引起水肿较重时，应限制体力活动，注意休息。

（2）记录　指导患者准确记录 24 小时尿量，一旦发生少尿或无尿应立即到医院就诊，及时查找原因并予以迅速有效的处理。

5. 多尿

中医学认为，多尿系气虚、阳虚不能固摄所致，肾和脾为关键所在。多尿是指尿量 > 2500mL/24h 或 2mL/min，大于 4000mL/24h 称为尿崩。肾脏疾病引起的多尿一般在慢性肾衰竭的早期出现，以夜尿增多为其特点。最常见的引起多尿的疾病包括肾小管病变、糖尿病、原发性醛固酮增多症等。

【管理指导】

（1）明确病因　指导患者积极求助医生，针对性检查，明确病因。

（2）减少尿量　睡前少喝水，晚餐尽量不喝汤或稀饭；服利尿剂时，应在早晨一次性服用。

（3）记录　指导患者准确记录 24 小时尿量，每日测 1 次体重并记录。

6. 尿道刺激症状

尿路刺激症状属中医学"淋证"范畴，多因肾虚，膀胱湿热，气化失司，水道不利所致。尿路刺激症状包括尿频、尿急、尿痛和尿不尽感等，这些症状常并存，是膀胱、尿道、前列腺炎症等的特征性表现。

【管理指导】

（1）心理调护　指导患者保持身心放松，不可过分紧张，可通过听轻音乐、看小说或电视等分散注意力，以缓解不适的感觉。

（2）个人护理　若无水分的禁忌时，可尽量多喝水，勤排尿；加强皮肤黏膜的清洁指导，嘱患者做好个人卫生管理，正确清洁外阴。

（3）药物应用　指导患者正确服用抗生素，并告知其可能的副作用及处理方法。

（4）留取尿标本　指导患者正确留取尿标本的方法。

（5）记录　提高自我监测意识，观察尿液的颜色、性质，并准确记录排尿次数，及时向健康管理人员反馈病情。

7. 血尿

血尿是指由各种泌尿系疾病导致脉络受损，从而使血液从尿道排出或尿中夹有血丝、血块而无疼痛者，属中医学"血证"范畴。中段尿离心后沉渣镜检，正常人红细胞仅 0～2 个/高倍视野，若＞3 个/高倍视野则称为血尿，表明肾和（或）尿路有异常出血。少量出血呈显微镜下血尿，每升尿液中出血量超过 1mL 可呈肉眼血尿。

【管理指导】

（1）查找原因　当患者出现血尿时，应查找原因并及时处理。若为药物、蔬菜、某些色素、月经等引起的假性血尿，可通过调整药物、饮食、生活习惯等加以改善。

（2）日常调护　指导患者养成多饮水的习惯，少吃刺激性食物，戒烟。日常生活中注意养成定时排尿的习惯，同时应注意劳逸结合，避免剧烈运动。

（3）记录　准确记录血尿时间、性质及伴随症状，并尽早到医院做进一步检查及诊断。

8. 尿中泡沫增多

肾脏病患者尿中泡沫增多是尿中出现大量蛋白的表现。产生蛋白尿的原因很多，如功能性蛋白尿、肾小球性蛋白尿、肾小管性蛋白尿、溢出性蛋白尿等。正常人 24 小时最多从尿中排出 150mg 蛋白，但由于疾病的存在，肾脏对蛋白质的滤过或重吸收功能发生障碍，导致大量蛋白质从尿中排出，即表现为尿中泡沫增多。

【管理指导】

（1）日常调护　防寒保暖，预防感冒，注意运动锻炼，增强体质，提高机体抗病能力，但不能剧烈活动。

（2）合理饮食　根据自身情况摄入优质蛋白，如蛋类、乳类、鱼类、瘦肉等，保证充足的热量供给；此外，还应多食新鲜蔬菜、水果等，补充含钙、镁、锌丰富的食物。

（3）检测　指导患者定时监测血压，同时定期进行尿蛋白的检查，一般每周做 1 次尿常规和 24 小时尿蛋白定量检查。

（三）生活方式的管理

1. 生活起居管理

历代医家十分重视生活起居管理。《黄帝内经》云："上古之人，其知道者，法于阴阳，和于术数，饮食有节，起居有常，不妄作劳，故能形与神俱，而尽终其天年，度百岁乃去。"说明要保持健康长寿，就得懂得自然发展规律，适应四时气候，做到饮食有节，起居有常，否则就会影响人体的生理功能，导致气机逆乱或真精耗竭而疾病由生。在慢性肾脏病生活起居管理中，应指导患者保持居室通风良好，保持室内清洁，被褥、床单经常洗晒。起居应有规律，劳逸结合，保证充足的睡眠时间，不要过度劳累。避免熬夜、剧烈运动和在高温酷暑下工作，宜节制房事，戒烟酒。尽量避免感冒、尿路感染、皮肤感染等的发生。

2. 饮食营养管理

饮食营养管理对慢性肾脏病的防治非常重要，大量研究表明，慢性肾脏病患者常合并营养不良，而另一部分患者则可能因饮食不当而导致肾功能迅速下降。《黄帝内经》曰："大毒治病十去其六……谷肉果菜，食养尽之。"若能根据中医辨证论治原则施膳将有助于慢性肾脏病的治疗与康复。

慢性肾脏病患者的饮食应以清淡为原则，少食油腻、辛辣刺激的食物。肾功能不全患者，应严格控制蛋白质的总摄入量，并进食优质蛋白，如瘦肉、鸡肉、鱼肉、蛋、牛奶等。有水肿、高血压和少尿的患者要限制盐，每日应少于 3g。水肿患者还要严格控制水分的摄入，少食用粥、奶、汤、水果等含水量多的食物。适当食用水果以补充维生素，禁食杨桃及热带的水果，如芒果、菠萝、荔枝、龙眼等。慎食豆类及豆制品，包括黄豆、黑豆、红豆、绿豆、豆浆、豆奶、豆干、腐皮等。合并高尿酸血症者需控制嘌呤的摄入，需限制肉类，不能食用动物内脏、浓汤、海产品、啤酒等高嘌呤食物。

膳食食谱推荐如下。

（1）黄芪烧羊肉　取黄芪 15g，大枣 5 枚，羊肉 250g，调料适量。将黄芪、大枣煎汁备用，羊肉洗净，切块，纳入黄芪药汁煮至羊肉熟透，加调料调味。每日 1 剂，温热服食。具有补益脾肾之功效，用于脾肾虚衰所致的慢性肾炎。

（2）归参炖母鸡　取当归、党参各 15g，母鸡 1 只，葱、生姜、料酒、食盐各适量。鸡宰杀后去毛和内脏，洗净。将当归、党参放入鸡腹内，放砂锅中，加入葱、生姜、料酒、食盐、清水各适量。先以武火烧沸，再改用文火煨炖，直至鸡肉煮烂即成。具有益气补血之功效，适用于肾病气血虚弱者。

（3）莲子西瓜盅　取西瓜 1 个，莲子、核桃各 30g，火腿、鸡肉、冰糖各 50g，薏苡仁 20g，调味品适量。将莲子泡发，核桃去壳取仁，鸡肉洗净、切丝，冰糖打碎备用。将西瓜洗净从上端 1/3 处切下，挖出瓜瓤，而后纳入莲子、核桃、火腿、鸡肉、冰糖、薏苡仁及调味品等，再将瓜盖盖上，放蒸锅中蒸熟服食。每日 1 次，分 3 次食完，连续 3 ～ 5 周。具有清热解毒，利湿消肿之功效，适用于肾病肢体水肿，小便短少者。

（4）内金山楂面饼　取鸡内金 5g，山楂 10g，小麦面 50g，食盐、植物油各适量。将鸡内金、山楂研为细末，与小麦面混合后加清水适量，再加入食盐调匀成稀糊状备用；锅中放植物油适量滑锅后，放鸡内金山楂面糊，摊匀，煎至两面呈金黄色时即可。每日1剂，作为中、晚餐服食，连续3～5周。具有健脾和胃，消积去腻之功效，用于血脂高、食少、肢软乏力等肾病患者。

（5）山药山茱萸粥　取鲜山药100g、山茱萸30g，粳米100g，调味品适量。将山药去皮，切成薄片，与山茱萸同置于锅内，加入淘洗净的粳米，加水适量，煮粥，加入调味品即成。每日1剂，当早饭或晚饭服用。具有健脾补肾之功效，适用于脾胃虚弱、消瘦、营养不良的肾病患者。

（6）当归牛肉羹　取当归25g，黄芪25g，党参25g，羊肉500g，葱节6g，姜片6g，食盐2g，料酒25mL，味精、葱花各适量。当归、黄芪、党参装入纱布袋内，扎好口。洗净羊肉，去皮脂，切成小块，将羊肉、中药袋、葱节、姜片、食盐一起投放砂锅内，加清水适量。将锅置大火上烧沸，去浮沫，加料酒，再用小火煨炖，直至羊肉熟烂即成。具有补气养血之功效，适用于血虚及病后气血不足和各种贫血。

（7）杜仲腰花　取杜仲30g，猪腰2个，麻油、葱、姜、盐、料酒各适量。猪腰剖开，剔除臊腺后，入清水中浸泡；杜仲中加两碗半水煮20分钟后沥汁，麻油或菜籽油爆香葱、姜，下腰花炒匀，淋入杜仲汁及少许盐、料酒，烧开即可。具有补肾壮腰之功效，适用于腰酸、腰痛不适的肾病患者。

3. 运动管理

对慢性肾脏病患者来说，适当运动有利于调节情志，增进食欲，改善体质，减少感冒，也有利于气血流通，减轻络脉瘀阻，改善血液循环，间接地起到保护肾功能的作用。一般推荐给慢性肾脏病患者的运动方式为导引疗法。

导引是古代的一种养生术，指呼吸吐纳，屈伸俯仰，活动关节的一种健身方法，是由意念引导动作，配合呼吸，由上而下或由下而上地运气。常见的有五禽戏、太极拳、八段锦等。慢性肾脏病患者运动时需注意以下几点。

（1）循序渐进　患者运动时，必须在医护人员的指导下从小运动量开始，从简单动作开始，从局部肢体活动开始，使机体在康复运动的过程中逐步适应、逐步提高，切不可操之过急，以防出现运动性伤害。同时，为了安全起见，运动时要随时密切观察机体的反应，如出现任何不良反应，或调整计划或暂停锻炼，以免病情加重或出现反复。在能够保证安全的前提下，要鼓励患者完成每次的基本练习。

（2）加强监督　运动过程中，必须随时了解患者身体情况的变化，密切关注患者临床症状的发展，适时进行相关检查。每次运动以不出现乏力、厌食、恶心、呕吐、倦怠、腰酸等不适为宜，否则应暂时减少或停止活动；如尿液检查或肾功能检查出现异常变化，应减少或停止活动，以确保运动对疾病的积极作用。每个患者都应在临床检查、运动实验和体力测定的基础上分别确定适合的运动形式、运动方法、运动量及动作难易程度等。

（3）控制运动强度　运动初始阶段，可采取以床上卧位进行的、患者能够接受的、无疲劳感和其他不适且简便易行的低强度活动为主；一段时间的适应后，则可逐渐改为坐位、站立位、行进间运动，并适当增加活动强度，延长活动时间。运动时根据患者的身体反应情况，随时适当调整，同时鼓励患者不间断地进行一些日常基本生活活动练习。评定及监控运动强度宜采用一般感觉判断、主观运动感觉、心率监测3种方法相结合。通过一般感觉判断运动强度，主要依据是运动后的身体反应情况，如运动后微有汗出，但轻松愉快，无不适感觉，次日体力恢复，有继续运动的欲望，说明运动强度适宜；反之，则运动强度过大或不足。主观运动感觉是利用运动中的自我感觉来判断运动强度，分非常轻松、很轻松、轻松、稍费力、费力、很费力、非常费力等7个感觉特征。就慢性肾脏病患者而言，运动感觉特征以轻松至稍费力之间为宜，在此区间以外的感觉特征均不适宜。适合慢性肾脏病患者的心率评定方法为净增心率计算法，即以"运动后心率－安静时心率≤20次／分"来控制运动强度，若运动后心率超过安静时心率20次／分以上，表明运动强度过大。

4. 情志管理

（1）情志管理的重要性　慢性肾脏病多为终身性疾病，患者长期承受病痛的折磨及沉重的经济负担，多存在悲观绝望、孤独无助、烦躁易怒等不良情绪。《黄帝内经》曰："怒伤肝，喜伤心，忧伤肺，思伤脾，恐伤肾。"说明七情受到激烈刺激可导致体内阴阳、气血失调，脏腑功能紊乱。情志不稳定可引起血压升高，血脂、尿酸代谢紊乱，从而影响肾脏病患者的糖代谢，进而消极地影响疾病的治疗和康复，降低患者的生活质量及生存率。

（2）情志管理的方法　健康管理人员可采取多种形式帮助患者进行有效的情志管理。①个体辅导：针对有特殊需求的患者进行个体辅导，可以通过电话或现场指导的方式，根据患者的情况，提供心理方面及疾病相关知识指导。②群体辅导：开设心理辅导课，要求慢性肾脏病患者定期参与，督促患者主动采取措施及时调整心理状态。③组织活动：定期召开"肾友会""圆桌会议"等，加强肾友之间的沟通交流，让生活态度积极向上的患者现身说法，介绍其调节心态的方法及健康的生活方式，鼓励患者从事生活中力所能及的事情，使自身价值得到体现。充分利用中医情志管理方法，增强情志管理的效果，如行为传情法、疏导移情法、以情胜情法等，灵活运用中医学"怒伤肝，悲胜怒""喜伤心，恐胜喜""思伤脾，怒胜思""忧伤肺，喜胜忧""恐伤肾，思胜恐"等情志理论进行调整。

（四）中医特色疗法

1. 参茸壮阳膏

【处方】红参、鹿茸、淫羊藿、肉苁蓉、熟地黄、枸杞子、沙苑子、补骨脂、山茱黄、茯苓、丹皮、泽泻等。

【用法】开水冲服。一次 15g，一日 3 次。

【功效】温肾壮阳。

【适应证】主治肾阳虚。症见腰膝酸软，形寒肢冷，下利清谷或五更泻泄，多尿，舌淡苔白，脉沉迟细弱无力。

2. 利尿通淋膏

【处方】扁蓄、瞿麦、萆薢、木贼、通草、滑石粉、黄柏、车前草、海金沙、生甘草、鱼腥草、竹叶等。

【用法】开水冲服。一次 15g，一日 3 次。

【功效】清热利湿，利尿通淋。

【适应证】主治膀胱湿热。症见尿频，尿急，涩少而痛，色黄浊。

3. 推拿疗法

【操作手法】按揉脾俞、肾俞、气海、中脘等穴各 2 分钟；直擦背部膀胱经，横擦肾俞、命门及骶部八髎穴等，以透热为度；捏脊 3 遍，摩腹 3 分钟；拿下肢前侧、内侧肌肉各 3 分钟。每日 1 次。

【适应证】慢性肾病（脾肾气虚证）。

4. 针灸疗法

【操作手法】取脾俞、肾俞、气海、水分、足三里等穴，予以毫针补法，可加灸。

【适应证】慢性肾病（脾肾阳虚证）。

八、溃疡性结肠炎

溃疡性结肠炎（UC），又称为非特异性溃疡性结肠炎，其病变主要局限于大肠黏膜及黏膜下层。临床表现为腹泻、黏液脓血便、腹痛及里急后重等。病情轻重不等，多呈反复发作的慢性病程。本病多见于 20～40 岁患者，亦可见于儿童或老年人，男女发病率无明显差别。本病可发生严重的并发症，轻重悬殊是本病的重要特点。

本病主要属于中医学"泄泻"的范畴，"久痢""肠澼""滞下""休息痢"等亦涉及本病。本病的主要病变在脾胃与大小肠，病机关键是脾胃虚弱，湿邪致病，发为泄泻。

（一）高危因素的管理

1. 不可干预高危因素

（1）免疫因素　近年来，人们更多地注意到 UC 的发病与机体免疫功能异常关系密切，其发病机制复杂，是多环节、多因素协同作用的结果。在目前 UC 的发病机制尚不清楚的情况下，UC 患者的个人或家族常有特异性疾病病史，或常合并原发性硬化性胆管炎和原发性胆汁性肝硬化、结节性红斑、关节炎、强直性脊柱炎、鹅口疮性口炎、眼葡萄膜炎、虹膜睫状体炎、红斑狼疮、胆管周围炎与血管炎等病变，而且病情的变化与肠道病变范围有关。因此，提示 UC 的发病机制中可能有免疫因素的参与。

（2）遗传因素　本病的家庭发病率较高。据欧美文献统计，UC 患者的直系血缘亲属中，有 15% ～ 30% 的人发病。此外，对双胞胎的研究表明，单合子比双合子更容易发病，提示本病的发生可能与遗传因素有关。

2. 可干预高危因素及管理

（1）感染因素　溃疡性结肠炎是肠道炎症反应，与已知的一些微生物致病菌及其毒素，如沙门菌、志贺菌或阿米巴等引起的结肠炎的特点相似。但至今未确切证明哪一种病原微生物与本病病因有关。有人认为，感染因素促发了自身免疫反应，在细菌、真菌和病毒等多种因素中，目前的研究表明病毒的可能性较大。健康管理方面，应指导患者注意环境卫生和个人卫生，做到饭前、便后洗手，少吃生冷、隔夜、不易消化的食物，不吃坚硬及变质的食物，禁食酒类及辛辣、刺激性强的调味品。注意补充蛋白质及维生素，在日常饮食中选用一些易消化的优质蛋白质食品，如鱼、蛋、豆制品及富含维生素的新鲜蔬菜等。慢性肠炎伴有脱水时，应及时饮淡盐水。

（2）心理因素　美国著名的炎症肠病学家 Joseph Bkirsner 认为，心理因素不一定对溃结或克罗恩病的起病有重要作用，但心理因素在炎症性肠病的发展过程中、病变严重性及对治疗措施的反应中具有重要影响。精神障碍或有自主神经功能紊乱，会引起肠道运动亢进、肌肉痉挛、组织性缺血、毛细血管通透性增高等，使血管收缩，最终导致肠壁炎症或溃疡形成。临床上，不少患者确有焦虑、紧张、出汗、失眠等症状。健康管理方面，应向患者讲解心理因素与本病的关系，指导其保持心情舒畅。患者在治疗期间，减轻精神和身体上的压力，避免情志刺激，多与朋友聊天，寻找宣泄的出口，可利用焦虑抑郁量表评估患者的焦虑状态，对于过于焦虑紧张的患者，可指导其到心理科就诊。

（二）常见症状的管理

溃疡性结肠炎的最初的临床表现可有多种。腹泻是最常见的早期症状，其他症状有腹痛、便血、消化不良、恶心呕吐，继而引起贫血、低蛋白血症等。除了胃肠道的症状外，有些患者还会有机体其他部位的症状，主要表现为关节炎、皮肤黏膜病变和眼部病变等肠外症状。

1. 腹泻

早期症状较轻，腹泻次数每日不等，轻者 2 ～ 3 次，重者每 1 ～ 2 小时排便 1 次，多者每日可达 20 余次。腹泻的原因有：①结肠黏膜炎症，影响水分再吸收；②黏液细胞层受损时造成血清渗出与细胞外液进入结肠；③结肠的杯状细胞增加黏液分泌。

【管理指导】

首先要排除是否为饮食因素引起的腹泻，由于饮食不当、暴饮暴食，或食入生冷腐馊、秽浊不洁等食品引起的腹泻往往与胃肠黏膜的急性炎症有关，起病急，临床表现主要为恶心、呕吐频繁，剧烈腹痛，频繁腹泻，多为水样便，可含有未消化食物、少量黏液甚至血液等。指导患者注意饮食卫生，少量多餐，不吃生冷变质过期食物。

腹泻时，应卧床休息以减少肠蠕动，减少体力消耗。建议患者少渣饮食，同时应注意腹部保暖，多饮水。因腹泻常伴有脂肪吸收不良，严重者伴有脂肪泻。因此，膳食脂肪量要限制，在腹泻时不宜吃多油食品及油炸食品，烹调各种菜肴应尽量少油并经常采用蒸、煮、炖等方式。避免使用含刺激性和纤维高的食物，如辛辣食物、白薯、萝卜、蔬菜、水果及刺激性的葱、姜、蒜和粗杂粮、干豆类等。

因患者长期腹泻，肛门易发生感染、黏膜溃破等情况，应做好肛周皮肤的清洁，每次便后用软纸轻擦肛门，用温水清洗或温水坐浴，保持会阴部及肛周皮肤的清洁干燥，皮肤未破损者可用润肤膏外涂以保护，若有皮损则可在肛门周围涂造口护肤粉等以保护局部皮肤，促进破溃处愈合。腹泻时间过长会导致脱水，改变身体的电解质平衡，最后可能会有生命危险。应指导患者注意脱水症状的观察，如有无乏力、口渴、皮肤黏膜干燥、弹性减低等情况。指导患者注意观察自身进食和消耗的情况，判断能否有足够的摄入来补充消耗。患者应在医护人员指导下口服止泻药并补充电解质，如口服补液盐或饮用糖盐水等。严重腹泻者可短期使用抗蠕动止泻剂，禁用吗啡类麻醉剂。另外，可参照营养指标评分表和体液平衡量表，记录患者每日补液量和进食量及排尿、排便量，分析比较体液平衡。另外，还可通过每两周测 1 次患者的体重来评价其营养状况。

2. 便血

便血是本病的主要临床表现之一，便血的多少也是衡量病情轻重的指标，黏液血便、血便、水样便、黏液便、稀便等粪便性状的异常极为常见，有时全为黏液脓血或血水而无粪质，部分病例仅表现为便血，出血量可达 2000mL。尤其是血性黏液便几乎成为本病所有活动期患者的必有症状，也常常是轻型患者的唯一表现。

【管理指导】

指导患者观察、记录粪便的性质、颜色及排便的次数，告知必要时如何留取标本送检。禁止喝酒和吃辣椒等辛辣刺激性食物。

患者便血时，应注意判断是否有头晕、心悸、冷汗、面色苍白、脉搏细速等失血性休克的表现，如有应立即启用应急预案，如采取平卧位或中凹位，注意保暖，致电求救。确保如厕环境的安全性，便后注意预防跌倒，跌倒或晕倒后应懂得如何正确应对，立即采取紧急求救措施。长期便血容易引起缺铁性贫血，患者应有意识地进行食疗。

根据患者粪便情况可以观察病情的好坏，将粪便的形状和性状变化情况制作成图表，通俗易懂，这样便于患者积极地参与其中，更加及时地了解自身的病情变化。

3. 腹痛

溃疡性结肠炎患者腹痛多局限在左下腹或下腹部，常为隐痛或绞痛，轻症者亦可无腹痛。腹痛常有规律性，腹痛—便意—便后缓解，多呈痉挛性痛，一般只为轻度或中度；若出现全腹痛，压痛，反跳痛，肠鸣音减弱，为中毒性结肠扩张或胃肠道穿孔的先兆，应高度重视。

【管理指导】

指导患者排除因饮食不当，暴饮暴食，或食入生冷腐馊、秽浊不洁的食品引起的腹痛。

患者应注意观察腹痛发生的部位、持续的时间、腹痛的性质及规律、是否有放射痛、缓解的因素等，以协助医护人员鉴别诊断。仔细辨别腹痛的部位，以考虑其所属脏器，根据腹痛的性状及伴随症状辨别病种。一般最早出现的腹痛位置，或压痛最明显的部位，大多为病变所在处。不要随意口服止痛药，禁用解痉剂及镇静剂，以免掩盖病情，给医生的诊断带来假象。注意辨别全腹痛、压痛及反跳痛、板状腹等胃肠道穿孔或腹膜炎的特异性症状，一旦发现应立即处理。

4. 恶心呕吐

溃疡性结肠炎患者的消化道症状还可表现为恶心呕吐。

【管理指导】

指导患者保持身心健康，减少心理压力对消化系统的影响。进行促进消化的运动，如饭后散步，可以适当多饮热姜茶，消化不良者应忌烟酒及辛辣刺激性食物，忌胀气不消化食物。

发生恶心呕吐时应指导患者学会评估恶心呕吐发生的频率、持续时间和严重程度。患者应记录每日进食的食物种类及数量，争取列出能耐受的食物处方。如果营养严重失调且不能经口进食者，医护人员应教给其应用肠内或肠外营养支持。指导患者及其家属，帮助患者采取正确体位以免引起呛咳和误吸。要注意记录呕吐物的性质、颜色、量，发现异常及时就医。做好生活护理，特别是口腔护理。

5. 贫血

贫血是指人体外周血中红细胞容积的减少，低于正常范围下限的一种常见的临床症状。由于红细胞容积测定较复杂，临床上常用血红蛋白（Hb）浓度来代替。在沿海和平原地区，成年男性 Hb < 120g/L，成年女性（非妊娠）Hb<110g/L，孕妇 Hb < 100g/L 即为贫血。临床表现为面色苍白，伴有头昏、乏力、心悸、气急等症状。

【管理指导】

告知患者注意观察贫血症状，并定期检查红细胞及血红蛋白，正确认识疾病。

轻度贫血不必服用药物，可以在饮食中增添一些含铁的辅助食品以纠正。向患者列举补血饮食清单，介绍含铁丰富的食物，如猪肝、瘦肉，蛋黄、绿叶蔬菜、土豆等。用餐时不要饮用咖啡、可乐、可可与葡萄酒等。

贫血严重患者按医嘱服用铁剂，在服用铁剂时，或在平时的饮食之中，应经常吃一些富含维生素 C 的食物，也可多吃一些黑豆、胡萝卜、菠菜、龙眼肉等。便血量大，血红蛋白在 90g/L 以下和持续出血不止者应考虑输血。另外需要注意的是，贫血者最好不要喝茶，茶会阻碍铁的吸收。缺铁性贫血的患者，以及正在服用补铁药物的患者，都不宜喝牛奶，牛奶和一些中和胃酸的药物也会阻碍铁的吸收。

6. 关节炎

溃疡性结肠炎并发关节炎的在 11.5% 左右，且常与眼部及皮肤特异性损害等并发症同时存在，多在肠炎病变的严重阶段并发，以大关节受累多见，且常为单个关节病变，表现为关节肿胀，滑膜积液，而骨质无损害。

【管理指导】

关节炎的主要疗法是非药物治疗，其首选方法是实施正确的生活方式，掌握相关的健康知识。指导患者关节炎急性发作时，减少关节负重及运动，不可使关节受潮、受凉，最好卧床休息，有利于关节炎症的消退；必要时，辅助药物治疗，如果关节局部发热，需要局部冷（冰）敷。关节炎间歇期，需要适当锻炼，但不能增加关节的负重及磨损，不然适得其反，会加重关节炎症。

7. 皮肤黏膜病变

溃疡性结肠炎的皮肤黏膜病变以结节性红斑较为多见，发生率为 7% ～ 6.2%，其他如多发性脓肿、局限性脓肿、脓疱性坏疽、多形性红斑等。口腔黏膜顽固性溃疡亦不少见，有时为鹅口疮，治疗效果不佳。

【管理指导】

指导患者进行口腔护理，保持口腔的清洁卫生，如出现口唇及口腔黏膜糜烂，可自行用 5% 碳酸氢钠漱口，必要时每日含漱 2 ～ 3 次；口周皮肤干裂者涂鱼肝油保护。禁食鱼、虾、牛奶等易过敏的食物，防止发生再过敏而诱发皮疹。

（三）生活方式的管理

1. 生活起居管理

患者要做到生活有规律，按时进餐、睡眠和服药是溃疡性结肠炎治疗的基本保证。患者应当清楚认识到起居不规律、不遵医嘱用药，往往会使病情迁延、缓解期缩短，是导致病情反复发作的主要因素，必须加以克服。由于溃疡性结肠炎是慢性疾病，治疗时间长，加之不易治愈，因而仅靠药物治疗是不够的。为减少用药量，防止病情加重，避免反复发作，还必须充分认识到自我护理的重要性，并在日常生活中进行调理，从而获得较高的生活质量。

《素问·举痛论》言"劳则气耗",中医学还认为"久卧伤气",这些都说明劳逸过度均可损伤脾胃,使脾胃虚弱。因此,对病情较重的溃疡性结肠炎患者,如暴发型、急性发作和严重慢性型患者,应绝对卧床休息,保持病室安静、通风。病情较轻时,建议患者积极参加适宜的体育锻炼,如打太极拳、快步走等;注意劳逸结合,不可太过劳累,保证生活规律,注意休息和睡眠,避免劳累而导致复发。

其次,指导患者要尽量避免受凉,减少上呼吸道感染的概率。溃疡性结肠炎患者对于冷温敏感,容易受凉而诱发上呼吸道感染或其他病毒感染性疾病,使患者的抵抗力下降,导致病情复发。因此,要随天气变化,及时增减衣物,特别是寒冷地区的患者应加强保暖。

2. 饮食营养管理

溃疡性结肠炎的病情与饮食有着密切的关系,许多患者因饮食不当使病情加重,或病情反复发作,迁延不愈。做好饮食调护,对溃疡性结肠炎的治疗具有事半功倍的效果。

溃疡性结肠炎患者因长期慢性腹泻,会出现吸收障碍,导致水和电解质的失衡,多出现营养不良、消瘦、乏力等情况。饮食总的原则是高热量、高蛋白、高维生素、少油少渣膳食。腹泻常伴有脂肪吸收不良,严重者伴有脂肪泻。因此,膳食脂肪量要限制,应选用少油的食物和少油的烹调方法。避免食用刺激性和纤维高的食物,如辛辣食物、白薯、萝卜、芹菜、生蔬菜、水果,以及带刺激性的葱、姜、蒜和粗杂粮、干豆类等。

急性发作或手术前后,采用流食或少渣半流食,禁用蔬菜、水果。可将膳食制成菜汤、菜泥、果汁、果泥、果冻等食用。少渣半流食是选用含优质蛋白的鱼肉、瘦肉、蛋类等制成软而少油的食物,如氽鱼丸、芙蓉粥、鸡丝龙须面及面包等。对病情严重不能口服者,可用管饲要素膳或静脉营养支持,待营养状况改善后逐渐增加口服食物的量。

中医学认为,溃疡性结肠炎主要病变在于脾胃与大小肠,初起多由脾胃虚弱所致,日久不愈或反复发作则引起脾肾阳虚。其病机是以脾胃虚弱或脾肾两虚为本,其标在肠,故健脾补肾是原则。病情有虚实寒热之分,食物也有寒热、温凉、补泻之别,食物的性味应逆于疾病性质,如虚证应补益,实证应疏利,应注意忌食能够加重病情的食物。腹泻严重的患者应禁食,保证足够的饮水量。可食用一些理肠止泻之品,如山药、大枣、乌梅等,必要时禁食,静脉输注营养物质。便血患者,可进食藕片、莲子等具有收敛止血功效的食物。大便溏者,应常吃黄芪、莲子、山药、扁豆等,以健脾益气,忌黏腻之品。五更泻者,常食黄芪、山药、扁豆、粟米等粥羹以健脾益胃,可食用附子煨羊肉、金樱子粥等,汤菜中适当加入肉桂粉、胡椒粉、干姜粉等,有温煦脾胃的作用。结肠炎症大多会导致乳糖不耐受，应少喝牛奶。吸烟对肠道亦有刺激作用，应禁烟。

在饮食调养过程中，患者及家属要善于观察食物对患者的影响，哪种食物效果好，哪些食物患者食后感到不适或有过敏反应，应及时总结经验，不断摸索适合患者的饮食。

膳食食谱推荐如下。

（1）健脾止泻糕　取鲜山药250g，赤小豆150g，芡实米30g，白扁豆20g，茯苓20g，乌梅4枚，果料及白糖适量。赤小豆制成豆沙加适量白糖，茯苓、白扁豆、芡实米等共研成细末，加少量水蒸熟，鲜山药去皮蒸熟，共拌匀成泥状。在盘中放一层食材泥、一层豆沙，六七层后，在上层点缀适量果料及乌梅碎，上锅再蒸，白糖熬成浓汁，浇在蒸熟的糕上。分食之，有健脾止泻之功。

（2）百合粥　取芡实、百合各60g，上两味放入米粥内同煮成粥，主治脾虚泄泻。

（3）曲米粥　取神曲10～15g，捣碎，煎取药汁去渣，加入洗净的粳米，煮粥，分2次服用。可健脾胃，助消化，适用于溃疡性结肠炎缓解期。

（4）白术膏　取白术50g，山药100g，冰糖适量。先将山药烘干研成细粉备用，白术加清水煎3次，将3次药液倒在一起，再煎蒸发水分，至黏稠时加入山药粉、冰糖熬成膏，冷却后贮于玻璃瓶中备用。每日3次，每次2汤匙。可脾胃双补，益气升阳，适用于脾胃虚弱的慢性泄泻、溃疡性结肠炎等的辅助治疗。

（5）乌梅蜂蜜膏　取乌梅500g，蜂蜜1000g。先将乌梅500g用冷水泡发去核，加适量水，煎煮至稠膏状，兑入蜂蜜，煮沸后停火，冷却后贮于玻璃瓶中备用。每次10～20mL，每日2次，连用10天，温开水冲服。适用于脾胃虚弱型结肠炎。

（6）荔枝山药莲子粥　取干荔枝肉50g，山药、莲子各10g，粳米50g，将前3味捣碎，加水适量煎至烂熟时，加米入锅煮成粥。经常服食，每日晚餐服食，可补脾益肾。

（7）枣蔻煨肘　取猪肘1000g，大枣60g，豆蔻10g，冰糖80g。猪肘刮洗干净，放在沸水锅内去腥味，捞出。大枣洗净，豆蔻拍破，装入干净的纱布袋内，扎紧袋口待用。在砂锅内放入猪肘，加清水，用武火烧沸后撇去浮沫，加冰糖、大枣、豆蔻，烧1小时，转为文火煨约2小时使猪肘熟烂，取出豆蔻不用，起锅装盆即成。经常食用，补脾和胃，适用于腹泻后营养失调者。

3. 运动管理

健康管理人员应指导患者从小运动量开始，使机体在康复运动的过程中逐步适应，逐步提高，切不可操之过急，以防出现运动性伤害。同时，为安全起见，运动时要随时密切观察机体的反应，如出现任何不良反应，或调整计划或暂停锻炼，以免病情加重或出现反复。但在能够保证安全的前提下，则要鼓励患者完成每次的基本练习。最适宜的运动是太极拳，可选择二十四式简化太极拳。其次，患者可选择散步、快步走等强度不大的运动。同时，根据患者的身体反应情况，随时适当调整，鼓励患者不间断地进行一些日常基本生活活动练习。暴发型、急性发作和严重慢性型患者，应卧床休息。

4. 情志管理

情志管理对于溃疡性结肠炎患者至关重要。从理论上讲，溃疡性结肠炎与精神因素之间关系密切，精神异常或情绪波动可成为病因或诱因之一。从长期的临床观察中可以清楚地看出，患者心态和情绪的波动对溃疡性结肠炎的影响十分明显。当精神受创，如生气、发怒、急躁，或不良心态，如多忧、多虑、焦虑、抑郁或感到治疗无望时，往往会使本已稳定的病情再度复发，并且复发后多有便血。反过来又会使得情绪和心态更加不稳定，甚至两者间构成恶性循环。因此，积极调整心态，稳定情绪对病情改善是非常关键的。患者要努力以乐观、平稳的心态看待生活，对待疾病，促进病情向好的方向发展。可以采取多种形式对患者进行引导。

（1）同伴鼓励　安排生活态度积极向上的患者现身说法，介绍其调节心态的方法及健康的生活方式。鼓励患者从事生活中力所能及的事情，使自身的价值得到体现。介绍同类患者治愈的经验，让患者认识到不良的心理状态不利于疾病的治愈，帮助患者树立战胜疾病的信心，必要时指导患者到心理科就诊。

（2）健康教育　针对患者及其家属开展健康教育讲座或者心理辅导，使患者认识到情志管理对疾病转归的重要影响。

（3）中医情志管理　许多中医情志管理方法亦值得借鉴，如行为传情法、疏导移情法、以情胜情法等。

（四）中医特色疗法

1. 利湿止泻膏

【处方】白头翁、秦皮、芍药、黄芩、金银花、连翘、黄连、甘草、木香等。

【用法】开水冲服。一次 15g，一日 3 次。

【功效】清热利湿，行气止痛。

【适应证】主治大肠湿热。症见腹痛腹泻，甚至里急后重，泻下脓血便，肛门灼热，口渴。

2. 茯苓香砂调味茶

【处方】乌龙茶、茯苓、广藿香、砂仁、葛根、乌梅、马齿苋、肉豆蔻、金银花、百合、白扁豆、薏苡仁、莲子、八角茴香、干姜等。

【用法】沸水冲泡，5 ～ 8 分钟后饮用。一次 10g，一日 2 次。

【功效】益气健脾，固肠止泻。

【适应证】各类慢性腹泻、腹泻便秘交替出现、五更泻等人群。

3.穴位贴敷

【原理】穴位敷贴结合药物对穴位及经络的刺激作用而达到局部治疗整体起效的目的。

【功效】健脾和胃，理肠止泻，温肾助阳，疏肝散结，行气导滞。

【适应证】适用于各种证型溃疡性结肠炎引起泄泻、腹痛的患者。

4.穴位注射疗法

【原理】针刺及药物对穴位的渗透刺激作用与药物的药理作用相结合，发挥综合效能，以增强机体免疫功能。

【功效】调和气血，扶正祛邪。

【适应证】适用于溃疡性结肠炎。

5.中药灌肠

【原理】通过灌肠可以让中药直达病所，同时也起到局部冲洗清洁作用。中药灌肠一方面可使药物直接作用于肠壁，充分接触病灶，提高病变部位的血药浓度，使药物被迅速吸收，充分发挥药物的局部治疗作用；另一方面，药物经肠壁吸收后，大部分可避开肝脏进入体循环，对全身发挥治疗作用；亦可避免或减少消化液、消化酶等对药物的影响和破坏，减轻药物对胃肠道的刺激。

【功效】清热除湿，凉血解毒，活血化瘀，祛腐生肌，调和气血。

【适应证】适用于各种证型溃疡性结肠炎引起的泄泻、腹痛等。

6.隔药饼灸

【操作方法】药饼采用附子、肉桂、丹参、红花、木香、黄连等中药配方制成，通过对中脘、气海、足三里、天枢、上巨虚、大肠俞等穴施以隔药饼灸，以达温养脾胃，调和肠腑气血、阴阳之效。

【适应证】脾胃虚弱为主证的轻中度溃疡性结肠炎患者。

九、围绝经期综合征

妇女在绝经前后，由于卵巢功能下降，激素水平改变而出现月经紊乱、烘热、汗出、五心烦热、头晕耳鸣、心悸失眠、烦躁易怒、腰酸骨痛、皮肤麻木刺痒或有蚁爬感、记忆力下降、浮肿便溏，甚或情志异常等与绝经有关的症状，称为围绝经期综合征。

中医学认为，本病属于"绝经前后诸证"的范畴，"心悸""失眠""眩晕""头痛""崩漏"等病证均涉及本病。本病的主要病变在肾，肾虚为本，病机为妇女年届"七七"，肾气渐衰，天癸枯竭，冲、任二脉虚衰，精血不足，致阴阳失衡；乙癸同源，肾精不足可导致肝失所养，疏泄失常，肝郁气滞；肾阴亏损，阳不潜藏，经脉失于濡养，脏腑气血不相协调。

（一）高危因素的管理

1. 不可干预高危因素

本病多见于 46 ～ 50 岁妇女，近年来有发病年龄提早、发病率上升的趋势。女性的更年期年龄与月经初潮年龄有关，而现在女性月经初潮年龄提前，平均为 12.5 岁，原始社会女性月经初潮的年龄平均为 19 岁。

2. 可干预高危因素及管理

（1）心理因素　发病率高低与心理负担有直接关系。对心理比较敏感的围绝经期妇女来说，生理上的不适更易引起心理的变化，于是出现了各种围绝经期症状。

（2）家庭和社会环境　不和谐的家庭和社会环境可加重其身体和精神负担，使围绝经期综合征易于发生或使原来已有的某些症状加重。有些本身精神状态不稳定的妇女，围绝经期综合征表现就更为明显。如果生活节奏快、压力大，再加上肥胖、慢性病等原因，也容易导致卵巢功能早衰，出现围绝经期提前的情况。

（二）常见症状的管理

围绝经期综合征的症状是否发生及其轻重程度，除与内分泌功能状态有密切联系外，还与个体体质、健康状态、社会环境及精神神经因素等密切相关。并不是所有妇女在围绝经期都会出现症状，有 10% ～ 30% 症状较严重者才需要治疗。

1. 月经紊乱

自卵巢功能开始减退至月经完全停止这段时间，月经的表现大致分为 3 种类型。①间歇性停经：月经间歇期延长，经期缩短，经量减少，然后慢慢停止。②月经周期不规则：经期延长，经量增加，甚至表现为阴道大出血，有时则淋漓不断，然后逐渐减少至完全停止。③月经突然停止：以后不再来潮。前两者情况者约占 90%，是由于卵巢功能衰退，雌激素水平失调所致。多数妇女绝经前会经历 2 ～ 8 年无排卵性月经，由于卵泡发育和闭锁交替无规律，月经多不规则。雌激素水平波动而无排卵，加之雌激素水平增高，临床上会出现子宫内膜增生及严重的功能性子宫出血。因此，月经紊乱是绝经过渡期的常见症状，此期月经紊乱称为绝经过渡期功血。

【管理指导】

健康管理人员应注意观察患者的月经情况，并指导患者保持外阴清洁，预防感染。对服用激素治疗者，指导其按时按量服药，并定期复查，不能擅自停药或增减药量。

2. 血管舒缩症状

潮红、潮热为血管舒缩功能不稳定的表现，是围绝经期综合征最典型而突出的症状。潮热一直被视为妇女卵巢功能衰退的标志性症状。潮热的特点是头部、颈部和胸部的皮肤突然强烈的发热感觉和大量出汗。潮红发作的频数、严重程度及持续时间差别很大。有些偶然发作，时间短促；有些则每天数次，持续数秒至数分钟不等；严重者可频繁发作，甚至数分钟 1 次，每日发作 30 ～ 50 多次，持续时间可达 10 ～ 15 分钟，发作多在下午、黄昏或夜间。往往在热量增加的情况下发作，如活动后、进食后或穿衣盖被过多等情况下容易发作，影响情绪、工作及睡眠，常使患者感到痛苦。自然绝经潮热的发生率在 50% 以上，症状始于绝经前，接近绝经时发生率增加，至绝经期达到高峰。手术绝经潮热发生率较自然绝经高，往往发生于术后 1 周。多数妇女绝经后潮热症状将持续 1 ～ 2 年，25% 妇女症状将持续 4 ～ 5 年或更长。

【管理指导】

健康管理人员应指导患者多在凉爽的环境中工作和生活，可减少潮热发作的频率、强度及持续时间，可通过交谈、解释、暗示等方法，提高患者的自我保健意识和自我调节与控制能力，保持良好的心态，症状会减轻或消失。

3. 精神神经紊乱

表现为精神过敏，情绪不稳定，往往有忧虑，抑郁，易激动和失眠，有时甚至喜怒无常，类似精神病发作。近年来，对神经递质在绝经期妇女精神心理变化发病机制中作用的研究认为，下丘脑含大量儿茶酚胺、内源性阿片肽、5- 羟色胺、乙酰胆碱等神经递质，绝经后精神心理障碍的发生可能与上述神经递质的活动和活性有关。有研究发现，绝经后妇女血中 B- 内啡肽和 5- 羟色胺均会下降，两者均与绝经后妇女精神心理障碍的发生有关，很可能是机体老化的启动因素。

【管理指导】

健康管理人员应注意患者的情绪变化，指导患者保持情绪稳定，争取家属的配合，必要时由精神科医生进行药物治疗。指导患者自我按摩神门、合谷、涌泉等穴位，以帮助睡眠，有助于稳定情绪。

4. 心血管症状

（1）高血压 围绝经期高血压的特点为收缩压升高且波动较明显，波动时常伴有潮红发作，因此有人称为围绝经期高血压。约 15.2% 的患者会出现轻度高血压，其特点为收缩压升高，舒张压不高，呈阵发性发作。一些病例采用雌激素治疗可使血压下降。

（2）心悸及"假性心绞痛" 围绝经期妇女往往主诉心悸不适，心前区痉挛感，阵发性心动过速或过缓，28.9% 患者有假性心绞痛。这些患者的临床征象包括：①经常存在的心前区闷压感；②整个胸部不适感；③类似心绞痛样发作，常与体力活动无关，亦不能用硝酸甘油来解除；④气急现象，与用力及时间无关；⑤深长的叹息样呼吸；⑥各种感觉异常，并有转移性；⑦心律正常而有心悸感；⑧心电图的三个肢体导联中均可有 ST 段压低现象；⑨伴有其他围绝经期症状，如精神及体力衰弱、肌痛、关节痛、消化功能障碍及潮热、潮红等典型症状；⑩在使用性激素替代治疗后，可在24～48小时内见效。

【管理指导】

健康管理人员应注意观察患者的血压、心率的变化，指导患者定时自我进行血压、心率的测量，按医嘱服用药物，定期复查。

5. 骨及关节症状

（1）关节痛　约有23.7%的围绝经期妇女有关节痛的表现，因此亦称为围绝经期骨关节炎，一般多累及膝关节。围绝经期关节损伤是否由于卵巢功能不足所致尚有争论。

（2）骨质疏松　雌激素是女性一生中维持骨矿含量的关键激素。在雌激素水平下降时，骨质吸收加速，逐渐导致骨质疏松。另一方面，妇女在围绝经期活动量减少，对骨骼的机械性压力减弱，骨质吸收速度较骨的生长速度快，造成骨质疏松。这种病变多见于绝经后5～10年的妇女，并以累及脊柱为主，临床表现为腰背痛。绝经后给予雌激素可阻止骨矿含量丢失，具有预防骨质疏松和骨折的作用。雌激素保护骨矿含量的机制主要是对骨生成的直接作用和其对抗甲状旁腺的骨吸收作用，以及对维生素D代谢、肾脏保钙、小肠钙吸收等有重要作用。

【管理指导】

骨质疏松是一种多因素的以骨密度（BMD）降低、骨骼微结构衰变为特性的导致高骨折率的疾病。健康管理人员应指导患者注意增加钙的摄入，增加户外运动；接触紫外线可以增加体内合成维生素D，有利于肠钙吸收；避免不良习惯，如吸烟、嗜酒及偏食等；在日常工作中注意穿合适的鞋子，在不易滑倒的地方活动；适当锻炼身体以增加平衡能力，预防骨折。

6. 泌尿生殖道症状

生殖泌尿系统是雌激素的靶器官，雌激素缺乏时，可引起局部萎缩性病变，如外阴逐渐萎缩，脂肪、弹性纤维和腺体逐渐减少，阴毛稀少，阴唇变平与周围皮肤融合在一起，可伴有瘙痒，严重时外阴可干皱，受轻度损伤时可形成裂痕及轻度出血。这是因为雌激素水平降低，阴道壁萎缩，上皮细胞内糖原含量减少，阴道pH值由4～5上升到6～8，使局部抵抗力下降，病菌容易侵入、繁殖，引起炎症。绝经后妇女约有1/3患有老年性阴道炎。雌激素对维持膀胱、尿道黏膜的完整性起着重要作用，绝经后雌激素不足，黏膜、黏膜下组织、血管萎缩或硬化，易引起老年性膀胱炎、尿道炎等。

【管理指导】

健康管理人员应指导患者勤换内裤，注意保持外阴的清洁，忌用肥皂，防止交叉感染，可用苦参、蛇床子、白鲜皮等煎水坐浴，每日1～2次，每次30分钟。多饮水，进行提肛肌训练，以缓解尿失禁等症状，预防泌尿系感染。

（三）生活方式的管理

健康管理人员应指导妇女了解围绝经期是正常的生理过程，掌握必要的保健知识，以乐观与积极的态度对待老年期的来临，消除患者的恐惧与忧虑。同时，应使其家人了解围绝经期妇女可能出现的症状，一旦发生某些神经功能失调症状时能给予同情、安慰与鼓励。

在健康管理人员的指导下制定个体化保健计划，包括良好的生活方式和饮食习惯、健康的精神心理状态、正确的激素替代、科学的营养补充、恰当的运动量、避免环境激素和有害物质的摄入、坚持定期体检和抗衰老的康复性治疗等。

1. 生活起居管理

根据个人习惯，依季节和气候建立规律的生活节律，保证足够的睡眠，维持精神心理平衡。从衣着、生活用品、待人接物和处理人际关系等方面养成良好而优雅的生活习惯。忌酒，戒烟，控制咖啡量，多饮水，保持大小便通畅。身体允许的情况下，主动从事力所能及的工作和家务，或参加一些有益的文体活动和社会活动，如气功和太极拳等，以丰富精神生活，增强身体素质。

2. 饮食营养管理

多食用谷物、蔬菜和水果，严格控制动物蛋白和脂肪的摄入，每天饮用新鲜牛奶，定量补充维生素（维生素 A、B、C、D、E）和矿物质（钙、镁、磷、铁、锌、钠、钾和碘）。避免食用含有食物添加剂、类激素、农药和有毒物质的农产品和保健品。

膳食食谱推荐如下。

（1）杞枣汤　取枸杞子、桑椹、大枣各等份，水煎服，早晚各 1 次；或用怀山药30g，瘦肉 100g，炖汤喝，每日 1 次。适用于头晕目眩，饮食不香，困倦乏力及面色苍白者。

（2）当归羊肉汤　取当归 30g，羊肉 250g，炖熟服食。适用于肾阳虚者，症见月经周期先后不定，量忽多忽少，淋漓不断，或数月不行，头晕，目眩，腰痛，肢寒，口淡，纳少，神疲乏力，浮肿，便溏，夜尿多，舌淡苔薄白，脉沉细无力。

（3）莲子百合粥　取莲子、百合、粳米各 30g，同煮粥，每日早晚各服 1 次。适用于绝经前后伴有心悸不寐、怔忡健忘、肢体乏力、皮肤粗糙者。

（4）甘麦饮　取小麦 30g，红枣 10 枚，甘草 10g，水煎服，每日早晚各服 1 次。适用于绝经前后伴有潮热出汗，烦躁心悸，忧郁易怒，面色无华者。

3. 运动管理

运动方式和运动量依个人体力和器官功能制定，即采用安全的力量性和柔软性相结合的方式进行锻炼，如短距离慢跑、老年操和健美操等。运动的目的是改善器官功能，维持正常的肌肉 – 关节 – 骨骼功能，增强肌力，促进代谢，控制体重，避免肥胖，改善应激功能，提高思维能力。

4. 情志管理

患者首先要明确，围绝经期是一个正常的生理变化过程，可持续几个月甚至几年。因此，出现一些症状是不可避免的，不必过分焦虑，要解除思想负担，保持豁达、乐观的情绪。多参加一些娱乐活动，以丰富生活情趣。注意改善人际关系，及时疏导新出现的心理障碍，以保持精神愉快，情绪稳定。

（四）中医特色疗法

1. 香橼佛手膏

【处方】香橼、佛手、栀子、陈皮、决明子、茯苓、百合、甘草等。

【用法】溶于温开水后饮用。1 次 10g，1 日 3 次。

【功效】疏肝解郁，调畅情志。

【适应证】主治肝气郁结、情绪障碍者。

2. 桃仁香芷膏

【处方】佛手、香橼、桃仁、山楂、肉桂、干姜、小茴香、陈皮、白芷、葛根等。

【用法】溶于温开水后饮用。一次 10g，一日 3 次。

【功效】活血化瘀，和络止痛。

【适应证】主治瘀阻于胞宫。症见少腹疼痛，月经不调，痛经，经色紫黑有块，舌质紫暗或有瘀斑、瘀点，脉弦涩。

3. 腹针疗法

【原理】腹针是通过调控人体的各种机能，达到治疗目的的一种针灸治疗方法。

【功效】腹针以神阙为中，中脘为天，关元为地。中脘是胃之募穴，胃与脾相表里，有水谷之海之称；关元是小肠的募穴，别名丹田，有培肾固本、补气回阳之功，两穴合用，具有补脾肾之功能。

【适应证】绝经前后诸证各型患者，失眠者尤佳。

4. 隔姜灸法

【原理】隔姜灸足三里具有理脾胃、调气血的作用；灸三阴交具有健脾和胃化湿、疏肝益肾、调经血、主生殖的功能。

【功效】健脾，温通肾阳。

【适应证】绝经前后诸证属于肾阳虚者。症见怕冷、四肢不温、夜尿频多等阳虚症状。

5. 推拿疗法

【操作手法】一指禅推膻中、气海、关元等穴，掌摩膻中、中脘、神阙、关元等穴，以胸腹内有温热感为佳，持续 5 分钟；一指禅结合指揉期门、章门、京门等穴，持续 5 分钟；按揉厥阴俞、膈俞、肝俞、脾俞、肾俞、命门等穴，持续 5 分钟；直擦督脉，横擦腰骶部及八髎穴，以透热为度。

【适应证】围绝经期综合征（肾阳亏虚证）。

十、恶性肿瘤

肿瘤是机体已经发育成熟或正在发育过程中的正常组织细胞在致癌因素和促癌因素的长期刺激作用下，发生基因突变导致过度增生或异常分化而形成的机体新生物。新生物一旦形成，不因病因消除而停止生长，他的生长不受正常机体的生理调节，而是破坏正常组织与器官，这一点在恶性肿瘤尤其明显。与良性肿瘤相比，恶性肿瘤生长速度快，呈浸润性生长，易发生出血、坏死、溃疡等，并常有远处转移，使人体出现消瘦、无力、贫血、食欲不振、发热及严重的脏器功能受损等，最终导致死亡。

在医学上，癌是指起源于上皮组织的恶性肿瘤，是恶性肿瘤中最常见的一类；相对应的，起源于间叶组织的恶性肿瘤统称为肉瘤。有少数恶性肿瘤不按上述原则命名，如肾母细胞瘤、恶性畸胎瘤等。一般人们所说的"癌症"习惯上泛指所有恶性肿瘤。

肿瘤属于中医学"癌""瘤""肿疡"等范畴，根据发病部位的不同又可称为"乳岩""瘿瘤""肺积""癥瘕""积聚"等。中医学认为，癌是正气不足、气滞血瘀、痰湿聚结、外邪入侵、脏腑功能失调及气血亏虚等因素作用日久所致。正衰则邪盛，机体抗癌能力降低，往往会促使癌瘤进一步扩散，这是晚期肿瘤治疗中的一大问题。因此，扶正祛邪，调理脏腑功能，是中医治疗恶性肿瘤的一个基本原则。

（一）高危因素的管理

1. 常见致病因素

国际癌症研究中心将致癌因素分为 4 级，即致癌、可能致癌、未知和可能不致癌。该中心自 1971 年以来已经对 900 多个因素进行了评估，其中有 400 多个因素被确定为对人类致癌或可能致癌。这些因素包括辐射、化学品、混合物、物理和生物因子、生活行为和病毒等。

中医学认为，肿瘤的发生分内因和外因。内因为情志所伤，或先天禀赋不足，或体质虚弱，不能驱邪外出，邪积于内，日久成癌；外内则为六淫邪气侵袭及饮食所伤，使脏腑功能失调，气滞血瘀，痰浊内生，日久成癌。

（1）物理性致癌因素　辐射是人们在日常生活中最容易接触的物理性致癌因素，包括 X 射线、紫外线、热辐射、放射性物质等。

（2）化学性致癌因素　目前已知有 1000 多种化学物质可以致癌。其中少数不需要在体内进行代谢转化，称为直接致癌物，一般致癌作用较弱且时间长。绝大多数在体内进行代谢后才能致癌，称为间接致癌物，主要有多环芳烃、芳香胺类、氨基偶氮染料、真菌霉素等。多环芳烃中的 3，4- 苯并芘致癌作用强，是煤焦油中的主要致癌成分，广泛存在于沥青、煤焦油、工厂排出的煤烟及烟草点燃的烟雾中。肺癌发生率日益增多，与吸烟和大气污染密切相关。此外，烟熏和烧烤的鱼、肉中亦含有多环芳烃。目前已知有数十种真菌霉素具有致癌性，研究最多的为存在于霉变的谷物、花生、玉米中的黄曲霉菌产生的黄曲霉素，可诱发肝癌。

（3）生物致癌因素　病毒和细菌为最常见的生物致癌因素。常见的致癌病毒包括人类乳头状瘤病毒（HPV）、EB 病毒、肝炎病毒。其他细菌，如幽门螺杆菌（HP），研究表明，HP 引起的慢性胃炎与胃癌和胃低度恶性 B 细胞淋巴瘤的发生有关。

（4）其他因素　如家族遗传性、内分泌功能紊乱、机体自身免疫状况、精神心理因素等均可在一定程度上影响肿瘤的发生与发展，同样需要引起注意。

2. 管理指导

对发病因素的管理主要应体现在人群的防癌健康教育中，体现中医学"未病先防"的理念。

（1）改变不良的生活方式和行为　不良的生活方式和行为是肿瘤发病的诱因之一，也是人群中个体可自身管理的重要可控因素。通过健康教育，使人们能早期发现癌症，并积极参与癌症筛查，懂得吸烟、酗酒和暴饮暴食等的危害性，做到不吸烟、不酗酒、不食霉变食物，可预防肺癌和肝癌的发生。注意口腔卫生，预防口腔癌。注意性器官卫生，预防生殖器肿瘤。

（2）消除职业致癌因素　针对某些工种有较高的致癌危险，如苯可致白血病，其在石油化工、鞋业中都在使用。橡胶工业、染料工业、塑料工业以及应用砷、氯甲甲醚的企业都与肿瘤发病有一定关系。因此，相关行业背景的人群应加强自我保护意识，养成良好的卫生习惯，减少职业暴露和接触，高危职工应定期体检，监控患癌迹象。

（3）饮食管理　限制动物油脂的摄入多吃优质蛋白，如鸡肉、鱼肉等。尽量减少食用速食性食品，包括油炸食物、泡面等。有研究认为，大约有 30% 的肿瘤发生与水果和蔬菜的摄入不足有关。因此，应增加新鲜水果和蔬菜的消耗。

（4）运动及休息　应自觉坚持体育锻炼，参加体力劳动，增强体质，保持身心健康。每周至少锻炼 3 次，运动方式主要以有氧运动为主，如慢跑、游泳等，每次至少 20 分钟。注意休息，切勿过于疲倦劳累，规律睡眠，修身养性，保持心态平衡和情绪稳定。

（5）关注身体症状　一般而言，人群中超过 40 岁者最好每年进行 1 次全身体检，一些肿瘤的前期或早期信号会引起某些身体症状的出现，一旦发现应做到早期检查、早期诊断、早期治疗。

（二）常见症状的管理

根据不同的治疗阶段，恶性肿瘤患者出现的症状不同，可分为常见一般症状及常见放化疗后症状。一般症状，局部症状可有疼痛，全身症状有乏力、厌食、消瘦和体重减轻等。放化疗后症状可有局部反应，包括局部组织坏死、栓塞性静脉炎等，以及全身反应，包括骨髓抑制表现、胃肠道反应、脱发等。

1. 疼痛

恶性肿瘤的膨胀性生长或破溃、感染等使末梢神经或神经干受刺激或压迫，可出现局部疼痛，出现疼痛往往提示肿瘤已进入中、晚期，开始多为隐痛或钝痛，以后逐渐加重，变得难以忍受，昼夜不停，尤以夜间明显。疼痛是肿瘤患者最常见、最难忍受的症状之一，给其身心带来极大痛苦，严重影响患者的生活质量。WHO 调查表明，恶性肿瘤患者中至少有 40% 伴有疼痛，晚期恶性肿瘤患者至少 75% ～ 90% 有中、重度疼痛。

【管理指导】

（1）疼痛的评估　疼痛是主观感受，患者若述说有疼痛，家人和医生应信任和接纳，并及时有效地使用药物治疗，用药前患者或家属应做好疼痛的自我评估，可以采用如下方法进行评估。①国际通用的数字分级法（NRS）：用 0 ～ 10 表达患者本人的疼痛等级，0 表示无痛，1 ～ 4 为轻度疼痛，5 ～ 6 为中度疼痛，7 ～ 10 为重度疼痛。②三阶梯疼痛分级：轻度疼痛为有痛感但可以忍受，能正常生活，睡眠不受干扰；中度疼痛为疼痛明显，不能忍受，要求服用镇痛药物，睡眠受干扰；重度疼痛为疼痛剧烈不能忍受，需要镇痛药物，睡眠严重受到干扰，可伴有自主神经功能紊乱或被动体位。

（2）疼痛的药物治疗　正确使用止痛药，按疼痛强度选择相应的药物：①轻度疼痛，选择阿司匹林、吲哚美辛、布洛芬等；②中度疼痛，可选择可待因、双克因等；③重度疼痛，选择吗啡、芬太尼、强痛定等。止痛药要定时服用，按照医生指示的剂量和方法服用，切勿自行增减用量，服药期间要与健康管理人员沟通，说出疼痛减轻或加重的情况及其他不适。止痛药的副作用，如头晕或昏昏欲睡，通常在两三天内消失；便秘或恶心呕吐，可用通便药和止呕药预防或消除。

（3）非药物治疗　①陪伴患者：聆听及体会患者心声，让其说出自己的担心和忧虑，有助于减轻其内心的痛楚。②自我松弛：可做深呼吸运动，做一些轻巧的消遣活动。③使用冷敷、热敷的方法：可缓解某些部位的疼痛，但使用前必须先请教健康管理人员。④分散注意力：如看电视、听音乐，打麻将等。⑤坐姿或卧姿：对于长期卧床的患者，可帮助其变换姿势，并用软枕垫着受压部位。⑥按摩：做一些简单的肢体按摩，以减轻因长期卧床而引起的不适。⑦中药膏外敷：如四黄水蜜外敷，可起到温经通络，消肿止痛的作用。

（4）疗效评判　完全缓解是指用药后完全无痛，不需要转入下一个阶梯治疗，并持续两周以上；部分缓解是指疼痛较治疗前明显缓解，基本能正常生活，也无须转入下一阶梯，并持续两周以上；轻度缓解是指疼痛较治疗前减轻，但仍感疼痛明显，影响睡眠，需转入下一阶梯治疗；无缓解是指治疗后疼痛无减轻或缓解时间较短，非住院患者服药后疼痛无明显缓解迹象需及时送院诊治。

2. 乏力

由于肿瘤及相关治疗引起患者长期紧张和痛苦而产生的一系列主观感觉，如虚弱、活动无耐力、注意力不集中、兴趣减低等，严重影响患者的工作、学习、娱乐、家务等，使患者的生活质量明显下降。

【管理指导】

（1）提高睡眠质量　睡前喝牛奶或听舒缓音乐。

（2）鼓励适当的有氧运动　每天可间断步行运动 15 分钟，每周控制在 5 次左右并逐渐递增，还可选择骑自行车、散步、打太极拳、跳舞等活动。注意协调好活动和休息。

（3）合理的营养摄入　帮助恢复体力。

（4）心理社会支持　注意发现患者出现的抑郁、忧虑等不良情绪，及时给予安慰，鼓励患者参加社交活动等。

（5）中医保健疗法　如艾灸足三里、天柱、气海、关元、膻中等穴位，具有很好的缓解作用。

3. 厌食、消瘦

恶性肿瘤患者会出现厌食、消瘦等症状，肿瘤晚期患者会进一步发展为肿瘤相关厌食和恶病质综合征的表现，为最常见的副癌综合征。对患者的心理、生理等方面产生多种负面影响，导致自我照顾能力及活动能力降低，焦虑和抑郁增加，对治疗的信心降低，参与劳动和创造能力下降，与朋友和家庭的交流减少。

【管理指导】

（1）对症治疗　除了原发病的治疗措施外，可适当配合治疗恶病质的药物，其目的主要是增加食欲，增加摄食量，使体重下降程度减轻，改善生活质量。

（2）饮食原则　尽量进食喜欢的食物，少食多餐。食物要多变化，可尝试味道更浓的食物。因为病情进展，食欲不振是不可能完全消除的，不要强迫患者进食，会增加无形的压力。进食前漱口，保持口腔清洁。

（3）环境选择　选择舒适的进食环境，陪伴患者一同进食。

（4）心理治疗　让患者学会倾诉，培养兴趣爱好，用正确的方式宣泄情绪，如听音乐、唱歌等可以舒缓紧张、焦虑的情绪。多与病友沟通交流，分享抗癌的切身体会，利用家庭、亲属、同事和朋友等比较亲密的关系，给予患者精神方面的支持，增强战胜癌症的信心。

（5）中医治疗　对改善症状有显著效果，可根据中医辨证原则，服用中药调理。

4. 局部组织坏死、栓塞性静脉炎

由于化疗药物局部渗漏会引起局部组织坏死及静脉炎，局部组织坏死可使浅层组织坏死、溃疡形成，累及皮下肌层，甚至深部组织结构受累，一般发生渗漏后应立即进行局部封闭等紧急处理。

【管理指导】

（1）冷敷或热敷 根据化疗药物的不同可分别选择冷敷或热敷，减轻药物对皮肤的伤害。

（2）理疗 渗漏24小时后，可定期行红外线、超短波等理疗。

（3）适当活动 渗漏发生后会引起疼痛，往往使患者不敢活动患肢，可引起关节强直，肌肉萎缩，应进行合理的屈肘、握拳等动作。

5. 骨髓抑制

骨髓抑制是恶性肿瘤患者接受化疗后所出现的常见的不良反应，其主要表现为外周血白细胞迅速减少，其次是血小板和红细胞减少。白细胞对机体具有重要的防御机能，其减少是患者并发感染、发热的主要因素。

【管理指导】

（1）做好保护性措施 减少外出及探视，患者的贴身物品做好消毒，患者及家属需佩戴口罩等。

（2）加强皮肤护理 保持皮肤清洁干净，特别是腋窝、腹股沟等皮肤皱褶处。

（3）做好卫生 早晚用软毛牙刷刷牙，以免损伤口腔黏膜，饭后可用漱口液漱口，多饮水，勤洗外阴，防止泌尿系感染。

（4）保证营养供给 宜多食猪肉、牛肉、鱼类等血肉之品及大枣、花生等，烹制以煮、炖等方法为佳，尽量将油撇掉。选择含铁质较多的食品，如动物（鸡、鸭、猪、牛、羊等）的肝脏、心脏、蛋黄、瘦肉，蔬菜中的菠菜、芹菜、番茄，水果中的杏、桃、葡萄、大枣、菠萝等，帮助改善患者的缺铁性贫血。

6. 胃肠道反应

大多数化疗药物可引起胃肠道反应，表现为口干、食欲不振、恶心呕吐等，其中以恶心呕吐最为常见。急性恶心呕吐常发生在化疗后24小时内。

中医学认为，肿瘤患者正气亏虚，化疗药物作为一种外邪会损伤脾胃，而致脾胃虚弱，脾不运湿，湿浊内生；且化疗期间患者多卧床，活动量少，内湿易生，湿邪乘虚而入，内外湿邪合而困脾，脾胃运化失职，胃气上逆则呕吐。

【管理指导】

（1）心理疏导 了解化疗药物的常见副作用，做好心理疏导，可减少恐惧和焦虑的产生。

（2）饮食原则 要以清淡易消化的高营养、高维生素食品为主，温热适中。太甜或太油腻食品易引起呕吐，偏酸的水果可缓解恶心。饮食采用少食多餐，每日5次或者6次。呕吐频繁应在4～8小时内禁食，然后缓慢进流质饮食，如稀饭、麦片粥或清汤等。

（3）口腔护理　长期、反复的恶心呕吐可使口腔黏膜和牙齿持续暴露于酸性胃内容物中，进而引起口腔并发症。因此，应及时做好口腔护理，以预防潜在的感染，提高患者的生活质量。

（4）中医治疗　如耳穴压豆法，艾灸、针刺内关、足三里、阳陵泉、三阴交等穴，复方丁香开胃贴贴敷神阙穴，足三里穴位注射，生半夏、砂仁加姜汁穴位贴敷等。

7. 脱发

大多数化疗药物可引起患者脱发，这种脱发是由化疗药物引起的，停药后会慢慢再生。

【管理指导】

（1）心理调护　告之患者化疗脱发后头发是可以再生的，不要过于担心，保持心情舒畅。可建议男性剃光头，等待新发长出。而女性患者可以佩戴假发或者帽子，以达到美观的效果。

（2）梳头　不要害怕梳头，多梳头可促进血液循环，能够帮助头发再生。但是在梳头的过程中需要注意，不能过于用力。

（3）适当搭配药膳　①核桃芝麻粥：取核桃仁200g，芝麻100g，粳米100g，将核桃仁及芝麻研末，粳米加适量水煮熟，加入核桃仁、芝麻即可食用。②首乌鸡蛋汤：取首乌120g，鸡蛋4只，将首乌煎取浓汁后煮鸡蛋食用，此为1日剂量，日服两次。

（三）生活方式的管理

1. 生活起居管理

根据病情予以相应的生活起居指导和精心合理的生活照料，以扶助正气，调整机体内外阴阳的平衡，增强机体抵御外邪的能力，促进疾病的康复。

（1）顺应四时　春季要随时增减衣被，注意保暖，切忌过早地脱衣减被，适当增加室外活动；夏季宜晚卧早起，中午适当休息，以避炎热，室内阴凉通风，保持空气新鲜，但应避免贪凉而暴食冷饮、冰水等，以免寒凉太过伤及脾胃；秋季天气干燥，可多喝开水、淡茶、牛奶等以养阴润燥，多吃新鲜蔬菜、水果，如梨、甘蔗、苹果等；冬季适当减少户外活动，外出注意防寒保暖。此外，应注意神形共养，注意调节情志活动，保持情绪稳定，心平气和，以利疾病康复。

（2）劳逸结合　事实证明，无论体力劳动还是脑力劳动，若劳倦过度均会降低机体的抵抗力，影响脏器的功能。中医学认为，久立伤骨，久行伤筋。过劳伤人，过度安逸同样可以致病。过度安逸，使肌肉筋骨活动过少，容易使人气血迟滞而不得流畅，脾胃消化功能减退，引起食欲不振。只有动静结合，劳逸适度，才能活动筋骨，通畅气血，强健体魄，保持生命活力旺盛。

（3）环境适宜　良好的环境有利于疾病康复，保持居室温湿度适宜，温度以20℃～22℃为宜，湿度以50%～60%为宜。保持居室清洁、空气新鲜，经常通风换气，但应避免对流风，以防感冒。居室光线应充足而柔和，使机体感觉舒适但不刺眼。

2. 饮食营养管理

肿瘤患者常见营养不良、体重减轻等情况。放、化疗可引起胃肠道黏膜损害，轻者胃部不适，恶心欲吐，不思饮食；重者胃痛，腹痛，呕吐不止，严重影响进食，甚至可导致水、电解质与酸碱平衡紊乱，严重营养不良，从而降低患者的生活质量。因此，饮食营养管理对提高肿瘤患者生活质量尤为重要。

饮食要适时定量，不可过饥或过饱，更不能暴饮暴食，注意合理膳食。注意饮食卫生，忌食生冷、不洁、霉变的食物，防止病从口入。进食环境宜整洁宁静，气氛轻松愉快，有助于食物的消化吸收。指导患者饭前宜洗手，饭后宜漱口，不要食后即睡，饭后避免剧烈运动，养成良好的饮食卫生习惯。根据患者的年龄、体质强弱、气候、地理因素，结合食物的特点，注意饮食宜忌。宜少食多餐，进食的食物应新鲜，进食前和进食后1小时不饮水，餐前吃饼干及烤面包等柔软干燥而不易引起呕吐的食物。饭后不要立即卧床，不要翻身过多，以免食物反流而引发恶心、呕吐。勿吃肥甘厚腻、辛辣刺激性等食物。可进偏酸性食物，因酸性食物可缓解恶心。了解患者的饮食习惯、喜好，注意食物色、香、味的搭配，增加患者的食欲。

相关研究表明，冬虫夏草中的虫草素能有效吞噬肿瘤细胞，效果是硒的4倍，在化疗期间及术后可起到阻止肿瘤复发、转移的作用。可将冬虫夏草粉碎后服用，每次1.5g，每日2次，连续服用1个月，大部分患者均可取得良好的疗效。维生素A和C有阻止细胞恶变和扩散，增加上皮细胞稳定性的作用，维生素C还可防止放射损伤的一般症状，并可使白细胞水平上升；维生素E能促进细胞分裂，延迟细胞衰老；维生素B，可促进患者食欲，减轻放射治疗引起的症状。因此，应多吃含上述维生素丰富的食物，如新鲜蔬菜、水果、芝麻油、谷类、豆类以及动物内脏等。

不同部位肿瘤的饮食宜忌如下，

（1）头颈部肿瘤　手术或放疗后，饮食以滋润清淡、甘寒生津的食物为宜。进餐时会出现吞咽困难或呛咳，应进食流质或半流质饮食，如肉汤粥、龙须面、薄皮馄饨、蒸蛋羹、豆腐、水果泥等。宜少量多餐，食物易吞咽、易消化，能使吞咽顺利或逐渐克服呛咳。可选用食疗方养津饮进行调理，取雪梨干、芦根各50g，天花粉、玄参、荸荠各25g，麦冬、生地黄、桔梗各15g，杭白菊20g，同煎，去渣取汁，每日1次，分两次温服。

（2）胃癌　术后常发生消化吸收困难，导致患者营养不良，应针对性采取不同的膳食补充营养。胃切除术后，宜少量多餐，以防进食后出现腹痛、心悸等症状，忌食生冷、刺激性及不易消化的低渗食物，如生拌冷菜及酸辣食品，必要时静脉输注高营养的配膳或服用营养齐全的能全素。可选用食疗方进行调理，取冬菇5个，鸡肉60g，洗净切粒，粟米片30g用清水调成糊放入沸水锅内，文火煮5分钟后放入鸡肉粒、冬菇粒，煮3分钟后放少许葱花，盐调味，再煮沸即可。

（3）食管癌　患者出现哽噎感时，不要强行吞咽，否则会刺激局部组织出血、扩散、疼痛。在哽噎严重时应进食流质或半流质食物。避免进食冷食，以免引起食管痉挛，发生恶心呕吐、疼痛和胀麻等感觉。以温食为宜，忌食辛辣、酒、粗糙及过烫的食物，每日进食后可喝少量开水或淡盐水，以冲淡食管内积存的食物和黏液。可选用食疗方进行调理，取鲜无花果500g，瘦猪肉100g，加水共炖半小时，喝汤吃肉。

（4）肺癌　患者在饮食上注意清淡可口，富有营养，可选择高蛋白、高营养的食物，如牛奶、鸡蛋、瘦肉，多吃豆类和新鲜蔬菜、水果，使营养搭配合理，戒烟戒酒，忌食煎炸、过热食物。针对肺癌患者咳嗽、咳血，可选择杏仁、百合、莲子、柿子、雪梨、山药等滋阴润肺的食物。可选用食疗方甘草雪梨煲猪肺进行调理，取甘草10g，雪梨2个，猪肺1个（约250g），加少许清水和冰糖，小火熬煮后服用，每日1次。

（5）肝癌　患者宜食易消化的低脂食物，如西红柿、油菜、猕猴桃、橘子、豆制品及奶制品等。低脂食物不仅可以减轻肝癌患者的消化道症状，还可以在一定程度上减轻肝区疼痛。肝癌患者不宜进食过多脂肪，如肥肉、油炸食品、香肠、干果类等食品。可选用食疗方芡实炖肉进行调理，取芡实30g，猪瘦肉100g，两者放入砂锅中，加水适量，炖熟后去药渣，调味即成，吃肉喝汤。

（6）乳腺癌　患者饮食宜均衡多样化，宜选择适量蛋白，高无机盐，富含纤维素、热能及维生素等易于消化吸收的食物。可多食糙米、全麦面、胡萝卜、菠菜、丝瓜、海带、鲫鱼、山楂等。忌食生葱、母猪肉、南瓜、酒及煎炒、油腻食物。可选用食疗方龙马炖瘦肉进行调理，取海龙1条，海马1只，瘦猪肉50g，切小块，干菜、枸杞、调料适量，共置锅中，加水适量煮至烂熟，连汤食用。

3. 运动管理

适度运动可提高人体免疫力，延缓肿瘤的生长。但是长时间、高强度运动后，对肿瘤靶细胞具有细胞毒作用的免疫细胞，其数目和功能均会被抑制。因此，耗竭性运动可能会增加患肿瘤的风险。运动的度要把握好，不能运动过量，超过身体的承受能力。一般来说，运动的最佳状态为全身微微汗出，不感到疲惫。

肿瘤患者在康复过程中进行运动，需要注意以下几点。

（1）选择缓和的运动　要根据患者的病情和体质，选择适宜的运动项目、运动强度和运动时间，尽量以缓和的运动为主。

（2）区别对待运动项目　在运动过程中，要注意对于患有不同肿瘤的患者，应充分考虑到疾病与治疗的不同而区别对待。例如，肺癌患者肺叶切除术后要加强胸部的运动锻炼以改善呼吸功能，可以通过吹气球或做腹式呼吸运动，以恢复或增强肺功能，乳腺癌根治术后要加强上肢的活动。

（3）全身与局部运动相结合　肿瘤患者的运动，要注意全身运动与局部运动相结合，以发挥康复医疗的最大作用。一般可以全身运动为主，对于局部截肢或伴有脑血管病的患者，还应配合相应的局部运动和功能锻炼。

（4）循序渐进　逐渐加大运动量，在运动锻炼开始时，运动量要小，随着患者机体功能的改善，运动量可逐渐加大。达到应有的强度后，就可维持在此水平坚持锻炼。应防止突然加大和无限加大运动量，以免发生身体损害。特别是长期卧床者，要恢复原来的体力活动，一般需要经过相当长的一段时间。

（5）持之以恒　运动对肿瘤患者的康复有利，但并非一日之功，只有长期坚持才能收到预期的效果。

（6）注意事项　骨转移患者运动要注意骨折风险，建议在医生指导下进行适当运动。卧床不起或瘫痪的患者，可依靠家属和健康管理人员按摩其肢体，协助翻身。患者也要尝试自行伸展四肢，防治关节僵直与肌肉萎缩。患者出现病情变化或合并其他并发症，如上呼吸道感染、发热、腹泻等；放、化疗患者出现血象异常，如白细胞、血小板降低，有出血倾向等情况，不宜进行运动。

4. 情志管理

恶性肿瘤一旦确诊，患者往往认为得了"不治之症"而丧失治疗的信心，终日处于恐惧、失望、沮丧之中，情绪变得焦虑、愤怒、绝望，甚至产生自杀的念头。因此，在常规治疗的同时，应注意观察患者的心理活动，做好整体护理，帮助患者树立生活的信心，避免精神紧张、情绪过激，保持乐观开朗的良好心态，帮助患者克服焦虑、恐惧、悲伤、失望等不良心理。要树立与肿瘤做斗争的信心，做好自我心理放松，积极配合治疗。实践表明，有心理准备，有承受力，性格开朗，有战胜肿瘤信心的患者，其机体免疫状况能得到提高，对治疗的承受力、对治疗的反应较好，相应的远期疗效也较好。

健康管理人员应当鼓励患者培养广泛的兴趣爱好，积极参加各种公益活动和文体活动，开阔眼界，放松心情，锻炼身体，提高机体免疫力。积极参加社区组织的唱歌、跳舞、诗歌朗诵等活动，在身体条件许可的情况下，可参加登山、旅游等活动，增加人际交往，增添生活乐趣，保持心情乐观、开朗。

运用中医情志护理的方法，对患者进行适当的心理调护，改善不良心境。中医情志护理的方法，包括以情胜情法、移情法、解惑法、暗示法、顺情从欲法等。

第二节　重点人群的中医健康管理

一、老年人

按照国际规定，65周岁以上的人确定为老年；我国《老年人权益保障法》第2条规定老年人的年龄起点标准是60周岁，即凡年满60周岁的中华人民共和国公民都属于老年人。随着社会老龄化的日益加重，中国的老年人越来越多，所占人口比例也越来越高。我国人口老龄化速度飞快增长，老年人人口数量的激增、社会角色和社会地位的变化，也在一定程度上损害着老年人的身心健康，直接影响老年人的生活质量，进而影响整体社会的和谐稳定发展。

老年人的健康问题是多方面的，生理、心理、生活方式，无论哪方面出现问题，都会成为老年人现实生活中无法克服的难题。因此，加强老年人自我健康管理意识的培养是最关键的，有助于发挥其主观能动性，自尊自爱。

（一）健康的生活习惯

人的习惯一旦养成很难改变，但老年人已不用按点工作，也没有社会应酬，有条件把生物钟调整成为最健康的模式。老年人应戒烟戒酒，睡眠起居要有规律，每天睡眠不少于8小时，最好有午休；主动饮水，不要等渴了才喝，且以少量多次为宜；每天晒太阳15～20分钟；避免久坐，每隔一段时间站起来走走，多做提肛、收腹等小动作；养成按时吃饭、定时排便的习惯。

（二）膳食营养

老年人可以在医生的指导下，合理补充微量营养元素，如钙、维生素D、铁、维生素A等。日常饮食中，蔬菜、水果、牛奶、豆制品、鸡蛋、粗粮等都应适度补充，但也要因人而异。如对于患高血压、肾病等疾病的老人，每日应注意控制油、盐的摄入；超重、肥胖或血脂异常者，可选用低脂或脱脂奶、无糖或低糖奶粉等。

（三）适量运动

老年人应选择安全的运动项目，比如散步、慢跑、游泳、太极拳、五禽戏、经络拍打操等。运动时要根据自身情况，掌握次数、时间和强度。运动时轻微出汗，无上气不接下气的感觉，运动中最大脉搏次数不超过170次/分，说明运动强度适宜。

（四）心理管理

老年人最好的心理管理是追求知识，勤于思考，科学地安排用脑时间，根据神经细胞活动节律进行工作和学习，克服自尊心强、空虚心理，并能在社会中得到应有的尊重和认可。其次，社会及家庭应给老年人提供娱乐、休闲场所，加强与人群的沟通，使老年人能够做自己感兴趣的事，保持快积极的心态，如报名老年大学，或参加书画班等。

二、儿童、青少年

儿童健康管理除了对健康状态及影响因素进行监测、分析、评估，提供健康咨询和指导外，由于儿童生长发育迅速，还应注重对其生长发育的检测、评估和促进。儿童健康管理的首要任务是降低婴儿、5 岁以下儿童的死亡率，保障儿童的生存率；第二项任务是分析儿童健康状态，预防儿童时期的常见病，减少发病率，保护儿童健康；第三项任务是加强儿童心理行为保健，促进儿童心理行为健康发展。

（一）0-6 岁儿童健康管理

1. 胎儿期

从精子和卵子结合受孕到小儿出生断脐，称为胎儿期。胎儿期的主要疾病是先天性畸形和遗传性疾病。胎儿生长发育正常与否主要取决于孕妇的营养、健康状态、工作环境、用药、理化及遗传因素等。胎儿期健康管理的重点在于预防，通过对母体的保健，使得胎儿在子宫内健康成长，直到安全娩出。

（1）预防遗传性疾病和先天性疾病　应避免近亲结婚，有遗传性家族史者怀孕后应积极进行风险预测及产前诊断。避免接触放射线和有毒化学物质如铅、苯、汞、有机磷农药等。现代研究已证实，几乎所有的药物都可以通过母体进入胎儿，胎儿因肝脏解毒能力差、血脑屏障弱、肾脏排泄功能不全等生理原因，往往会导致药物在胎儿体内的浓度远远高于母体血药浓度，故孕母若患病应积极治疗，但需谨惧用药，特别是一些毒性较强或药性猛烈的药物更要注意。多种抗生素如链霉素、卡那霉素、四环素类，激素如甲基睾丸素、己烯雌酚、可的松等，肿瘤药如氨甲蝶呤、环磷酰胺，抗惊厥药如盐酸氯丙嗪、苯妥英钠、丙咪嗪等都可能损伤胎儿，孕妇忌用。患有严重心肝肾疾病、肿瘤、糖尿病、甲状腺功能亢进、结核病、癫痫等疾病的育龄妇女应在医生指导下确定能否怀孕及孕期用药。

（2）预防感染　包括预防孕期及分娩时的感染。孕期感染弓形虫、风疹病毒、巨细胞病毒及单纯疱疹病毒等病原微生物，可造成早产、流产、死胎或胎儿畸形等不良后果。尤其是孕早期应特别重视对上述病毒的防范，开展 TORCH 检查，早干预，早治疗，以免造成胎儿及宫内发育不良。分娩时母亲产道的病原微生物可侵入新生儿眼中引起新生儿结膜炎，应预防来自产道的感染。

（3）检查　对年龄小于 18 岁或大于 35 岁、有过早产或死胎、患过病毒感染、有服药史、妊娠高血压的高危孕妇，需定期进行检查，预防流产、早产、异常产的发生。

一旦出现异常情况，应及时就诊，必要时可终止妊娠。

（4）加强孕母营养　胎儿的生长发育全赖母体的气血濡养，整个孕期都应重视饮食调养，必须保证供给胎儿正常生长发育所必需的营养素，如蛋白质、矿物质和维生素。孕后期胎儿骨骼发育加快，足月儿骨骼的钙盐 80% 是后 3 个月从母体获得，若钙与维生素 D 不足，容易引起新生儿低血钙或胎儿性佝偻病。需要注意的是，在保证充足营养的同时应防止营养摄入过多而导致胎儿体重过重，胎儿体重过重可导致妊娠并发症、难产、剖宫产、产道损伤的概率增加，同时增加胎儿出生后发生糖代谢紊乱的风险。

（5）养胎及胎教　研究发现，胎儿出生前形成的大脑旧皮质是出生后形成大脑新皮质的基础。胎儿的耳、目和感觉在母体内日益完善，可以听到外界的声响甚至感受到母体情绪的变化。据报道，孕妇消极的情绪会增加孕妇血液系统中对神经系统和心血管系统有害的化学物质，部分先天性生理缺陷的患儿可能与孕妇早期的情绪异常有关。结合优生学，开展胎教意义积极而深远。胎教是通过孕母对胎儿感观的良性刺激，促进胎儿大脑正常发育的过程。胎教的主要方法，包括听音乐、诵读诗文等，以此怡养性情，陶冶情操，安养胎儿。

2. 新生儿期

自出生后脐带结扎起到生后满 28 天止，为新生儿期。出生不满 7 天的阶段称早期新生儿。新生儿期是婴儿出生后独立生活，经历和适应内外环境剧烈变化，面临生存考验，适应环境的阶段。其形态结构和生理功能很稚嫩，生理调节和适应环境能力差，易被病邪侵袭。此期发病率高，常见早产、宫内生长障碍、窒息、产伤、感染、先天性畸形等。此期健康管理的重点是加强护理。

（1）出生时的护理　应迅速清理口、咽、鼻等处的黏液或血液，预防其阻塞呼吸道引起的早期新生儿缺氧、窒息，以及进入呼吸道引起的感染；严格消毒、结扎脐带，之后脐带护理要求脐残端清洁干燥；提倡母婴同室，尽早开奶。

（2）新生儿保健　新生儿体温调节功能不全，容易散热，常出现体温下降，需特别注意新生儿的保暖。有条件的家庭在冬季应使室内温度保持在 20℃～22℃，需用热水袋保温时，水温 70℃左右，热水袋不可直接接触新生儿身体以免烫伤，靠身水温为 40℃，使体温维持在 36.5℃～37.0℃。母乳中含有丰富的营养成分、免疫球蛋白、益生菌和其他抗感染物质。提倡母乳喂养，可使小儿及早获得抵抗婴儿时期各种传染病的能力，母乳喂养是婴儿一生健康的首要保证，需指导母亲正确的哺乳方法。产后 12 天以内的母乳是初乳，其脂肪含量少，易于消化吸收，适合初生小儿消化能力弱的特点。同时，初乳中含有大量的抗体，人乳中含有 IgG、IgA 和 IgM，以初乳中浓度最高，尤其是其中分泌型 IgA 是所有外分泌液中含量最高的，随泌乳期延长，IgG 和 IgM 含量显著下降。通过母乳喂养，还可以增强母爱，有益于新生儿的心理健康。新生儿皮肤娇嫩，必须慎加保护。应保持皮肤清洁，特别是皮肤皱褶处及二阴前后，可用纱布醮植物油轻轻擦拭，去除多余的污垢。脐带脱落后可用盆浴，注意脐部护理，保持脐部干燥，预防脐风、脐湿、脐疮等脐部疾病的发生。新生儿的衣着应选择柔软、吸水性强的纯棉织物。衣服式样宜简单，容易穿脱，宽松，不用纽扣、松紧带，以免损伤娇嫩的皮肤。穿着衣物要注意保暖又不可过暖，提倡头凉，背、腹、足暖。新生儿睡眠最好达到 20 小时，不要枕头。新生儿居室应保持清洁卫生，有病者不能接触新生儿，母亲患感冒喂奶时要戴口罩，尽早接种乙肝疫苗和卡介苗。母亲应经常轻柔地抚摸新生儿，和他说话，用彩色玩具逗他，以促进视、听、触觉的发育。

3. 婴儿期

从出生 28 天后到满 1 周岁为婴儿期，又称乳儿期。小儿生机蓬勃、发育迅速的生理特点在婴儿期表现得十分明显。婴儿期是小儿出生后生长发育最为迅速的时期，一年中身长比出生时增加 50%，体重增加 2 倍，脑发育很快。1 周岁时能学走，能听懂一些话和有意识地发音。此期对营养和能量的需求相对较大，但小儿脏腑娇嫩的生理特点也十分突出，消化功能不够完善，容易发生消化紊乱和营养不良；免疫力弱，尤其是后半年从母体获得的被动免疫逐渐消失，容易感染疾病，如呼吸道感染、麻疹、手足口综合征等。婴儿期健康管理的重点是合理喂养，开展计划免疫，重视卫生习惯的培养，预防感染。

婴儿期 6 个月内鼓励母乳喂养，但对于部分母乳不足或者不适宜母乳喂养的婴儿，不应排斥人工喂养。人工喂养婴儿应选择配方奶粉，配方奶粉是为了满足婴儿的营养需要，在奶粉中加入各种营养成分，以达到接近母乳的效果。6 个月开始，母乳和配方奶已无法满足婴儿的营养需求，并且随着婴儿的消化、吸收及代谢功能日趋完善，需要添加辅食，为断奶做准备。添加辅食的原则是由少到多，由稀到稠，由细到粗，由一种到多种，在婴儿健康、消化功能正常时逐步添加。

定期进行体格检查和生长发育监测，在出生后 1 年内定期健康检查 4～5 次，早产儿出生后 4 个月，足月儿出生后 6 个月或 9 个月检查一次血红蛋白，便于早期发现缺铁性贫血、营养不良、发育异常等疾病并予以及时的干预和治疗。按照计划免疫程序，在 1 岁内完成各种疫苗的基础免疫。积极预防呼吸道感染、腹泻等感染性疾病和贫血、佝偻病等营养性疾病。

4. 幼儿期

1 周岁至满 3 周岁称为幼儿期。幼儿期生长发育速度较婴儿期减缓，但生理功能日趋成熟。幼儿期是语言、动作和神经心理发展的重要时期，应重视与幼儿的语言交流，通过游戏、讲故事、唱歌等促进幼儿语言的发育与大运动能力的发展。随着幼儿活动范围的扩大，自身免疫力尚欠完善，对危险的识别能力差，意外伤害、中毒、传染病发病率较高。本期儿童因断奶后膳食结构变化较大，消化功能也不够成熟，营养缺乏

（维生素 A、D，钙，铁）和消化功能紊乱仍常发生，应合理安排膳食，每日以 4 餐为好，即早、中、晚三餐午后加 1 次点心，各餐间隔以 4 小时为佳，注意培养就餐礼仪。18 ～ 24 个月时，幼儿开始能够自主控制肛门和尿道括约肌，家长可以采用赞赏和鼓励的方式开始排便训练。调查显示，幼儿期居前五位的健康问题分别为龋齿、视力不良、贫血、肥胖和低体重。

针对幼儿期的健康管理重点是指导喂养、防病治病、开始早教等。要建立合理的生活制度，保证幼儿充足的睡眠，培养其良好的生活习惯，增强生活自理能力，关心其情感及智力发展，加强防护，防止异物吸入、烧烫伤、触电、外伤、中毒、溺水等意外事故的发生。继续按计划免疫程序预防接种，以预防传染病。控制看电视的时间，保护视力。注意口腔卫生，早、晚刷牙，保护牙齿。

5. 学龄前期

3 周岁至 6 周岁称学龄前期。学龄前期儿童体格发育稳步增长，每年体重增加约 2kg，身高平均增加约 5cm。大脑皮质功能迅速发育，智能发育趋于完善。心理变化较为突出，理解能力逐渐增强，并具有一定的抽象概念，如数字、时间等，能用较复杂的语言表达自己的思维和感情，具有强烈的好奇心和求知欲，可塑性强，是性格形成的关键时期。应注意培养其学习习惯、想象与思维能力，使之具有良好的心理素质。学龄前期健康管理的重点是每年 1 ～ 2 次的健康检查，筛查与矫治近视、龋齿、缺铁性贫血、寄生虫等常见疾病；加强体格锻炼和疾病预防；进行安全教育，防范意外事故（外伤、烫伤、中毒等）的发生。

6.0 ～ 6 岁儿童常见中医体质管理

相关研究表明，儿童的常见体质为平和质、气虚质、阳虚质、痰湿质、湿热质、阴虚质、异禀质等。

（1）平和质 体形匀称，精力充沛，活泼强健，语声清晰，哭声洪亮和顺，面色红润，胃纳好，大便成形，睡眠安稳，疾病少的正常体质状态，判断为"平和质"。采取平补平泻法揉按足三里、捏脊等穴位按摩；选用具有健脾益气作用的食物进行饮食调养，保证均衡的膳食营养。

（2）气虚质 体形偏瘦，神疲懒言，哭声较低，面色萎黄，食欲不佳，食量少，挑食，大便溏软或夹不消化食物残渣，自汗，舌色淡，舌体胖有齿痕，苔薄白，脉细，以脾气亏虚为特征的体质判断为"气虚质"。选用健脾益气的四君子汤进行中药调理；采取补法揉按足三里、捏脊、摩腹等穴位按摩；取黄芪、白术打粉，以醋调敷足三里进行穴位敷贴；选用有健脾益气功效的食物实施饮食调养，保证均衡的膳食营养。

（3）阳虚质 生长迟缓，精神疲倦，活动无力，面色苍白，纳差，偏食，睡眠较多，大便清稀，完谷不化，或见脱肛，小便清长，手脚偏凉，易感冒，舌色淡，舌体胖，苔白，脉细弱，以脾肾阳虚为特征的体质判断为"阳虚质"。选用健脾温肾的补中益气汤加减进行中药调理；采取补法揉按足三里和涌泉穴、捏脊等穴位按摩；取吴茱萸打粉，以醋调敷涌泉进行穴位敷贴；选用性质偏热、具有升阳作用的食物实施饮食调养，保证均衡的膳食营养。

（4）痰湿质　体形肥胖，面色淡白，神疲乏力，厌食油腻，大便稀溏或泄泻，小便浑浊，咳嗽痰多，舌质淡，边有齿痕，苔白腻，脉濡缓，以痰湿偏重为特征的体质判断为"痰湿质"。采用健脾化痰的六君子汤进行中药调理；采取泻法揉按足三里、捏脊、摩腹等穴位按摩；取苍术、厚朴打粉，以醋调敷足三里进行穴位敷贴；选用具有健脾、祛湿、化痰、醒胃等作用的食物实施饮食调养，少吃甜食。

（5）湿热质　体形偏瘦，面色红，精力过剩，食欲好，烦躁多啼，夜卧不安或睡中头汗出，不耐热，口臭，口渴，大便干燥，小便黄，舌质红，苔黄厚或腻，脉滑数，以积滞化热，功能状态亢奋为主要特征体质的判断为"湿热质"。选用健脾清热消滞的四君子汤加味进行中药调理；采用泻法揉按足三里、捣小天心、摩腹等穴位按摩；取山栀子、白术打粉，以醋调敷足三里进行穴位敷贴；选用性质寒凉，具有清胃火、泻肠热作用的食物实施饮食调养。

（6）阴虚质　生长迟缓，体形消瘦，面色红，皮肤干燥，心神不宁，多动不安，易发脾气，入睡难，睡觉易惊悸，夜间啼哭，挑食，纳差，口渴，时有口舌生疮，大便干结，小便黄，怕热，嘴唇偏红，舌质红，苔黄干，脉数，以阴虚阳亢为主要特征的体质判断为"阴虚质"。选用滋阴补肾的六味地黄汤进行中药调理；采用补法揉按涌泉穴、捣小天心等穴位按摩；取五味子打粉，以醋调敷涌泉进行穴位敷贴；选用性寒味苦、具有清虚火作用的食物实施饮食调养。

（7）异禀质　对于因先天赋不足和禀赋特异性遗传等因素造成的诸如过敏、遗传病、胎传、免疫缺陷等特征的体质判断为"异禀质"。进行揉按涌泉穴、捏脊的穴位按摩保健；谨慎饮食，避开过敏食物。

（二）6～18岁少年儿童健康管理

6～18岁是人生发展的黄金时间，学龄儿童开始接触社会，系统地接受学校教育。与之相伴的是幼升小、小升初以及中高考所带来的压力，这期间由于学业负担过重而产生的形形色色的学习障碍和心理障碍明显增多。所以，此期健康管理工作的重点是社会、学校和家庭密切配合，保护他们的身体和心理健康，使他们德、智、体全面发展。

1. 小学生的健康管理

目标人群是6岁到10～12岁前后的学龄期儿童。学龄期儿童的特点是生长速度到7～8岁后稍有增快趋势，皮下脂肪开始重新堆积。脑的形态发育基本完成，而淋巴系统发育则处于高潮。学龄期儿童的智能发育更成熟，理解、分析、判断等综合能力渐趋完善，求知欲强，是接受教育的重要时期，应注意全方位正确引导。疾病的发生较前明显降低，器质性疾病较少，呼吸道感染仍较常见。随着社会的发展和环境因素的影响，儿童性发育提前，出现性早熟，注意力缺陷多动症和多发性抽动症等也有上升趋势。

对小学生的健康管理，除健康检查外，还应注意预防近视和龋齿，矫治慢性病灶，保证充足营养和休息，要注意儿童情绪和行为的变化，避免思想过度紧张，减少精神行为障碍性疾病的发生。此外，还要进行法制教育，学习交通规则和意外伤害的防范知识。

2. 初中、高中生的健康管理

目标人群是青春期少年。从第二性征出现到生殖功能基本发育成熟、身高停止增长的时期称为青春期，女孩一般从 11 ~ 12 岁到 17 ~ 18 岁，男孩从 13 ~ 14 岁到 18 ~ 20 岁，个体差异较大，也有种族差异。青春期为体格发育的第二个高峰期，最大特点为生殖系统迅速发育，第二性征逐渐明显，女孩出现月经，男孩发生遗精。由于神经内分泌调节不稳定，加上广泛接触社会，青春期少年易发生心理、行为、精神和社会适应度等方面的一些特殊健康问题。同时，生理的不断变化易造成青少年内心的不安或冲动；周围环境的改变、五光十色的生活也会给青少年带来适应社会的心理问题。因此，必须加强教育与引导，普及青春期保健知识，帮助青少年正确对待和处理青春期的生理和心理变化，增强识别能力，抵御不良风气的侵蚀，建立正确的人生观，培养良好的道德品质，以健康平稳地度过青春期。

注意青春期生理、心理、性知识教育，培养优良的道德品质，保证身心健康是青春期少年健康管理的工作重点。

三、妇女

妇女有着特殊的生理病理特点，主要表现为"经带胎产""女子多郁"等方面，针对特殊的状态进行针对妇女的健康管理，对提高妇女的健康水平具有重要意义。

（一）妊娠期妇女健康管理

妊娠期全过程从末次月经的第 1 日开始计算，孕期为 280 日，即 40 周。临床上将妊娠分为三个时期：第 13 周末之前称为早期妊娠，第 14 ~ 27 周末称为中期妊娠，第 28 周及其后称为妊娠晚期。

妇女孕期"养胎"在古医籍中均有记载，传统中医学非常重视"养胎"。孕期保健的养生之道为尊重自然规律，顺应自然规律，从周围环境、个人心理、合理膳食等多方面对孕妇进行管理。通过中医健康管理手段的调理，使孕妇的身心 更好、更快地适应变化，同时也有助于胎儿的健康发育、孕产妇的顺利孕产。

1. 养胎先调心

孕早期的中医调养重在调养胎气，养胎先调心。孕妇应多看美好和谐的东西，保持心情舒畅开朗；聆听柔和欢快的音乐，少听令人烦躁兴奋的音乐；不说粗言乱语，以安胎养心；阅读与妊娠知识相关的书籍。

2. 饮食清淡勿温补

中医学认为，孕早期胎儿尚未定型，故不宜服食药物，宜少食多餐，饥饱适中，饮食要清淡，滋补而不宜温补，否则导致胎热、胎动，容易流产。孕中期孕妇易燥热上火，容易便秘，可吃养血清热凉补的食物，如菊花茶、新鲜水果及富含铁与钙的食物，不宜食用高脂肪、高蛋白、高糖类的食物，不要过多喝茶，滥服温热补品、营养过剩、长期素食、喝刺激性饮料也是不适宜的。应当科学地保持合理充足的营养摄入，避免吸入烟气等有害物质，特别是二手烟。

3. 妊娠恶阻的调养

妊娠早期出现恶心、呕吐、厌食，甚至食入即吐，不能进食，会严重影响身体健康，属中医学的"妊娠恶阻"。应教会孕妇及家属观察和记录呕吐物的量、色、质以及呕吐次数、尿色、尿量、进食情况及全身症状等。若出现精神萎靡、反应迟钝、呕吐物带血等，应立即来院就诊。呕吐频繁者，应卧床休息，保持环境安静舒适，空气清新，避免异味刺激。保持口腔清洁，每次呕吐后用淡盐水漱口并及时清除呕吐物。针对不同的心理特点，消除不良思想顾虑，保持情绪稳定，安心静养。肝胃不和者，可采用转移注意法、情志疏导法调理情志；脾胃虚弱者，可指压双侧内关、轻揉足三里穴，或轻轻按摩脾俞、肾俞等穴，亦可用生姜、陈皮煎水代茶饮。气阴两虚不能进食者，遵医嘱补充液体，或以人参须、麦冬泡水代茶饮。以富有营养、清淡易消化食物为宜，少量多餐，多食新鲜蔬菜水果。注意色、香、味的调配，促进食欲。忌食辛辣、味厚、油炸之品，重症者需禁食。对服药呕吐者，中药汤剂宜浓煎，并少量多次顿服，服药前或进食前可用数滴鲜姜汁擦于舌面，以减轻呕吐。恶阻治愈后，适当运动有助于气血调和，增加食欲，有利于胎儿的发育。

4. 胎位不正的中医管理

经医生检查发现胎位不正时，应在医生指导下每晚睡前自己用艾条灸至阴穴1次，每次15分钟；如用艾炷灸，每次5壮，灸15～20天。一般来讲，通过上述治疗，胎位都可转变为正常。平时如能配合膝胸卧式，每日2次，每次5～10分钟，则效果更好。

5. 乳房的中医管理

清洗乳房皮肤，并将皮肤皱褶处擦洗干净，清理堵塞在乳头上的硬颗粒状结痂分泌物，用温水清洗，适时用热毛巾热敷两侧乳房，不需要使用香皂。从怀孕第4周开始，孕妇就要开始注意选择文胸，选择罩杯较大的文胸，有利于托起整个乳房，保持乳房的血液循环通畅，对促进乳汁的分泌和提高乳房的抗病能力都有好处，还能保护乳头不受擦伤。乳头的凹陷处很容易藏污纳垢，一定要保持清洁，入浴后用拇指和食指捏住乳头，轻轻往外拉数次。乳房按摩护理有三种方法，第一种是手分别放在乳房的上、下方，五指并拢，以打小圈的方式向前推进，顺着乳房的生长方向从乳根慢慢按摩到乳晕和乳头，双手顺时针移动位置后继续按摩，直到按摩完整个乳房；第二种是一手托住乳房，另一手食指和中指放在乳房上方，以打小圈的方式从乳根向乳头方向按摩，然后再同样按摩乳房侧面和下方；第三种是双手张开，五指放在乳房两侧，向下挤压。

6. 闲逸得当利调养

怀孕中期，胎儿成长迅速，要调养身心以助胎气。孕妇要动作轻柔，心平气和，太疲劳会导致气力衰退，太闲逸会气滞，多晒太阳可帮助钙质吸收，少受寒以避免着凉，少穿露脐装以防腹泻破胎气。孕期不宜过持重物或攀高涉险，以免伤胎。尽量不要让身体太紧张、劳累，对缓解气短有一定的帮助。

7. 胎教

孕妇的精神状况对胎儿发育有很大影响，要调节情志，保持心情舒畅，言行端正，以感化教育胎儿。从妊娠4个月起孕妇可通过音乐、语言、抚摸等，主动地给胎儿有益的各种信息刺激，以促进胎儿的身心健康和智力发育。

8. 个人卫生

孕妇应勤洗澡，勤换衣，以淋浴为宜，避免盆浴，以防污水进入阴道；每天用温水清洗外阴，更换内裤；每日早、晚、餐后都要刷牙；衣着宜宽松，衣料质地柔软，活动方便；不宜用较紧的腰带、袜子，以免影响下肢的血液循环；不宜穿高跟鞋，以免引起腰酸腿痛。孕妇的居住环境应舒适安静，卧室应保持空气新鲜，被褥常在太阳下暴晒。家中不要养猫、狗，保持室内清洁。

9. 妊娠晚期的调养

产前的中医调养重点是利生产，在怀孕早期和临产前的6～8周，要尽量避免性生活，以防早产。

（二）产后妇女健康管理

从胎盘娩出至产妇全身各器官（除乳腺外）恢复至正常未孕状态所需的一段时期，称为产褥期，通常为6周。产褥期保健的目的是防止产后出血、感染等并发症的产生，促进产后机体生理功能的恢复。

1. 饮食起居

合理饮食，保持身体清洁，产妇居室应清洁通风，注意休息，至少3周以后方能进行全部家务劳动。

2. 产后康复锻炼

产后应尽早适当活动。经阴道自然分娩的产妇，产后 6 ～ 12 小时内即可起床轻微活动，产后第 2 日可在室内随意走动。行会阴侧切或行剖宫产的产妇，可适当推迟活动时间，待拆线后伤口不感疼痛时再进行产后康复锻炼。产后康复锻炼有利于体力恢复、排尿及排便，避免或减少静脉栓塞的发生，且能使盆底及腹肌张力恢复，产后康复锻炼的运动量应循序渐进。

3. 计划生育

产后若已恢复性生活，应采取避孕措施，哺乳者以工具避孕为宜，不哺乳者可选用药物避孕。

4. 产后检查

产后检查包括产后访视和产后健康检查两部分。产妇出院后，由社区医疗保健人员在产妇出院后 3 日、产后 14 日和产后 28 日分别做 3 次产后访视，了解产妇及新生儿的健康状况，其内容包括：①了解产妇饮食、睡眠等一般状况；②检查乳房，了解哺乳情况；③观察子宫复旧及恶露；④观察会阴切口、剖宫产腹部切口；⑤了解产妇心理状况。

产妇应于产后 6 周去医院常规随诊，包括全身检查及妇科检查。前者主要测血压、脉搏，查血、尿常规，了解哺乳情况，若有内科合并症或产科合并症应做相应检查；后者主要观察盆腔内生殖器是否已恢复至非孕状态。常规随诊时，应带婴儿在医院做一次全面检查。

第九章 中医健康管理操作技能训练

第一节 体格检查

一、成年人体格检查

体格检查是医师运用自己的感观，并借助一些简单的工具，了解被检查者身体状况，发现有意义阳性体征的检查方法。常用的检查工具有体温表、血压计、听诊器、叩诊锤、直尺、手电筒、消毒棉签、压舌板、标记笔等。

体格检查时，医师步入诊室，向被检者问候，并进行自我介绍，告之查体注意事项，通过简短的交流，消除被检查者的紧张情绪，增强信任感，并了解其应答和语言状态。

（一）一般检查及生命特征

一般检查，包括被检者的发育、体型、面容、表情和体位等。生命特征包括体温、脉搏、呼吸和血压等。分别记录每分钟脉搏、呼吸次数、血压和体温。

1. 体温

取体温表，先检查体温表内水银柱是否已甩至35℃以下，然后把体温表放在被检者腋窝深处紧贴皮肤，如有汗液则应擦干后测量，并嘱患者用上臂将体温表夹紧，5分钟后取出体温表，观察刻度。

2. 脉搏、呼吸次数

检查脉搏时右手指并拢，以食指、中指和无名指指腹平放在患者右手桡动脉近手腕处，至少计数30秒脉搏搏动的次数，同时观察患者呼吸，计算胸廓起伏的频率。

3. 血压

测量右上臂血压前被检者必须在安静环境下休息5～10分钟，测量时先打开血压计开关，检查水银柱液面是否与0点平齐，使患者右上肢裸露，伸直并外展约45°，袖带气囊胶管避开肱动脉，袖带紧贴皮肤缚于上臂，下缘距肘弯横纹上 2～3cm，袖带不宜过紧或过松，一般以能伸进 1 指为宜。在肘窝肱二头肌腱内侧触及肱动脉，将听诊器体件置于肱动脉上，不宜将体件塞在袖带下，并使测量点与腋中线同一水平，右手以均匀节奏向气袖内注气，待动脉搏动消失，再升高 20～30mmHg（2.6～4.0kPa），然后缓缓放气，使水银柱缓慢下降，两眼平视水银柱平面，听到的第一个搏动声为收缩压，水银柱继续下降至声音突然变低沉，直至消失，此时所示压力值为舒张压。

（二）头颈部

1. 头颅

检查者用双手拨开头发，检查整个头颅有无压痛、包块、损伤等。

2. 眉毛、眼睛

（1）一般检查　观察眉毛分布有无脱落，眼睑有无下垂、水肿。嘱被检者眼睛下视，用右手食指和拇指捏住左上眼睑中部的边缘，轻轻向前牵拉，然后食指向下压，并与拇指配合将睑缘向上捻转，翻转上眼睑，观察眼睑结膜和穹隆结膜。提起上眼睑皮肤，使眼睑翻转复原，按同样方法检查右上眼睑。用双手拇指置于下眼睑中部，请受检者向上看，同时向下牵拉睑缘，观察下眼睑结膜、穹隆结膜、球结膜及巩膜等。观察眼球的外形有否突出或下陷，双侧瞳孔是否等大等圆。

（2）对光反射　取手电筒、聚光圈检查对光反射，先查左瞳孔，手电光由外向内移动，直接照射瞳孔，并观察左瞳孔是否缩小；移开光源后，用手隔开双眼，再次用手电光直接照射左瞳孔并观察右侧瞳孔的动态反应，用同样的方法检查右侧瞳孔的直接和间接对光反射。

（3）眼球运动　检查者伸右臂，竖食指，距受检者左眼前约 30～40cm 处，嘱被检者注视食指的移动，并告之勿转动头部，可用左手固定被检者头部，食指按水平向外、外上、外下、内上、内下，共 6 个方向进行。检查每个方向时均从中位开始，观察有无眼球运动障碍和眼球震颤，同法检查右侧眼球运动。

（4）调节反射　嘱被检者注视 1m 以外的食指，然后将食指较快地向鼻梁方向移动至距眼球约 20cm 处，观察两侧瞳孔变化，即调节反射，再将 1m 外的食指缓慢移近，观察两侧眼球的内聚，称为集合反射（又称辐辏反射）。

3. 耳郭

检查者检查耳郭有无畸形、结节或触痛。嘱被检者头部转向右侧，将左手拇指放在左耳屏前向前牵拉，右手中指和无名指将耳郭向后上方牵拉，拇指和食指持手电筒，观察外耳道的皮肤及有无溢液，检查乳突有无压痛。

4. 鼻及鼻窦

（1）鼻　检查者先左后右观察鼻部的皮肤和外形，左手拇指将鼻尖上推，借助手电光观察鼻前庭和鼻腔。检查者用手指压闭一侧鼻翼，请受检者呼吸，以判断通气状态，同样方法检查另一侧。

（2）鼻窦　检查额窦、筛窦和上颌窦有无压痛。用双手固定患者的两颞侧，将拇指置于眶上缘内侧同时向后按压，询问有无压痛，两侧有无差别；将手下移，先用右手拇指置于被检者左侧鼻根部与眼内眦之间，向后内方按压，询问有无压痛；接着用左手拇指压右侧鼻根部与眼内眦之间，向后内方按压，询问有无压痛；再将两手下移，拇指置于颧部，同时向后按压，询问有无疼痛，两侧有无差别。

5. 口唇

检查者观察口唇色泽，有无疱疹、口角糜烂等。取手电筒和消毒压舌板，观察口腔黏膜、牙齿、牙龈等。轻轻压迫牙龈，观察有无出血和溢脓。嘱患者张大口并发"啊"音，手持压舌板的后 1/3，在舌前 2/3 与舌后 1/3 交界处迅速下压，借助手电光观察软腭、软腭弓、腭垂（悬雍垂）、扁桃体和咽后壁，观察有无黏膜充血、红肿、淋巴滤泡增生等，如果扁桃体增大，则应分度。请被检者伸舌，观察舌体、舌苔和伸舌运动、鼓腮、示齿等动作。

6. 颈部

（1）颈部视诊　检查者解开衣领，充分暴露颈部，观察颈部皮肤，有无颈静脉曲张、颈动脉搏动和颈静脉搏动等情况，先左后右，观察甲状腺是否突出，是否对称。

（2）颈部触诊　按顺序由浅入深触诊颈部淋巴结，双手指滑动触诊耳前、耳后、乳突区淋巴结。请被检者将头转向右侧，用右手指触诊枕骨下区的枕后淋巴结。头部还原，检查者双手指尖在颈外侧区沿斜方肌前缘和胸锁乳突肌后缘触诊；翻掌，双手指尖在颈前区，沿胸锁乳突肌前缘触诊。然后让被检者头稍低向左侧，检查者左手扶住头部，右手指尖分别触摸颌下和颏下淋巴结，同法触摸右侧颌下淋巴结。请被检者头部稍前屈，用双手指尖在锁骨上窝内由浅部逐渐触摸至锁骨后深部，检查锁骨上淋巴结。如触摸到淋巴结时，应注意部位、大小、数目、硬度、压痛、活动度、有无粘连，以及局部皮肤有无红肿、瘢痕、瘘管等。双手触诊检查甲状腺时，右手拇指在胸骨上切迹向上触摸甲状腺峡部在气管前有无增厚，请受检者吞咽，判断有无肿大或肿块。然后用左手拇指在甲状软骨下气管右侧向对侧轻推，右手食指、中指和无名指在左胸锁乳突肌后缘，右手拇指在气管旁，使甲状腺左叶在此四指间，以拇指滑动触摸来确定甲状腺的轮廓大小及表面情况，有无肿大和震颤。请被检者吞咽，肿大的甲状腺可随吞咽运动上下移动，同法检查甲状腺右叶。将食指与无名指分别放在两侧胸锁关节上，将中指置于气管之上，观察中指与食指、无名指间的距离，判断有无气管移位。

（3）颈部听诊　检查颈部大血管区血管性杂音，先左后右。如果有甲状腺肿大，则将听诊器放在肿大的甲状腺上，注意有无连续性静脉"嗡鸣音"或收缩期动脉杂音，甲状腺无肿大则无须听诊。

（三）胸背及腰部

1. 胸部视诊

解开衣服，充分暴露胸部，视诊皮肤，观察呼吸运动是否均衡，节律是否规整，两侧是否对称，肋间隙宽度是否正常，胸壁静脉有无曲张。比较胸廓的前后径与左右径，注意胸廓外形的异常改变，如桶状胸、佝偻病胸或局部隆起。视诊两侧乳房对称性和乳房皮肤有无异常，乳头的位置、大小和对称性，男性有无乳房增生。以切线方向观察心前区是否隆起，观察心尖搏动的位置、强弱和范围及心前区有无异常搏动。

2. 胸部触诊

用手掌前部，分别触压胸廓左右上、中、下三部位，检查有无皮下气肿，并询问被检者有无胸壁压痛。双手按压胸廓两侧，检查胸廓的弹性。用拇指按压胸骨柄及胞骨体的中、下部，询问被检者有无压痛。女性则常规触诊乳房，先查健侧，后查患侧，按内上、外上、尾部、内下、外下顺序由浅入深触诊，最后触诊乳头。检查者的手指和手掌平置在乳房上，用指腹轻轻施加压力，旋转滑动触诊，一般以能触及肋骨而不引起疼痛为度，注意乳房有无红肿热痛和包块。触诊乳晕和乳头，则用拇指和食指同时轻压乳头两侧对应部位，注意有无硬结和分泌物。检查胸廓扩张度，两手掌及伸展的手指置于胸廓前下部的对称位置，左右拇指分别沿两侧肋缘指向剑突，两拇指间距约2cm。然后嘱被检者深呼吸，比较两手的动度是否一致。将双手掌置于被检者胸部的对称位，嘱被检者以同等强度发"yi"长音，双手交换再做一次，以排除两手感觉的误差。检查胸廓上、中、下部位，比较两侧相应部位语音震颤的异同，注意有无增强或减弱。双手掌置于被检者胸廓下侧部，嘱其深吸气，触诊有无胸膜摩擦感。触诊腋窝淋巴结时，检查者左手扶着被检查者的左前臂，屈肘外展抬高约45°，右手指并拢，掌面贴近胸壁向上直达腋窝顶部，将被检查者手臂放下靠拢身体，由浅入深滑动触诊。然后依次触诊腋窝后壁、内侧壁、前壁等部位。触诊腋窝前壁时，注意拇指和四指的配合。再翻掌向外，触诊腋窝外侧壁。左手检查右腋窝淋巴结，方法同前。注意事项同颈部淋巴结的触诊。手掌置于心前区，注意心尖搏动的位置和有无震颤。指和中指并拢，用指腹确定心尖搏动的位置、范围，以及是否弥散、有无抬举性搏动，确定心前区异常搏动（包括剑突下搏动）。用手掌在心底部和胸骨左缘第3、4肋间触诊，注意有无震颤及心包摩擦感。必要时用手掌尺侧（小鱼际）确定震颤的具体位置，判定收缩期还是舒张期。

3. 肺部听诊

沿锁骨中线、腋前线和腋中线3条线，听诊上、中、下部左右对称部位，比较两侧的呼吸音有无异常变化，是否有呼吸音以外的附加音（干、湿性啰音），必要时嘱被检者深吸气。

4. 心脏听诊

先将听诊器体件置于心尖搏动最强的部位。听诊心率、心律、心音强度改变、心音分裂、额外心音、杂音等，然后依次在肺动脉瓣区（胸骨左缘第 2 肋间）、主动脉瓣区（胸骨右缘第 2 肋间）、主动脉瓣第 2 听诊区（胸骨左缘第 3 肋间）、三尖瓣区（胸骨左缘第 4、5 肋间）听诊，注意 A_2 与 P_2 的强度比较，心音分裂与呼吸的关系。如听到杂音，应认真辨别其最响的部位、时期、性质、传导、强度及与体位、呼吸、运动的关系。在胸骨左缘 3、4 肋间听诊心包摩擦音。

5. 背部听诊

检查肩胛间区脊柱两侧上下共 4 个部位，以及左右腋后线、肩胛线上下共 4 点，注意双侧对称部位的呼吸音是否异常，有无干、湿性啰音。嘱被检者以相同的声音强度发"yi"长音，在肩胛间区脊柱两侧和肩胛下区左右共 4 点对比两侧语音共振有无增强或减弱。

6. 腰背部视诊

请被检者前后左右活动颈部及腰部，观察脊柱的活动度，有无活动受限。检查者用手指沿脊柱的棘突以适当的压力从上向下划，观察划压后皮肤出现的红色充血线，判断脊柱有无侧弯。

7. 腰背部叩诊

用左手掌平放在左肋脊角处，右手握拳用轻到中等的力量叩击左手背，询问被检者有无疼痛，即肾区叩击痛。然后检查右侧有无叩击痛。用双拇指按压背部第 12 肋与脊柱夹角的顶点（即肋脊点）和第 12 肋与腰肌外缘的夹角顶点（即肋腰点），同时询问被检者有无疼痛。检查者用拇指自上而下逐个按压脊柱棘突及椎旁肌肉直至腰骶部，询问有无压痛。嘱被检者坐正，将左手掌置于被检者头顶部，右手半握拳叩击左手背。观察被检者有无疼痛，疼痛部位多示病变位置。然后用叩诊锤直接叩击胸椎和腰椎体的棘突，询问有无叩击痛。如有压痛或叩击痛，则以第 7 颈椎棘突为骨性标记，计数病变椎体位置。

（四）腹部

鉴于腹部触诊和叩诊可能影响肠鸣音的活跃程度，可根据专科情况，腹部检查改为视、听、触、叩的顺序进行。

1. 腹部视诊

被检者取仰卧位，充分暴露腹部。平视腹部外形是否平坦，视诊腹部皮肤，呼吸运动是否存在或有无异常，有无腹壁静脉曲张、胃肠型或蠕动波等。

2. 腹部一般触诊

请被检者屈膝并稍分开，使腹肌松弛。全手掌放于腹壁上部，感受腹肌紧张度，并使患者适应片刻。然后轻柔地进行腹部浅触诊，先触诊未诉病痛的部位，一般自左下腹开始滑行触诊，然后沿逆时针方向移动，同时观察被检者的反应及表情。注意腹壁的紧张度、抵抗感、表浅压痛、包块、搏动和腹壁肿物等。再进行深触诊，左手与右手重叠，以并拢的手指末端逐渐加压触摸深部脏器，方法同浅触诊，一般自左下腹开始，按逆时针方向进行。如果触及肿物或包块，当注意其位置、大小、形态、质地、压痛、搏动、移动度及与腹壁的关系等。双手拇指依次深压两侧肋弓第10肋下缘偏内（即季肋点）、水平腹直肌外缘（上输尿管点）和髂前上棘水平腹直肌外缘（中输尿管点），注意有无压痛。取棉签分别沿肋弓、脐水平、腹股沟，由外向内轻划刺激腹壁，先左后右，左右对比，检查上、中、下腹壁反射是否引出。

3. 肝脏触诊

嘱被检者张口，检查者左手拇指置于季肋部，其余四指置于背部，以限制右下胸扩张，增加膈下移的幅度。右手三指并拢，掌指关节伸直，与肋缘大致平行地放在右髂窝，患者呼气时手指压向腹深部，吸气时手指向前迎触下移的肝缘。如此反复进行中，手指沿右锁骨中线，逐渐向肋缘滑行移动，直至触及肝缘或肋缘。注意吸气时手指上抬的速度要落后于腹壁抬起的速度。如果肋下触及肝脏，必要时宜在右锁骨中线叩出肝上界并测量肝脏的上下径，以排除肝脏下移。然后在前正中线触诊肝脏，一般从脐部开始，自下向上滑行移动，与呼吸运动配合，测量肝缘与剑突根部间的距离。触及肝脏除测量肝脏的大小外，还应注意其质地、表面、边缘、压痛、搏动感等。肝脏肿大者做肝颈静脉回流征检查，即用手掌压迫右上腹，观察颈静脉，如颈静脉曲张更加明显，则为肝颈静脉回流征阳性。

4. 脾脏触诊

左手掌置于被检者左腰部第7～10肋处，从后向前托起脾脏，右手掌平放于腹壁，与肋弓大致呈垂直方向。一般从脐部开始，两手配合，随呼吸运动向肋弓方向深部滑行触诊脾脏，直至触及脾缘或左肋缘。触诊不满意时，可嘱被检者右侧卧位，右下肢伸直，左下肢屈曲使腹部皮肤松弛，再进行触诊。除大小外，还应注意脾脏的质地、表面情况、有无压痛及摩擦感等。

5. 肝脏叩诊

用左手掌平放在右季肋区，右手握拳用轻到中等力量叩击左手背，询问叩击时有无疼痛。

6. 麦氏点（Mcbumey 点）检查

用指尖深压位于脐与右髂前上棘连线中外1/3交界处的麦氏点，停留片刻后突然将手抬起，以检查有无反跳痛。

7. 墨菲氏征（Murphy 征）检查

被检者取仰卧位，两腿屈起稍分开。墨菲氏征检查以左手掌平放于被检者右季肋区下部，以拇指指腹勾压腹直肌外缘与肋弓交界处，其余四指与肋骨交叉。然后嘱被检者深吸气，同时注意被检者的面部表情，询问有无疼痛。因疼痛而突然中止吸气动作，为 Murphy 征阳性。

8. 腹部叩诊

从左下腹开始，以逆时针方向叩诊，以发现有无异常的浊音或实音。移动性浊音的叩诊先从脐部开始，沿脐水平向左侧方向移动。当叩诊音由鼓音变为浊音时，板指位置固定，被检者右侧卧位，稍停片刻，重新叩诊该处，听取音调是否变为鼓音，然后向右侧移动叩诊，板指移动不便时可改变指尖方向，继续叩诊直达浊音区。叩诊板指固定位置，被检者向左侧翻身180°呈左侧卧位，停留片刻后再次叩诊，听取叩诊音之变化，如出现浊音区随体位移动而变动之现象，为移动性浊音阳性。

9. 腹部听诊

右下腹听诊肠鸣音1分钟。在脐部和脐上两侧听诊有无血管杂音。双手触摸两侧腹股沟淋巴结，比较两侧股动脉的搏动是否存在，搏动强度是否一致，并将听诊器体件置于股动脉搏动处，听诊有无枪击音，稍加用力，注意有无 Duroziez 双重杂音。

（五）上、下肢

1. 视诊

检查上肢皮肤、关节、手指及指甲等。暴露下肢，视诊双下肢皮肤、下肢静脉、关节、踝部及趾甲等。请被检者活动上、下肢，观察有无运动功能障碍或异常。

2. 上肢触诊

检查左滑车上淋巴结时，用左手扶托被检查者左前臂，并屈肘约90°，以右手小指固定在被检者的肱骨内上髁，食指、中指及无名指并拢，在其上2～3cm处肱二、三头肌之间的肌沟中，纵行、横行滑动触摸滑车上淋巴结。同法检查右上臂皮肤弹性和右滑车上淋巴结。比较双侧桡动脉搏动是否一致，有无交替脉，请被检者深吸气，检查有无奇脉。左手指掌侧紧握被检者右手腕桡动脉处，将被检者前臂抬高过头，感觉桡动脉的搏动，判断有无水冲脉。用手指轻压被检者指甲末端，观察有无红白交替现象，即毛细血管征。

3. 下肢触诊

使被检者屈膝，触摸腘窝淋巴结，触压胫骨前缘内侧有无压陷性水肿，先检查左下肢，后查右下肢。双手同时触摸两侧第1、2趾骨间足背动脉，并进行比较。

4. 肌力检查

右手置于被检者前臂内侧，嘱被检者屈肘；右手置于被检者前臂外侧，嘱被检者伸肘，观察肌肉克服阻力的力量，即肌力。相同方法测试右前臂肌力，并与左侧进行比较。请被检者双手紧握检查者食指、中指和无名指，检查者用力回抽，以比较双侧握力。用手握住小腿后侧，嘱被检者屈腿；用手置于受检者小腿前侧并施加压力，请被检者对抗阻力伸膝，检查肌力并进行两侧对比。

5. 上肢叩诊

检查者左手托被检者屈曲的肘部，拇指置于肱二头肌肌腱上，然后以叩诊锤叩击拇指甲，观察前臂的屈曲动作，即肱二头肌反射。用叩诊锤直接叩击鹰嘴突上方的肱三头肌肌腱，观察前臂的伸展运动，为肱三头肌反射。使被检查者腕部桡侧面向上，并使腕关节自然下垂，用叩诊锤叩击桡骨茎突上方，观察前臂前旋、屈肘动作，为桡骨膜反射。

6. 下肢叩诊

检查者左手在腘窝处托起下肢，使髋、膝关节稍屈，然后用叩诊锤叩击髌骨下方的股四头肌肌腱，观察小腿伸展动作，先查左侧，后查右侧膝反射。使被检者髋、膝关节稍屈，下肢外旋外展位，用左手使足掌背屈呈过伸位，然后以叩诊锤叩击跟腱，观察足向跖面屈曲运动，同样方法检查右侧跟腱反射。

7. 霍夫曼征（Hoffmann 征）检查

检查者左手握住被检者腕关节上方，右手以中指及食指夹持被检者中指，稍向上提，使腕部处于过伸位，然后以拇指迅速弹刮患者中指指甲，如果其余四指有轻微的掌屈动作，则为霍夫曼（Hoffmann 征）阳性。同样的方法检查右侧。

8. 克尼格征（Kernig 征）检查

先使被检者一侧髋、膝关节屈曲成直角，左手置于膝关节上，右手置踝部并抬高小腿，Kernig 征阳性者伸膝受限伴有疼痛，而且对侧膝关节屈曲，先检查左侧后查右侧。

二、儿童成长发育常用指标测量方法

（一）体重

体重测量应在晨起空腹时将尿排出，脱去衣裤鞋袜后进行，平时于进食后 2 小时测量为佳。婴儿最好用载重 10 ～ 15kg 盘式杠杆秤测量，准确读数至 10g；7 岁以下儿童用载重 50kg 杠杆测量，准确读数至 50g；7 岁及以上儿童用载重 100kg 杠杆测量，准确读数至 100g。测量时，婴儿卧于秤盘中央；1 ～ 3 岁可取坐位测；3 岁以上站立于站板中央，双手自然下垂。测量前必须校正秤，测量时小儿不可接触物体或摇动，衣服不能脱去时，测量后应除去衣服的重量计算。

（二）身长（高）

3 岁以下儿童取卧位，用量板测身长。小儿脱帽、袜及外衣，仰卧于量板中线上，助手将头固定，头顶接触头板，测量者一手按直小儿膝部，使两下肢伸直紧贴底板，一手移动足板使紧贴小儿足底，当量板两侧数字相等时读数，记录至小数点后 1 位数。

3 岁以上儿童可用身高计或将皮尺钉在平直的墙上进行测量。要求小儿直立，两眼正视前方，两侧耳廓上缘与眼眶下缘连线水平，胸稍挺，腹微收，两臂自然下垂，手指并拢，脚跟靠拢脚尖分开约 60°，背靠身高计的主柱或墙壁，使两足后跟、臀部及两肩 3 点都接触主柱或墙壁。测量者移动身高计头顶板（或用一木板代替）与小儿头顶接触，板呈水平位时读立柱上数字，记录至小数点后 1 位数。

（三）坐高

3 岁以下儿童卧于量板上测顶臀长即为坐高。操作要点与测身长相同，测量者一手握住小儿小腿使膝关节屈曲，大腿与底板垂直而骶骨紧贴底板，一手移动足板紧压臀部，量板两侧刻度相等时，读数记录至小数点后 1 位数。3 岁以上儿童坐于坐高计凳上，身躯先前倾使骶部紧靠量板，再挺身坐直，大腿紧贴凳面与躯干成直角，膝关节屈曲成直角。两脚平放，移下头板与头顶接触，记录读数至小数点后 1 位数。

（四）头围

采用软尺测量。小儿取立位或坐位，将软尺 0 点固定于头部一侧眉弓上缘。将软尺紧贴头皮（头发过多或有小辫者应将其拨开），绕枕骨结节最高点及另一侧眉弓上缘回至 0 点处，读数记录至小数点后一位数。

（五）胸围

采用软尺测量。将软尺紧贴皮肤，将软尺 0 点固定于乳头下缘，经两侧肩胛骨下缘回至 0 点处，取平静呼吸气时中间读数，或呼吸气时平均数，记录至小数点后 1 位数。

（六）腹围

婴儿取卧位，将软尺 0 点固定于剑突与脐连线中点，经同一水平绕腹 1 周回至 0 点处；儿童则为平脐绕腹 1 周，读数记录至小数点后 1 位数。

（七）上臂围

儿童取立位、坐位或仰卧位，两手自然平放或下垂。一般测量左上臂，将软尺 0 点固定于上臂外侧肩峰至鹰嘴连线中点，沿该点水平将软尺紧贴皮肤绕上臂一周，回至 0 点处，读数记录至小数点后 1 位数。

（八）皮下脂肪厚度（皮褶厚度）

用皮褶量具测量，测具钳板大小为 0.6cm×1.5cm，弹簧牵力为 1.47kPa（15 g/cm²），测量前刻度应调至 0。测量者在测量部位用左手拇指及食指将该处皮肤及皮下脂肪捏起，捏时两手指应相距3cm，右手拿量具，将钳板插入捏起的皮褶两边至底部钳住，测量其厚度，读数记录至0.5cm。测量皮下脂肪厚度的常用部位如下。

1. 上臂二头肌部位

肩峰与鹰嘴连线中点水平腹侧，皮褶方向应与手臂长轴平行。

2. 背部

肩胛骨下角下稍偏外侧处，皮褶方向应自下向上中方向与脊柱成45°。

3. 腹部

锁骨中线平脐处，皮褶方向与躯干长轴平行。

第二节　基本操作技能

一、健康信息管理

（一）调查问卷设计

问卷调查是收集健康信息的常用方法，是由受过培训的调查员利用精心设计好的问卷收集相关的信息。在健康管理实践中问卷调查的用途，包括收集个体服务对象的健康危险因素信息，如吸烟、饮酒等生活方式信息，并由此展开健康危险因素评价；通过对某一群体，如企业员工或社区老年人等进行危险因素问卷调查，确定整个群体的健康影响因素；另外还可通过问卷调查了解服务对象的健康服务需求。调查问卷设计涉及的内容如下。

1. 确定问卷结构

调查问卷的结构，一般包括封面信、指导语和问卷主体等。封面信是每份调查问卷前的一段话，其作用在于向被调查者介绍和说明调查者的身份或调查主办的单位、调查的内容、调查的目的和意义、回收问卷的时间和方式及其他信息（如澄清本次调查的保密性、匿名性和感谢话语）等。封面信的篇幅不宜过长，一般200～300字。封面信在问卷调查中的作用不可忽视，一个好的封面信，有利于被调查者接受调查并如实地填写问卷。指导语是问卷的填写说明，是对具体概念、填写方法等的解释和说明，问卷比较简单、问题较明确时该部分可以省略。问卷的主体部分包括问题和备选答案。

2. 确定调查主题和变量

调查的主题和变量，主要是围绕调查目的来确定调查的内容。以调查高血压患者为例，在高血压相关危险因素的调查中，首先应确定所需要的一般资料，包括姓名（群体调查时省去）、性别、身高、体重、民族、血型、文化程度、婚姻状况、职业、收入、住房情况等；收集高血压的常见危险因素，包括饮食结构、生活方式、遗传因素、年龄、性别、超重和肥胖情况、精神因素、经济水平等，应根据这些危险因素确定相应的题目，由于健康管理实践中更多关注饮食、生活习惯及行为方式等，所以这方面的题目应占大部分比重，但其他部分也是必需的，如高血压的家族史对于评价个人的危险性是必要的，而收入水平可为提供合适的健康管理及干预方案提供参考。

3. 初步拟定问卷题目

拟定题目应该注意以下几点。

（1）主题相关　每个问题都应该是与主题密切相关，不要包括无关的问题，否则不但会造成时间和精力的浪费，还可能扰乱被调查者的思路。

（2）文字浅显易懂　以被不同知识水平的调查对象接受，避免抽象式的提问。

（3）语言简练准确　尽量避免使用含糊不清的词语，同时应避免使用专业术语、俗语和缩写词等。

（4）避免双重装填　即一个题目不能混杂两个甚至更多的问题，这样会导致被调查者难以准确回答。

（5）避免诱导性的提问　这种提问会人为增加某种应答的概率，从而产生信息偏差，最好采用中性的提问。

（6）尽量避免敏感性问题　如涉及伦理和个人隐私等问题，如确有必要，应充分强调保密性，并可使用随机应答技术进行调查。

（7）题目数量适中　题目数量太多容易使被调查者产生逆反心理，太少则不能收集到足够的信息，一般以 15 ~ 20 分钟内完成为宜。

4. 问卷的预调查

任何设计严密的问卷都有可能有错误和遗漏之处，因此在正式调查之前应进行小规模预调查，根据调查发现的问题对问卷进行修改。

5. 问卷质量的评价

作为收集信息的工具，调查问卷的质量会影响收集资料的质量，为保证问卷设计的科学性，常采用信度和效度对其进行评价。

（1）信度（reliability）　是指使用某调查问卷所获得结果的一致程度或准确程度。稳定性、内在一致性和等同性是信度的 3 个主要特征。

（2）效度（validity）　是指某一调查问卷能真正反映它所期望研究的概念的程度。反映期望研究的概念的程度越高，效度越好。

（二）健康档案建立

健康档案是记录个体及群体健康状况及相关信息的系统化文件，不同于一般的健康记录文件，具有综合性、持续性、科学性等特征。健康管理的第一步是收集健康相关信息，而健康档案是健康相关信息的载体，因此它是实施健康管理的基础，也是制定健康管理计划的依据。

健康档案可分为个人健康档案、家庭健康档案和社区健康档案，分别是针对个人、家庭和社区提供健康管理服务的依据。

1. 建立健康档案的原则

（1）真实性原则　信息的真实性是有效实施健康管理的关键，因此健康档案的信息应该是真实而准确的。健康档案应该在向服务对象说明健康档案的内容、用途并征得其同意之后建立，只有得到服务对象的配合才能得到真实的信息，对健康管理才有实际意义，记录的信息不能带有记录者的主观想法和判断。

（2）目的性原则　建立健康档案的目的是收集健康相关信息，综合观察和分析健康问题，为实施健康管理提供科学依据，因此信息的记录形式应易于整理和分析。运用计算机管理是一种较为有效的形式，不但易于统计、分析和输出，也利于信息的更新。

（3）及时更新原则　健康档案是个体或群体健康相关信息的持续记录，包括各种信息的演变过程，应及时更新内容。

（4）完整性原则　影响健康的因素是多方面的，个人及群体涉及的危险因素很多，建立健康档案应考虑到各种影响健康的因素，防止重要的健康信息遗漏。

2. 健康档案的内容

（1）个人健康档案　①基本内容：包括个人一般资料，如姓名、性别、出生日期、籍贯、民族、信仰、血型、文化程度、职业、收入水平、婚姻状况、家庭状况、工作单位、家庭住址、联系电话、医疗保障情况；生活习惯及嗜好，如吸烟、饮酒、工作方式、睡眠饮食情况、体育锻炼；既往健康状况，如家族史、患病史、现病史、药物过敏史、月经史、生育史、手术史；心理健康状况，如对健康和疾病的认知、患病期间的情绪变化、人格、气质；不良生活事件，如失业、车祸、离婚、家庭成员死亡等。②周期性健康检查记录：周期性健康检查是针对服务对象的年龄、性别、职业等个人健康危险因素制定的综合性健康检查方案，是健康档案的重要内容，其提供的信息不但可以起到早期发现疾病的目的，也可以为制定健康促进方案提供依据，应将检查的项目、时间、各项检查的结果数据、采取的针对性的措施等信息认真填入健康档案，以便系统地观察分析问题。③预防接种记录：包括各个年龄阶段的计划免疫记录。④健康问题记录：以问题为导向的健康信息记录有利于明确服务对象的主要健康问题，健康问题可以是已经确诊的某种疾病、某些生理指标的异常，也可以是影响正常生活的心理问题、工作压力、人际关系紧张等，健康问题应以表格的形式记录，记录项目包括问题名称、发生日期、管理计划、管理效果等。

（2）家庭健康档案　家庭是社会最基本的功能单位，家庭成员在彼此健康状态中起着举足轻重的作用。家庭健康档案包括家庭基本资料、家系图、家庭评估、家庭主要问题、家庭成员健康档案、就诊问题、就诊时间、干预计划等，是以家庭为单位开展健康管理的重要参考资料。①家庭基本资料：家庭一般情况，如户主姓名、户籍所在地、家庭住址、家庭人口数、现住人口数、子女数、0～5岁儿童数及60岁以上老人数等；居住环境，如地理位置、人文环境、工厂、车站、医院、商场等情况；住宅特点，如房屋类型、人均居住面积、光线及通风情况、家庭使用燃料的类型等。②家庭成员资料：家庭中每个成员都应该有一份健康档案，可将个人健康档案直接列入家庭健康档案中。③家庭结构和家系图：家庭结构类型主要有单身家庭、核心家庭、无子女家庭、主干家庭、联合家庭、单身父母家庭和重组家庭等，家系图是用来描述家庭结构、家庭遗传问题、成员间关系和家庭重要事件等情况的图，是相对稳定的家庭资料。④家庭评估：是对家庭结构、家庭生活周期和家庭功能等情况的评估，家庭结构指家庭成员组成及其相互关系，根据家庭成员之间的相互关系可分为核心家庭、主干家庭和单亲家庭等，核心家庭就是由夫妻二人和其未婚子女组成的家庭或仅由一对夫妻组成的家庭，主干家庭是指由父母、已婚子女及第3代组成的家庭；家庭的功能状态直接关系每个家庭成员的身心健康，所以功能评估是家庭评估最重要的内容，家庭功能评估常采用家庭功能评估表，包括适应度、合作度、成长度、情感度和亲密度等五个方面。⑤家庭主要健康问题：记录家庭发生的各种生活事件、不良习惯、情感危机、成员患病等与健康有关的问题，其记录的形式与个人健康问题相同。⑥家庭健康干预计划：根据收集的家庭及家庭成员的基本资料，确定家庭主要健康问题，提出有针对性的综合性的家庭健康干预计划，并记录定期随访的评价结果。

（3）社区健康档案　社区是若干社会群体（家族、氏族）或社会组织（机关、团体）聚集在某一地域内形成的一个生活上相互关联的大集体。由于社区人群有着相同的文化背景、生活方式和认同意识，在地域上又非常集中，因此非常适合在社区开展人群健康管理活动。社区健康档案是在社区开展健康管理的重要资料，主要包括社区基本情况、社区卫生服务资源、社区卫生服务状况及居民健康状况等内容。①社区基本情况：社区地理位置、自然和人文环境特征等；社区产业及经济状况；社区组织现状，即社区内部各种组织及其相互关系等。②社区卫生服务资源：卫生服务机构，包括卫生行政机构、各级医院、卫生院、诊所、防疫站、妇幼保健院以及疗养院等；卫生人力资源，包括医师、护士、技师、药剂师等人员的数量及结构情况。③社区卫生服务状况：包括各类卫生服务机构的门诊及住院服务情况。④居民健康状况：社会人口学资料，包括人口数量、年龄结构、性别分布、文化构成、婚姻类型构成、职业状况、出生率、死亡率和自然增长率等；患病和死亡资料，包括社区疾病谱、主要疾病分布、死因谱等。

（三）身体活动水平的测量

1. 有氧和耐力运动量的测量

（1）心率　运动时的心率作为训练时运动强度的监测指标，称为目标心率，或称靶心率。运动时的心率可以通过颈动脉或四肢动脉触摸直接测量，测量时间一般为10秒，也可采用有线和无线仪器设备监测心率。由于心率变化与多种非运动因素有关，用心率监测运动强度，需要排除环境、心理、用药或疾病等因素对心率的影响，以保证运动效果和安全。监测运动时心率常使用最大心率，按年龄估算为"220-年龄"，可将其乘以百分数得到运动的目标心率，也可以最大储备心率（最大心率－安静心率）乘以百分数得运动的目标心率。计算最大心率（HRmax）和最大储备心率（HRRmax），可通过在合适的场地快速步行10分钟，记录距离，按照操作要领测试自己运动后即刻的心率，计算 HRmax 和 HRRmax 强度。

（2）代谢当量（METs）　根据步行速度查找当量值，计算能量消耗。

二、健康促进与干预

健康管理主要包括针对个体和群体的健康管理和促进活动，其中对群体的健康管理最终也是通过对个体健康的管理得以实现的，而这些健康管理和促进活动是从个性化健康管理计划开始的，因此制定个性化健康管理计划是健康管理的核心内容。

（一）制定个性化健康管理计划的原则

1. 健康为导向

健康管理存在的时代基础是人们对健康的追求和渴望，人们迫切希望通过自己的努力来改变不良的生活方式，保持健康的体魄。因此，制定个性化的健康管理计划要充分调动服务对象的主观能动性，这对健康管理计划的顺利实施意义重大。

健康不仅是没有疾病和虚弱的现象，是包括生理、心理和社会适应上的良好状态。因此，制定个性化的健康管理不仅仅是预防生理上的疾病，还应该促进心理和社会生活的完好，努力实现健康的完美状态。

2. 个性化

每个服务对象的健康状况和疾病危险因素都是不一样的，即使所患疾病一样，也可能轻重不一，且不同人的身体素质也不同。此外，不同人的生活方式、经济水平、可支配时间以及兴趣爱好等都可能是不一样的。因此，制定健康管理计划应该针对个人健康的实际情况，不能千篇一律。要做到这一点，则需要收集详尽的个人健康信息、生活状态、职业以及偏好等资料。

3. 综合性

健康管理计划是一套围绕"健康"制定的个性化的健康促进方案，是全方位和多层次的。从健康定义看，包括生理、心理和社会适应能力3个层面的内容；从管理项目上看，包括综合体检方案、系统保健方案、健康教育处方、运动及饮食指导等内容。因此，制定个性化的健康管理计划应从多个角度出发，运用综合性措施对健康进行全面管理。

4. 动态性

人的身体状态和健康状况是不断变化着的，生命的每个阶段所面对的健康危险因素也是不一样的，某些意外事件（如车祸、自然灾害等）也可能会突然降临。因此，健康管理计划也应该是动态的。要坚持经常对服务对象进行随访，并根据服务对象健康危险因素和健康状态的变化进行相应的调整，只有这样才能对个人健康进行有效的管理。

5. 个人积极参与

制定个性化健康管理计划改变了以往被动型的健康保健模式，增加了个人健康促进活动的主动性和参与性，这也是健康管理的根本特征。无论是健康信息的收集、个性化健康管理计划的制定还是计划的最终实施都需要服务对象的积极参与和配合，应充分调动服务对象的积极性，增加其参与程度。

（二）个性化健康管理计划的主要内容

1. 综合体检方案

在所有预防疾病的措施当中，健康体检是最后一道防线，是早期发现疾病和生理改变的有效手段，也是发现危险因素的重要途径。根据掌握的个人信息，如性别、年龄、生活方式等制定合理的健康体检方案，具体包括体检频率、体检项目等。

2. 系统保健方案

健康管理人员根据个人的健康状况、经济水平以及偏好等制定个性化的保健方案，包括接受适宜的理疗、按摩和心理调养等。

3. 健康教育处方

健康管理产生的医学基础是慢性非传染性疾病的肆虐，而临床医学对此却无能为力。控制这些与生活方式密切相关的疾病最好的方法是通过改变个人的不良行为习惯，从而在病因层面上降低疾病发生的概率。根据个人健康信息和危险因素评价结果可以得出影响个人患病的主要危险因素。个性化的健康管理计划应该包括个人易患疾病相关知识、不良行为与疾病发生的关系、需改变的生活方式等健康教育处方。

4. 运动处方

健康管理人员通过收集到的个人健康水平、体力状况以及心血管系统功能状况，结合个人工作方式、运动爱好等，制定出个人运动方案，包括运动的种类、时间和频率，并指出运动中应注意的事项，通过运动预防疾病，促进健康。在实施个人健康管理计划的过程中，应根据个人状态对运动处方进行适当调整，以达到最佳效果。

5. 饮食指导

健康管理人员通过对个体每日膳食中热能和各种营养素的数量和质量的调查，与各营养素推荐摄入量进行比较，对其营养摄入状况进行客观评价，并根据评价结果编制个性化的食谱。如果服务对象患有特殊疾病，如糖尿病、高血压等，应考虑控制疾病的需要，制定科学的个人食谱。

6. 个人健康档案管理

健康档案是个人健康信息的综合记录，是一个动态的记录，在健康管理中起着举足轻重的作用。除了最初建立时的信息资料以外，每次健康体检信息、诊疗信息等都应及时补充到健康档案中去，个人健康档案最好实行计算机化管理，以便于查找、更新和分析。国前，国内有很多软件都可以同时进行健康档案的管理和健康危险因素评价。

（三）制定个性化健康管理计划的步骤

1. 收集个人健康信息

收集个人健康信息的方式主要是问卷调查和健康体检。如果服务对象已经建立健康档案可从其中获得相当一部分信息，如个人基本资料和既往患病情况等。如果还没有建立健康档案，应该拟定详细调查表，并根据收集的信息建立个人健康档案，以便以后使用。个人健康档案，具体内容包括个人基本资料、生活方式和行为习惯、职业相关环境及行为、既往疾病史、现患病情况、家族疾病史（尤其是高血压、糖尿病等慢性疾病）、心理状况等；还有一部分是体检资料，包括身高、体重、血压、血糖、血脂、尿常规和便常规等检查结果。

2. 健康危险因素评价

健康危险因素评价主要是对个体的行为和生活方式等进行评价，其结果主要有 3 种类型，即低危险型、自创型、难以改变的危险因素型和一般危险型。根据个人健康档案、问卷调查资料和健康体检资料等，运用评价年龄法进行个体健康危险因素的计算，并对个体健康状况进行分析评价。

3. 拟定健康管理计划实施方案

健康管理人员根据健康危险因素评价结果，制定健康管理计划实施方案，包括综合体检方案、综合保健方案、健康教育处方、饮食及运动处方等。每个具体项目都应充分考虑健康管理计划编制原则，提出合理化建议并制定出切实可行的措施和操作方法。

4. 跟踪随访

健康管理人员应随时对健康管理计划的实施情况进行随访，促进健康管理计划的实施。定期对服务对象的健康状况和行为方式进行调查，对调查结果和体检结果进行分析评价，并及时更新健康档案中的相应内容，根据服务对象的反馈情况和检查结果对健康管理计划进行适当调整。

（四）制定个性化健康管理计划需注意的问题

1. 适当调整

健康管理计划的主要目的是通过健康干预手段，帮助人们建立健康的生活方式和行为习惯，降低发病危险性，预防疾病。如果服务对象已经确诊患有某种疾病，应该积极配合医生的治疗，在治疗期间个人健康管理计划也要适当调整，应以医院治疗和康复为主。

2. 个人健康管理计划的选择

个人健康管理计划不是唯一的，可有多种不同的实施方案，应该选择服务对象乐于接受且在经济上承受得起的方案。

3. 保证健康管理计划实施

制定个性化的健康管理计划只是健康管理第一步，促进健康管理计划顺利实施是健康管理工作的难点，应保证服务对象与健康管理人员的信息畅通，共同参与健康管理。

4. 建立服务团队

制定个性化健康管理计划是一系统工程，其中涉及众多领域的知识，因此有必要建立以健康管理师为核心的服务团队，可以包括医疗、保健、营养、运动康复、心理等方面的专家。

5. 图标呈现

医学的体检资料和评价结果是枯燥和难懂的，不容易被一般人群所接受，制定健康管理计划应注意将结果形象化、大众化，可以将评价结果和健康建议用图表的方式呈现出来，使服务对象能看得懂并乐于接受。

第三节　综合技能训练

不同人群、不同疾病背景对其进行健康管理的要求不同，要具体问题具体分析。下面分别以高血压患者和职业人群为例，综合各种健康管理要求对其进行健康管理。

一、高血压的健康管理

高血压的健康管理强调个体化的原则。此外，生活习惯的矫正和改善，只有达到很长的时间才会体现出健康效应，因此健康管理还应重视连续的过程。在开展社区居民的高血压预防及管理时，应从以下几个方面开始。

（一）一般情况调查及血压测定

社区居民定期地测量血压是高血压预防的第一步，以6个月测量1次为宜。血压测量看似简单，但由于测量方法的不同，测量值的变异非常大，为了准确地收集到血压资料并准确地评估干预效果，掌握标准化的测量方法非常重要。

（二）基本资料收集

高血压发生的背景因人而异，有的和饮食有关，有的则以肥胖、运动不足为主。收集基本资料，查明每个个体的健康危险因素是健康管理的第一步，基本资料包括以下内容。

1. 血脂、血糖

高血压预防的目的是降低脑卒中和冠心病的风险，而血脂、血糖是进行心血管疾病综合风险评估时的重要参数。

2. 既往史、家族史

高血压治疗的最终目标是预防脑卒中和冠心病，对于已经发生过脑卒中和冠心病的患者来说，血压的管理必须非常谨慎严格，同时运动指导也应该十分慎重。对已经服药接受治疗者，应该将健康管理和治疗结合起来。此外，家族史的调查对于遗传因素的考虑、疾病风险的评估以及把握家族生活习惯的特点等也有意义。父母双方均为高血压的家庭，其子女高血压的发生率在 50% 左右，以前认为这主要是遗传因素所致，但近年来的研究表明，这一现象除了与遗传因素有关外，也与家庭成员共有的生活习惯有关。

3. 吸烟

吸烟是循环系统疾病发生的重要危险因素，从健康促进的角度出发，掌握吸烟的情况，实施戒烟指导非常重要。

4. 身体活动状况

上班的距离、上下班交通工具、日常散步的步数以及运动习惯等构成基本资料。

5. 饮食习惯

饮食习惯与高血压密切相关，掌握个体的饮食情况对高血压的健康管理十分重要。一个人的饮食习惯，包括许多项目，如口味的咸淡、每日摄入总能量、脂肪摄入量，以及是否喜欢吃甜食、肥肉、零食等。与食盐摄入量有关的生活习惯，包括是否喜欢吃咸菜、咸鸭蛋、腌制食品；吃面条时，是否把面汤全部喝掉（面汤中含盐量很高，5 ～ 6g/ 大碗）；是否喜欢喝咸汤等。可通过对被检查者进行 1 ～ 3 天的营养调查，掌握总能量摄入情况，3 大营养素的供能比，蔬菜、瓜果的摄入量等。脂肪摄入情况，可通过询问是否喜欢吃肥肉、香肠，吃鸡肉时是否习惯连皮吃等。

6. 饮酒习惯

包括每周饮酒的次数、酒的种类、饮酒量等。大量饮酒具有增压作用而且易于引发心血管并发症，血压正常者最好不要饮酒或少饮酒，血压偏高者更应节制，已有饮酒习惯者应限制及减少饮酒量，每天酒精摄入量不应超过 20 ～ 30mL。

（三）评估危险因素

1. 心血管疾病综合风险评估

国内外研究者开发了许多方法和图表用于心血管疾病综合风险评估，理想的血压应该控制在 120/80mmHg 以下。

2. 生活习惯评估

从高血压预防与健康管理的 5 个方面展开，即限制钠盐摄入量、增加新鲜蔬菜瓜果的摄入、限制饮酒及戒酒、减轻体重、适度的体力活动和体育运动等，但不同个体，次序各异，评估重点也不一样。①口味咸淡：本人的自报情况虽然有一定参考价值，但主观性较强，需调查者亲自核实（共同品尝同一食物），也可以通过客观的方法来评估，如测定 24 小时尿中钠离子含量，因食盐 90% 经尿排出（每天摄入食盐总量 =24 小时尿中氯化钠含量 ÷90%）。理想的食盐摄入量应控制在每天 6g 以下，但考虑中国居民饮食习惯，调整为每日 10g 以下。②总能量摄入情况：理想总能量摄入 = 理想体重 × 生活强度，理想体重 =22× 身高（m）^{2}，生活强度为轻度 25、中度 30、重度 35。由于每个人的基础代谢和胃肠的吸收率不同，在总能量摄入评估时，除了参考营养调查的结果外，应重点观测体重的变化。三大营养素的供能比提倡；脂肪低于 25%、碳水化合物 60%～65%、蛋白 15%。③身体活动指导：推荐每周消耗 2000kcal 能量，大约每天 300kcal。如体重为 60kg 的成年人，走 1 万步大约消耗 300kal 能量。④减肥的速度：一般认为，应控制在每月 1～2kg。应注意两个方面，减少饮食摄入量，日常生活中，所有的饮食都含有能量，包括饮料、水果、零食等，摄入后应相应减少正餐的量；减少脂肪的摄入量，脂肪的摄入量应控制在总热量的 25% 以下，胆固醇限制在 300mg/ 日以下。

（四）指导效果评估

在开展生活方式指导后的一定期间，应对其实际效果进行评估，一般以 2 个月为宜。一方面应询问被检者生活习惯的改善情况，另一方面检查其血压、血脂、血糖、体重等的变化，并和第一次进行比较、分析，总结成功的经验和失败的教训，修正指导计划与指导方法，继续下一步的健康管理、健康促进。要强调的是，即使被检者仅有较小的改善（生活习惯或体检指标），也要充分予以肯定并大加鼓励，以便被检查者坚持下去，取得更好的健康效应。

二、职业人群的健康管理

（一）职业性危险因素调查

健康管理人员对可能接触职业有害因素的人员进行调查，通过填写职业性危险因素调查表，并结合生产环境存在的风险进行评估，调查表内容如下。

1. 一般情况

一般情况如年龄、性别、受教育程度、工种、体力劳动强度等。

2. 某些协同因素

某些协同因素如既往史、家族史、生活习惯、体育活动情况、经济状况等。

3. 职业性相关疾病

职业性相关疾病如脑血管疾病、心脏病、肺部疾病、骨骼系统疾病、血液系统疾病、泌尿系统疾病、神经系统疾病等。

4. 检查项目

检查项目如血压、体重、身高、血脂、尿常规、肝功能、胸片和一些与工种特异性相关的生化检测。

（二）指导职业人群自我管理

对可能接触职业有害因素的人员，应根据其所存在的危险因素进行有针对性的健康教育和健康促进，调整其原有生活方式，以降低或消除所存在的特定危险因素。

1. 定期监测

对高危、中危及低危职业人群进行定期检查，并将结果及时反馈给被检者。

2. 动态管理

对所有职业人群施行电脑动态管理，及时反馈信息给职业管理者。

3. 动员家属参与

为职业人群调整生活方式提供支持。

第十章　中医健康管理其他相关知识

第一节　中医健康管理相关技术与设备

一、中医健康管理技术

健康管理的核心是健康风险的评估和控制。中医健康管理为适应社会对健康的需求，发挥中医养生保健的优势，满足"治未病"需要，将中医学"治未病"的有关理论与现代科学技术结合，实现对人群健康状况进行评估预测，并根据健康状况提出相应的中医健康养生保健计划，以确保实现预定的健康目标。常用的中医健康管理技术如下。

（一）体液微观筛查技术

目前，常用于健康检测的体液微观筛查技术，主要包括血液生化和蛋白谱分析技术、超高倍显微分析技术、尿微量成分分析技术、唾液成分分析技术，及精液、前列腺液、阴道分泌物分析技术等微观分析技术。

（二）血管健康与心血管风险测评技术

血管健康与心血管风险测评的主要方法有颈动脉斑块定性定量分析、血管弹性功能检测、血管内皮功能检测等。

（三）一般影像学检查技术

目前，用于健康检测的一般影像技术有专属性乳腺 X 线摄影、全数字化彩色超声、X 线 CT 血管成像（CTA）、磁共振成像（MRI）、磁共振血管成像（NRA）等。

（四）核医学影像学检查技术

核医学影像学检查技术主要有正电子发射体层摄影（PET）、单光子发射体层摄影（SPECT）、数字减影血管造影（DSA）以及早期开展的甲状腺和肾功能（肾图）放射核素检查。这些技术能在分子、基因、受体、蛋白质及组织形态结构上显示机体的代谢、功能、血流分布及灌注等信息，具有极高的检测敏感性和功能评判价值，是目前比较公认的最具代表性的功能影像学检测技术。

（五）基本体质状况测评技术

基本体质状况测评，又称身体素质测试，是指对机体的基本活动能力、耐力、储备力和适应能力等的测试。通过测试个体或群体的基本体质状况，可以及时发现亚健康状态和评价亚健康综合干预效果，如存在与年龄不相称的机体组织结构和功能的降低或亢进等。检测评价内容包括如下几个方面。

1. 身体形态与高矮胖瘦测量

内容包括身高、体重及体重指数、围度（胸围、腰围、臀围及腰臀比值）和体形。

2. 基本生理功能测试

主要是脉搏、呼吸、血压、体温四大生命体征的检测，是反映人体基本功能状态和体质水平的一组重要指标。包括静态脉搏测量、静态血压测量、平静呼吸运动测量、体温测量等。

3. 基本体质机能与运动素质测试

检测机体的肌肉力量、柔韧性、平衡素质、反应能力、敏感性及协调性等。不仅能客观反映人体不同年龄、性别及不同劳动与运动条件下的基本素质和能力，而且对亚健康状态的综合评价有十分重要的价值。

4. 基本体能测试与特殊身体能力测试

包括心电图运动负荷试验与心脏功能评定、运动心肺功能试验等。

（六）机体免疫检测技术

机体免疫检测技术是通过定性、定量检测机体的细胞免疫、体液免疫状态和功能及免疫复合物等，可获取血液、组织和生物体内数百种与免疫有关的极其微量的物质（抗原、抗体、补体、干扰素、糖蛋白、免疫复合物及各种免疫活性因子等）信息，为科学评价健康状态提供免疫学信息和依据。如用免疫标记技术可以检测甲状腺、肾上腺、胃壁细胞、胰岛细胞、心脏、卵巢等器官及组织抗体。通过 T 细胞、B 细胞、NK 细胞的活性分析，可以协助判断人体免疫系统亚健康状态和衰老过程等。目前已有多种评价免疫功能的方法，尤其是流式细胞仪和生物芯片技术的广泛应用，使 T 细胞、B

细胞功能分析和多种细胞因子的测定更方便快捷，有利于科学评价亚健康状态时的机体免疫功能。

（七）神经内分泌功能测评技术

各种不良因素导致的机体亚健康状态，必然会引起下丘脑－垂体－肾上腺轴的功能改变。处于亚健康状态的机体神经内分泌的改变可以通过影像学检查和激素水平进行评估。

（八）中医学诊疗方法

亚健康状态属于疾病前期状态的范畴，对于亚健康者，中医学强调要早发现、早治疗。早在《黄帝内经》中就明确提出了"治未病"为先的原则，把"阴平阳秘"作为身心和谐的健康标准。中医学对医学目的的认识、预防为主的指导思想、健康标准的内容等方面，都涉及亚健康不同层次的内容。以整体观念为指导，辨证论治为核心的中医学注重研究人体的功能状态，其认识论和方法论能够较全面又可靠地了解疾病状态，通过望闻问切四诊合参、辨证论治等手段，可在不干扰生命状态的前提下，收集各种现象和体征，动态把握各种病理信息，发现亚健康问题。

（九）超高倍分析仪检测技术

超高倍分析仪具有高分辨率（可放大 2 万倍）、多相显示和信息自动存储与分析等特点，能在放大 2 万倍的显微镜下观察人体一滴汗液、一滴尿液、一滴脑脊液和一根头发中各种成分的含量、分布、细胞形态及亚细胞结构的变化和活动情况，从微小事物中捕捉亚健康信息。如 2001 年，天津市对 2000 名居民进行了一滴血检测，结果 7% 受检者活血片、干血片均示正常，77% 受检者活血片、干血片提示亚健康状态，16% 受检者活血片、干血片出现各种急慢性疾病征象。这种分析技术是行之有效、大众化、大规模的一种亚健康筛查方法。

（十）食物不耐受检测技术

食物不耐受是一种复杂的免疫反应，是由于机体免疫系统把进入体内的某种或多种食物当成有害物质，从而针对这些物质产生过度的保护性免疫反应。如特异性的食物 IgG 抗体，该抗体与食物抗原形成免疫复合物，在体内沉积后将会引起机体相应的组织器官发生炎症反应，与传统意义上的食物过敏在发病机理、发病特点、发病时间和发病率等方面有明显的区别，如果不及时改变饮食结构，这种免疫反应将会不断累积，最终引发慢性症状或疾病，其中很多属于亚健康的范畴。食物不耐受检测技术正是在机体出现慢性症状或疾病之前，通过对特异性食物 IgG 抗体的检测，达到准确判断不耐受食物的目的，从而针对检测结果采取积极的饮食干预措施，阻断不耐受食物对机体的免疫损伤，达到预防疾病、改善亚健康状态的目的。

（十一）生物体微弱磁场信息检测技术（TMI）

生物体微弱磁场信息检测技术又称量子检测技术，是根据量子物理学与量子医学原理和特性，采用常温量子磁场共振干扰因子发生系统，对人体的体液如尿液、血液、毛发等代谢产物中不同组织、器官所含有的不同磁场信息进行解析和判断，并可与其他健康检测仪器如人体成分分析仪、红外线能谱分析仪、心电图和心功能检测仪等联合使用，从而感知机体各组织、器官的功能状态，对人体健康进行全面检测和维护。

（十二）人体红外热成像技术

该技术是以医用红外技术为手段，通过被动吸收人体新陈代谢过程中辐射出的热而成像，结合整体观和系统观，运用中西医理论相结合的分析方法，采用分系统质控的终端分析运作模式，全面检测和监测人体的健康状况，充分发掘人体健康信息。该技术对人体无创、无害、无介入，是X线、CT、MRI以及超声等以形态学检查为主的影像检查的有力补充，从而提高评估的准确性。

（十三）人体功能状态快速检测技术（AMSAT）

人体功能状态快速检测技术（AMSAT）是从功能学角度综合评价人体的健康和亚健康状态。该技术借助计算机辅助功能检测设备，依据量子物理学和神经生理学的基本原理，通过在额头、手、脚对称放置6个电极，对人体22个体区持续发出生理安全的脉冲电刺激，在人体组织内转化为离子流，依据离子流在阴阳极之间的极化运动，获得组织间电阻、电传导性、ph值、电压以及所穿过细胞膜的动作电位，并对获取的数字化信息进行交叉分析，运用国际色谱法重建器官、组织的功能状态，实现对人体三维体电图的描绘。

（十四）心理学方法技术

运用心理学的理论和方法对人的心理品质，包括心理过程和人格特征，如情绪状态、智力水平、性格特征等做出鉴定，对被评估者的心理状态进行评估。常用以下几种方法。

1. 调查法

健康管理人员借助问卷调查表和晤谈等方式了解被评估者的心理特征，以被调查者的自省或自我报告为依据，从历史和现状两方面进行调查，可分为普查、抽样调查和典型调查等。

2. 观察法

健康管理人员通过对被评估者的可观察行为表现进行有目的、有计划的直接观察、间接观察和记录，进行心理评估，可分为自然观察法和控制观察法两种形式。

3. 会谈法

会谈法是进行心理评估最常用的一种方法，通过评估者与被评估者面对面的谈话方式进行评估，有自由式会谈和机构式会谈两种形式。

4. 作品分析法

健康管理人员通过对被评估者的"作品"，包括被评估者在日常生活中创作的日记、书信、图画、手工艺品，以及生活和劳动中所做的事情和生产的其他物品等进行分析，对被评估者的心理发展水平、心理特征、行为模式，以及当时的心理状态等方面做出有效评估或作为一种客观依据加以保存。

5. 心理测验法

心理测验有其他方法不可替代的优越性，但必须本着标准化原则、保密原则和客观性原则，才能使其优越性得到充分发挥。在医学领域运用的心理测验，主要是对器质性和功能性疾病的诊断，以及对心理学有关内容，如智力、人格、特殊能力、症状等进行评定。按测验的目的可分为智力测验、人格测验、特殊能力测验、诊断性测验；按测验材料的性质可分为文字测验和非文字测验；按测验的方法可分为问卷法、操作法、投射法；按测验的组织方式分类可分为个别测验和团体测验等。

二、中医健康管理设备

目前常用的中医健康管理设备有如下几种。

（一）虹膜检测仪

虹膜检测仪能够通过人眼的虹膜来探测人体健康状况。

（二）中医经络检测仪

中医经络检测仪以中医学理论为基础，以十二经络为引导，通过二十四个穴位点测定人体的生物电能量值，分析人体功能的整体变化与五脏六腑的健康状况。这种检测方法以系统论方法，应用物理学理论，结合高等数学方法，对疾病的诊断、治疗和预防进行动态定量计算，得出明确数据，既"辨病"又"辨证"，一目了然，可充分掌握人体的全身能量、脏腑阴阳、经络虚实之证候，以分析人体的新陈代谢、骨骼运动、神经系统的相关资料，能够在 3 ～ 5 分钟迅速检测出人体的健康状况，包括五脏六腑、体能元气、精神压力、阴阳虚实等状况，并且各个脏腑经络都有精确的数据显示。其功能特点如下。

1. 安全

该方法采用无创伤性的检查方式，对人体无害。

2. 快捷

该方法根据中医学经络理论，结合西医学技术，应用计算机技术，仅需 5 分钟就能完成人体的健康检测。

3. 准确

中医经络检测仪的数据库是利用科学方法，进行严格的统计学处理，并经大量的临床验证而建立起来的，检测的准确率较高。

4. 超前

在人体还没有出现明显的疾病症状和体征之前，中医经络检测仪便能检测出经络生物电信息的改变，有利于疾病的早期预防。

5. 简单

中医经络检测仪操作简单，一般人员经短期培训即可掌握检测和判读技术。

6. 方便

中医经络检测仪可实现随时随地进行健康检查。

7. 经济

中医经络检测仪的检测费用适宜，易被接受。

（三）全息生物电智能检测系统

该仪器通过"皮肤表面"这一载体，以医用传感器的传导来提取人体皮肤表面生物电值和血流变值，通过计算机分析处理得出参数值。该仪器将中医学与现代科学技术相结合，利用人体脏腑异常会有一种特殊的生物电波，通过经络传导到人体全息胚对应的反射区或反射点上这一特点，运用无创技术采集人体皮肤表面生物电信号。

（四）心血管功能测试诊断仪

心血管功能测试诊断仪能够动态实时显示脉搏波形，准确观察心脏早搏、心律不齐、心泵力不均等现象，对高血压、左心肥大、心绞痛、心肌梗死、高血脂、动脉硬化、脑血栓、肺水肿、肺心病等疾病的患者给出及时提示。

（五）自动心血管功能诊断仪

自动心血管功能诊断仪通过脉搏动信息的特种力传感器，采集人体动脉血管的信息，不仅能够收集血管壁收缩的信息，而且可以反映左室增压喷血的血管运动，以及左室舒张到充盈，直到主动脉排空等一系列血流动力学变化过程，能自动无创检测人体的血液黏度、血管弹性、心脏供血能力、心脏供氧状况、微循环状况等心脑血管方面的重要参数。

（六）微循环检测仪

微循环检测仪是一种先进的医用光电仪器，主要用于对人体甲襞微循环毛细血管的显微动态进行检查，通过专用的显示系统，实时、动态、清晰地显示微循环血管的形态、流态。该仪器广泛运用于发生微循环改变的临床多种疾病，如心脑血管病、糖尿病、风湿性关节炎等，能够进行早期诊断、病情预报、疗效判断和预后估计等，也广泛用于医疗保健、健康咨询、健康普查、美容保健等多个领域。

（七）红外热成像仪

红外热成像仪是新型功能影像学技术，能接受人体细胞代谢中产生的热辐射，对人体无损伤。红外热成像仪能够检测出的疾病涉及人体各个系统，包括心脑血管疾病、肿瘤、肝炎、肾炎、结核、毛囊炎、一般性感染和伤痛等，特别是对早期肿瘤特别敏感。另外，对复杂疑难病例的诊断和治疗也有指导作用。

第二节　中医健康管理服务沟通技巧

所谓沟通技巧，是指人利用文字语言、肢体语言等手段与他人进行交流所使用的技巧。沟通技巧涉及许多方面，如简化运用语言、积极倾听、重视反馈、控制情绪等。虽然拥有一定的沟通技巧并不意味着能成为一个优秀的健康管理者，但缺乏沟通技巧会使健康管理者遇到许多麻烦和障碍。沟者，构筑管道也；通者，顺畅也。沟通的目的是让对方完成行动或理解你所传达的信息和情感，沟通的品质取决于对方的回应。良好的沟通是要说对方想听的，听对方想说的，想要达到这个目标就必须进行有效的编码、解码与反馈。提高沟通质量，首先要弄清楚听者想听什么，通过认同、赞美、询问需求等方式实现，并以对方感兴趣的方式表达，如幽默、热情、亲和、友善等。

一、留下良好的第一印象

良好地进行沟通交流是一个双向的过程，依赖于抓住听者的注意力并正确理解信息。给人留下良好的第一印象是正确理解信息的催化剂，犹如发酵粉能使面团发酵膨胀一样，印象是沟通至关重要的组成部分。留下良好的第一印象应注意以下几个方面。

（一）衣着打扮得体

俗话说，佛靠金装，人靠衣装。所谓得体的衣着打扮，并非是要求穿着华丽。中医健康管理人员在选择服饰时，应保证服饰的整洁、明快，服饰搭配注重和谐。

（二）举止大方，态度沉稳

如果说得体的衣着打扮体现了外在美，那么大方的举止和沉稳的态度体现出的应该就是内在素质了。内在素质就相当于商品的质地和档次，一举一动都会在服务对象心目中形成一种印象，这种印象最终会影响服务对象对服务者的整体看法。

（三）保持自信，不卑不亢

中医健康管理人员要时刻保持自信，不卑不亢，能够承受被拒绝、被冷漠、被挖苦等情况，能够克服惰性和畏难情绪。

二、注重非语言性沟通

非语言性沟通是指通过情感表露、动作、手势等来达到沟通的目的。有专家认为，组成沟通的成分中，非语言性沟通占90%，语言性沟通占10%。非语言性沟通包括以下几个方面。

（一）体语

不同的身体姿势能使沟通的内容增色或减色。如在不同的场合使用一种或多种手势以加强自己的表达效果，用合适的视觉信号强化自己的语言信息。

（二）触摸

触摸是非语言性沟通的一种亲切动作，如轻拍、搀扶等，主要起到关怀、安抚的作用，可减轻恐惧心理。但应注意根据年龄、性别、文化、风俗等不同的因素选择使用，否则会引起负面效应，造成工作被动。

（三）目光

人的目光也是沟通的手段之一，沟通时看着对方的眼睛而不是前额或肩膀，能使听者深感满意，也能防止对方走神，并能够树立自己的可信度。

三、有效沟通的要点

（一）提高专业知识

要求健康管理人员熟悉并具备与自己所从事行业相关的专业知识。有了良好的专业知识，可以使沟通言之有物，说服力强，让服务对象感到信服。

（二）锻炼待人接物的能力

待人接物能力，需要通过生活的磨炼和经验的积累，想在短期内迅速提高是不现实的，需要在平常的生活中，多留心，多学习。

（三）目的明确，直奔主题

健康管理人员在与服务对象沟通时，要注意沟通的简单明了，简单寒暄后，要开门见山，直奔主题，有助于对方明白意图，避免造成理解的偏差。

（四）做一个好的"倾听者"

美国科学家富兰克林曾经说过："与人交谈取得成功的重要秘诀，就是多听，永远不要不懂装懂。"有效的沟通，一定要学会如何"听"，在认真、专注地倾听的同时，积极对讲话者的话做出反应，以便获得较好的倾听效果。不时给予肯定，不随便打断对方的讲话，是对服务对象的肯定和尊重，是沟通成功的条件之一。

第三节　中医健康管理人员职业道德

一、伦理学的相关概念

（一）伦理学

1. 伦理学的概念

伦理学的研究对象是道德范畴的内容，就道德和利益的关系问题进行研究，有两方面含义：一是经济利益和道德的关系问题，即两者谁决定谁，以及道德对经济有无反作用的问题；二是个人利益与社会整体利益的关系问题，即两者谁从属于谁的问题。对这两方面基本问题的不同回答，决定着各种道德体系的原则和规范，也决定着各种道德活动的评判标准和取向。

2. 主要伦理思想

（1）中国的伦理思想　　中国为文明古国，有丰富的伦理文化，主要有三大思想：道家思想、儒家思想、佛家思想。各自有其文化理念，道家思想为追求"无为"，要求"反璞归真"等，儒家思想体现了维护等级制度的道德规范或范畴等，佛家思想提倡众人皆有佛性，强调"一心向善"理念。

（2）西方的伦理思想　　强调个人幸福。

（3）古埃及和印度的伦理思想　　探讨人生意义和人的精神生活为主要内容，多与宗教相结合。

（二）医学伦理学

1. 医学伦理学概况

医学伦理学是运用伦理学的理论、方法研究医学领域中人与人、人与社会、人与自然关系的道德问题的一门学问。在医学伦理学中有三个最基本的伦理学原则：患者利益第一、尊重患者、公正。

《希波克拉底誓言》是医学伦理学的最早论述，其要旨是医生应根据自己的"能力和判断"采取有利于患者的措施，保守患者的秘密。世界医学联合会通过的两个伦理学法典，即1948年的《日内瓦宣言》和1949年的《医学伦理学法典》，发展了《希波克拉底誓言》的精神，明确指出患者的健康是医务人员应首先关心，并具有头等重要地位的问题，医务人员应无例外地保守患者的秘密，对同事如兄弟，坚持医业的光荣而崇高的传统。

2. 中国医师宣言

健康是人全面发展的基础。作为健康的守护者，医师应遵循患者利益至上的基本原则，弘扬人道主义的职业精神，恪守预防为主和救死扶伤的社会责任。医学知识和技术的局限性与人类生命的有限性是我们所面临的永久难题。医师应以人为本，敬畏生命，善待患者，自觉维护医学职业的真诚、高尚与荣耀，努力担当社会赋予的增进人类健康的崇高职责，为此应做好以下几点。

（1）平等仁爱　坚守医乃仁术的宗旨和济世救人的使命。关爱患者，无论患者民族、性别、贫富、宗教信仰和社会地位如何，一视同仁。

（2）患者至上　尊重患者的权利，维护患者的利益。尊重患者及其家属在充分知情条件下对诊疗决策的决定权。

（3）真诚守信　诚实正直，实事求是，敢于担当救治风险。有效沟通，使患者知晓医疗风险，不因其他因素隐瞒或者诱导患者，保守患者的秘密。

（4）精进审慎　积极创新，探索促进健康与防治疾病的理论和方法。宽厚包容，博采众长，发扬协作与团队精神。严格遵循临床诊疗规范，审慎行医，避免疏忽和草率。

（5）廉洁公正　保持清正廉洁，勿用非礼之心，不取不义之财。正确处理各种利益关系，努力消除不利于医疗公平的各种障碍，充分利用有限的医疗资源，为患者提供有效适宜的医疗保健服务。

（6）终生学习　不断更新医学知识和理念，努力提高医疗技术。保证医学知识的科学性和医疗技术应用的合理性，反对伪科学，积极向社会传播正确的健康知识。

（三）中医伦理学

1. 中医伦理学概论

中医伦理学思想源于中医文化，中国传统道德观，充分体现了"仁"的道德理念，"医乃仁术"被奉为医师的职业伦理原则。中医伦理学思想体现在五个方面：一是仁爱救人，赤诚济世的行医宗旨；二是不图名利，清廉正直的道德品质；三是普同一等，一心赴救的服务态度；四是尊重同道，谦和不矜的医疗作风；五是注重自律，忠于医业的献身精神。

2. "大医精诚"医德文化

唐代著名医学家孙思邈所著的《备急千金要方》中关于医学伦理学思想的内容，体现在对"大医精诚"的阐释，"精"乃学透、学精医学，"诚"乃做人的基本品质，要求医师善良、诚实、诚恳。

二、中医健康管理人员职业道德要求

中医健康管理人员不得歧视不同性别、职业、价值观、种族、宗教信仰等个体或群体。中医健康管理人员有让个体或群体了解健康管理工作的性质、特点及个体或群体自身情况的义务。中医健康管理人员在进行健康管理工作时，应与个体或群体就健康管理工作重点进行讨论，达成一致性意见，必要时以合同形式规范及执行相应内容。中医健康管理人员要求遵守严格的保密原则。

第四节　基于"互联网+"中医健康管理

一、"互联网+"中医健康管理模式的构建与应用价值

"互联网+"中医健康管理模式是基于互联网，借助移动通信设备、智能终端将人们的健康数据进行传送、储存和监测，以便远程给予健康管理指导，从而提升中医健康管理的规范性、专业性、针对性，促进中医智能化发展。将信息处理技术应用于健康管理是实现"互联网+"中医健康管理模式的基础，随着信息技术的飞速发展，传统中医的信息化已成必然趋势。基于"互联网+"建立的中医健康管理模式，主要包括健康信息采集、健康数据分析、健康状态评估、个性化健康干预措施制订和实施及动态效果跟踪评价等四个方面，可实现闭环式服务，使健康管理工作具有连贯性和针对性，符合中医学整体观念、治未病等核心理论，可实现长期、循环往复地动态性健康管理。

（一）"互联网 +" 中医健康管理模式的构建

"互联网 +" 中医健康管理模式利用移动通信设备或可穿戴健康设备对个体或群体的健康状态进行持续地监控和管理，对人们的健康状态、健康风险进行干预，实时跟踪和反馈信息，可打破时间和距离的限制，提高健康管理服务的质量，使信息收集的范围更广，覆盖率更高，降低局限性与区域性。利用互联网的实时数据互通，健康管理人员可及时发现健康管理方式中出现的问题，并及时改进。此外，利用新媒体进行中医保健知识推送，并提供相关知识的咨询和指导，以提升人们的健康保健意识，使人们由被动接受健康管理转为主动进行健康管理，将健康管理由医院和社区逐渐延伸至家庭中，使健康保健观念融入人们的日常生活，提高中医健康管理服务的有效性。

1. 健康信息采集

健康信息采集是健康管理中重要的一项基础工作，通过对个人健康状态的各项参数进行采集、整合、统计和管理，给予健康管理方面的相关指导。"互联网 +" 中医健康管理模式通过建立健康管理系统和平台，利用信息处理技术快速对健康数据进行采集、传输、分析和储存，并利用互联网的互通性为各项健康管理工作提供有力的数据支撑。中医健康管理模式通过中医望、闻、问、切四诊法收集个人、群体的健康信息，并填写信息表，按照网络平台要求上传个人信息，集中管理健康数据；也可通过便于穿戴的监测设备，实时、实地收集个人健康信息，并将获取的个人信息数据通过移动通信设备、互联网平台等途径进行汇总与传输，建立系统的电子病历、健康档案及数据，完善中医健康管理数据中心，便于准确地分析、评估个体健康状态，满足不同年龄、领域人群对健康的需求。

2. 评估健康状态

分析数据和评估健康状态是中医健康管理的关键环节，基于互联网的中医健康管理模式，主要利用挖掘技术、人工神经网络等分析工具对收集的数据进行转换、加载、处理，实现同时处理大量健康数据，分析年龄、生活方式等与健康状态的关系，预测健康状态发展态势。评估健康状态主要包括预测健康风险、评价健康状态两方面。健康状态评估是依据评估模型，量化和质化评估健康状态表征参数，确定个人处于未病态、欲病态与已病态。健康风险预测是针对个人的各种致病危险因素，做出健康风险的预警性提示，通过纵向比较个人数据与横向比较人群大数据，分析当前的健康状态，筛选易引起疾病的危险因素，预测未来一段时间内发病的危险程度，以可视化的健康趋势图展现出来，并自动生成完整的健康状态评估报告。

3. 制订个性化健康干预措施

健康干预模块以评估健康为基础，针对不同健康状态的人群，结合个人健康风险因素的分析结果，制定个人健康管理方案，采用可执行的任务列表，落实为日常操作任务。同时，系统智能监控健康危险因素指标的数据，一旦异常波动或超出设定阈值，则会自动触发预警模块，发出不同级别的警告，并启动响应机制。在互动交流方面，个人与健康服务团队在线沟通交流，获取饮食、运动、心理、保健、用药等方面的指导。在健康体检方面，中医健康管理系统可以根据个人身体状况与生活情况等制定体检项目，获取个性化的体检方案，从而增强体检的针对性。

4. 动态跟踪效果评价

中医健康管理是一个动态性、长期性与循环往复的过程，建立动态跟踪反馈机制才可实现管理的闭环服务。跟踪回访系统要追踪记录中医健康管理方案的执行情况与干预效果。健康服务团队与个人应按照系统要求录入干预的具体执行情况，若超过规定时限没有执行操作，系统会通过微信、短信、邮件等方式提醒。高风险人群与疾患者群，跟踪回访系统要根据健康服务团队建议的回访时间，自动提醒定期回访。健康评估系统依据回访信息定期进行效果评价，重复评估健康状态，生成个人小结报告，统计分析干预前后健康状态的变化情况，评价出现的问题与需要改进的内容，并根据健康状态变化趋势调整中医健康管理方案，从而实现恢复健康、维护健康与促进健康的目的。

总之，大数据时代，中医健康管理以互联网为平台，将各种数据通过移动通信网传至健康监测终端，从而实时监测、连续记录受试者的情况，并及时提出远程治疗方案与生活方式指导。针对中医健康管理的现状，基于"互联网+"，提出采用移动互联网、智能传感技术、云计算技术、大数据技术等现代信息化技术手段，建立以中医健康管理服务团队为基础，以中医健康状态辨识系统为依托，构建"互联网+"中医健康管理模式，从而提供个性化、专业化、智能化的中医健康管理服务，完善与丰富了中医健康管理理念，顺应了疾病医学向健康医学转变的医学模式，为弘扬中医治未病理念开辟了新的领域。

（二）"互联网+"中医健康管理模式的应用价值

基于"互联网+"的新型中医健康管理模式，可通过数据信息化有效弥补常规健康管理方式的缺陷。通过建立中医健康管理平台，利用移动通信技术建立健康体检档案和数据库，将每一份体检的相关信息录入系统，由系统进行大数据统计，可减少人工操作的不便，提升数据库的数据量，提高数据的覆盖面，提高工作效率。将数据挖掘技术应用于中医健康管理，以大数据分析为依据给予人们饮食、生活、运动、养生、保健、疾病预防、药物治疗等多方面的专业性指导，给人们的自我健康管理提供便利。此外，健康管理人员也可通过健康管理平台获得用户同意公开的相关信息，监测平台数据库中的数据变化，及时发现健康危机，并给予专业指导，使健康管理的效率更高，符合目前所倡导的医疗数据信息化。

1. 医疗方面

借助互联网平台及先进技术对个体及群体健康状态的收集、分析、评估，能够分析出不同人群、体质、行为习惯与疾病的关系，能够预测患病倾向，得出不同体质辨证用药的规律，有利于对该类疾病给予早诊断、早治疗，减少疾病发生率，使中医辨证论治的准确度得以提高。

2. 中医特色治疗方面

"互联网 +"中医健康管理模式在中医特色治疗中也可取得较好的应用效果。以针灸为例，随着现代科技的发展，针灸也出现了多种方式，如电子针灸的应用。电子针灸通过智能化操作，可实现对温度、时间、针刺部位等多方面的精细操控，提高了针灸的准确性和规范性，且操作便捷，高效率。同时，应用"互联网 +"模式可对使用针灸进行治疗的个体进行健康数据采集、分析和评估，从大数据统计中获得针灸治疗不同疾病的穴位选取、操作方式、治疗效果等资料，为智能化制定针对性的针灸计划和疗效评估提供参考，并通过短信、邮件、微信等方式对用户的计划执行情况进行提醒和追踪，收集用户治疗效果，以形成连续性的、全面的健康管理。此外，通过微信公众号等新媒体或中医健康管理平台推送针灸操作方法、穴位查找、适应证、调理案例等各方面相关知识，并结合视频、图片等方式进行讲解，使用户正确掌握针灸操作方法，使人们能在无专业人员指导的情况下采用电子针灸仪进行针灸操作，自行调理身体，让针灸应用于日常生活中。

3. 公共卫生决策方面

"互联网 +"中医健康管理模式通过建立完善的中医管理数据中心，能够全面、系统了解人们的身体健康状态、健康需求，通过互联网的形式提供健康干预措施，反馈执行情况及干预效果，为公共卫生决策提供参考依据。

4. 日常应用方面

"互联网 +"中医健康管理模式通过将中医学特色理论与互联网、云计算技术结合建立一套完整的饮食、情志、运动、中药等健康管理干预体系，并定期评估干预结果，使人们能够通过互联网随时随地查看个人健康状态，及时调整不良生活方式，减少疾病的发生率。

二、"互联网 +"中医健康管理模式的设计

基于"互联网 +"的中医健康管理模式，可将中医学理论中的治未病、辨证论治、整体观念的核心思想与互联网技术相结合，通过数据挖掘及大数据统计，给予个人或群体个性化、针对性的健康管理指导方案，是一种具有中医特性，以及高效率和高操作性的新型中医健康管理模式。

随着网络及智能手机的普及，借助"互联网 +"健康管理模式，通过手机软件

（APP）能实现任意时间、任意地点，建立多方连接，帮助医患互动，提高健康管理质量和效率。比如，以慢性疾病人群作为"互联网+"中医健康管理的切入点，突出中医学整体观念、辨证施治特色，设计一款中医健康管理APP，一方面能让患者得到膳食、运动、情绪、生活作息、健康教育、保健用穴以及药物服用等全方位的指导；另一方面也可给医生提供更新的临床指南、治疗资讯、临床文献，推荐与病情匹配个体化的中医诊疗处方等。

（一）整体构架

中医健康管理APP整体采用三端一服的架构，包括中医健康管理APP（患者端和医生端）、Web端后台管理系统和云端数据库服务器。对于医生而言，需要提供执业医师资格证和执业单位证明，由系统维护和管理人员对医生资质进行人工审核，通过手机动态验证码进行登录。对于患者而言，通过手机动态验证码进行注册和登录。

云端数据库主要涵盖专业化、具体化的健康信息，既包括临床指南、临床路径、研究文献、疾病诊断、治疗方式、用药指导、指标监测，也包括膳食指导、情志调理、导引、睡眠、穴位保健、经络保健、医学科普等，突出中医文献库和医案库，重点关注中医相关的文献资料及诊疗数据。收集中医防治常见慢性疾病的文献，建立文献数据采集与分析系统，通过数据的定性与定量分析、综合查询与数据提取、证据评价与疗效规律分析等功能，为中医健康管理提供循证决策方案。

（二）主要功能模块

1. 医生端

（1）诊疗模块　诊疗模块包括病历信息和治疗方案。①病历信息：主要包括基本信息如姓名、年龄、编号等，和病情相关信息，如既往史、现病史、体格检查、检查结果等，可根据医生个人习惯或研究需求，设计病历采集模板，以方便管理。②治疗方案：包括两大模块，即药物和非药物。药物，包括西药与中药；非药物，以中医非药物疗法为主，如针灸、推拿等。治疗疗程结束后，记录疗效反馈，可根据医生意愿，选择将治疗方案分享给系统内医生或上传至云端数据库。

（2）调摄模块　调摄模块包括中医调摄和针灸保健两个方面。①中医调摄：包括饮食养生、体艺养生、四季养生、房居养生、浴疗养生、功法养生、药膳养生、保健养生和情志调养九个模块，从生活方式调整、体重控制、运动膳食、健康教育、情绪调节、睡眠管理等多个环节全方位管理患者，医生可以根据病情需求，选择适宜的中医调摄方法，推送给患者。②针灸保健：是基于云端数据库的针灸保健知识库，推送穴位保健、经络保健操、艾灸保健法、经穴推拿法等针灸保健方法。

（3）说谈模块　说谈模块包括经验分享、病例讨论和对话平台等。①经验分享：

医生可以分享自己的诊疗经验，可通过资料、微课、视频等方式发布资源，系统可设置积分奖励系统，鼓励医生分享经验。②病例讨论：此功能以疑难病例及切磋交流互助为主，发帖及回帖均有积分奖励。③对话平台：提供医生和患者线上交流平台。

（4）其他模块　包括文献推送和患者追踪及预警。①文献推送：根据录入的病例信息，系统将匹配云端数据库的相关信息，结合文献分析和数据挖掘为医生智能推送专业文献，包括临床指南、用药建议、治疗方案等，医生可以根据自身需求，予以查看、忽略或采纳。②追踪及预警：当出院后的患者或医生在线关注的患者 APP 健康档案指标异常时，医生可给予预警、生活药物指导及就诊建议。

2. 患者端

（1）诊疗模块　诊疗模块包括健康档案、健康目标、用药提醒等。①健康档案：包括基本情况、检查情况、中医症状与体质辨识表以及检查结果三个模块，患者可完善性别、年龄、体重、体温、血压、血糖、吸烟与否等基本情况；填写中医症状与体质辨识表，为中医调摄提供依据；相关检查结果模块，设有"化验单扫描录入"字样，点击该字样进入即可扫描并生成化验单分析结果，一方面可以将此健康档案推送给就诊医生，另一方面系统将根据患者的健康档案，给予生活、膳食、运动等方面的中医调摄建议，并推送与之匹配的健康信息。②健康目标：根据健康档案，系统分析之后，推送匹配的健康目标，如指标达标的水平、中医症状的改善等。③用药提醒：包括服药提醒与测量提醒两个选项。服药提醒包括用药的剂量、方式、不良反应和注意事项，提醒按时用药；测量提醒选项中，完成相应信息填写后，即可启动测量提醒功能，从而提醒测量相关指标。

（2）调摄模块　调摄模块包括中医调摄、针灸保健和健康资讯等。①中医调摄：九大模块内容同医生端，患者根据医生建议和自身情况，合理选择，并且可以将实际运用情况，实时动态反馈于系统。②针灸保健：模块内容同医生端，患者可根据医生建议和自身情况进行选择，并且可以将反馈实时动态反馈于系统。③健康资讯：包括医学科普知识与健康科普知识，由医生或医学院主持的健康相关宣讲、公开课等，通过云端系统推送给患者。

（3）说谈模块　说谈模块包括预约挂号和说谈平台。①预约挂号：对接医院挂号系统，患者就诊后，其健康档案及针灸优选方案均可推送至相应医生的 APP。②说谈平台：此平台为患者提供分享治疗经历、中医调摄方法、与健康相关的话题等交流的机会，也可以向医生咨询。

主要参考书目

［1］孙涛，何清湖.中医治未病（第2版）[M].北京：中国中医药出版社，2016.

［2］王琦，靳琦.亚健康中医体质辨识与调理 [M].北京：中国中医药出版社，2012.

［3］李晓淳.健康管理 [M].北京：人民卫生出版社，2012.

［4］张晓天.健康管理（第2版）[M].北京：人民卫生出版社，2018.

［5］张广清，黄燕，陈佩仪.慢病管理理论与实践 [M].北京：中国中医药出版社，2016.

［6］张庆军，祝淑珍，李俊琳.实用健康管理学 [M].北京：科学出版社，2017.

［7］李灿东.中医健康管理学 [M].北京：中国中医药出版社，2019.

［8］陈君石，黄建始.健康管理师 [M].北京：中国协和医科大学出版社，2007.

［9］田惠光，张建宁.健康管理与慢病防控（第2版）[M].北京：人民卫生出版社，2017.

［10］郭清，王大辉.健康管理学案例与实训教程 [M].杭州：浙江大学出版社，2016.

［11］胡广芹，张晓天.中医健康管理 [M].北京：中国中医药出版社，2019.

［12］常小荣，章薇.手到病能除——二十四节气经络穴位养生 [M].长沙：湖南科学技术出版社，2015.